现代临床药学与儿科研究

郭善同　等/主编

吉林科学技术出版社

图书在版编目（CIP）数据

现代临床药学与儿科研究 / 郭善同等主编. -- 长春：
吉林科学技术出版社，2022.4
ISBN 978-7-5578-9266-1

Ⅰ．①现… Ⅱ．①郭… Ⅲ．①临床药学－关系－儿科
－研究 Ⅳ．①R97②R72

中国版本图书馆 CIP 数据核字(2022)第 091583 号

现代临床药学与儿科研究

主　　编　郭善同等
出 版 人　宛　霞
责任编辑　张　凌
封面设计　济南皓麒信息技术有限公司
制　　版　济南皓麒信息技术有限公司
幅面尺寸　185mm×260mm
字　　数　285 千字
印　　张　12
印　　数　1-1500 册
版　　次　2022年4月第1版
印　　次　2023年3月第1次印刷

出　　版　吉林科学技术出版社
发　　行　吉林科学技术出版社
地　　址　长春市福祉大路5788号
邮　　编　130118
发行部电话/传真　0431-81629529 81629530 81629531
　　　　　　　　　81629532 81629533 81629534
储运部电话　0431-86059116
编辑部电话　0431-81629518
印　　刷　三河市嵩川印刷有限公司

书　　号　ISBN 978-7-5578-9266-1
定　　价　98.00元

编　委　会

主　编　郭善同（梁山县中医院）
　　　　吴玉燕（临清市人民医院）
　　　　徐国秀（山东省东营市广饶县大王镇卫生院）
　　　　陈瑞娟（青州市黄楼卫生院）
　　　　王晓燕（昌乐县五图街道卫生院）
　　　　毛春凤（高密市结核病防治所）

目　　录

西药篇

中药篇

儿科篇

西药篇

第一章　药物代谢动力学基础

第一节　药物的转运

药物跨膜转运是指药物在吸收、分布、生物转化和排泄时多次穿越生物膜的过程。生物膜的结构是以液态的脂质双分子层为基架,其中镶嵌着不同生理功能的蛋白质。脂质分子以磷脂较多,并赋予细胞膜一定的流动性和通透性,有利于脂溶性药物通过。蛋白质分子组装成物质载体和离子通道,物质载体参与某些药物跨膜转运,离子通道则是某些药物作用的靶位。

药物的跨膜转运方式主要有被动转运和主动转运两种。

一、被动转运

被动转运是指药物分子顺着生物膜两侧的浓度差,从高浓度一侧向低浓度一侧转运,又称顺梯度转运。被动转运不消耗能量,其转运速度与膜两侧的浓度差成正比,浓度差越大,转运速度越快。膜两侧药物浓度达到动态平衡时,转运相对停止。被动转运包括简单扩散、滤过和易化扩散 3 种类型。

(一)简单扩散

简单扩散,又称脂溶性扩散,是指脂溶性药物分子直接溶于生物膜的脂质层而透过生物膜的一种转运方式,是大多数药物的穿膜转运方式。

简单扩散的扩散速度一方面取决于膜的性质、面积及膜两侧的浓度梯度,另一方面则与药物的性质有关,相对分子质量小、脂溶性高、极性小(不易离子化)的药物较易通过生物膜。大多数药物呈弱酸性或弱碱性,在体液中都有一定程度的解离,以解离型和非解离型存在。非解离型药物极性小、脂溶性高,易穿膜转运;而解离型药物极性大、脂溶性低,不易穿膜转运。

一般来说,弱酸性药物在酸性体液中主要以非解离型存在,易穿膜转运,而在碱性体液中主要以解离型存在,不易通过生物膜;弱碱性药物在碱性体液中易穿膜转运,而在酸性体液中不易通过生物膜;强酸、强碱和极性强的药物在生理 pH 范围内全部解离,难以穿膜转运。改变体液环境的 pH 值可以明显影响药物的离子化程度,进而影响其穿膜转运。

(二)滤过

滤过,又称膜孔扩散、水溶性扩散,是指直径小于生物膜膜孔的水溶性药物借助膜两侧的流体静压和渗透压差被水携至低压侧的过程。毛细血管壁的膜孔较大,多数药物可以通过;肾小球的膜孔更大,大多数药物及代谢产物均可经过肾小球滤过而排泄。但多数细胞膜的膜孔较小,只有小分子药物可以通过。

(三)易化扩散

易化扩散指某些药物依赖生物膜上的特定载体通过生物膜的一种顺梯度转运方式,又称载体转运。与其他两种被动转运不同的是,进行易化扩散需要载体,而且有竞争性抑制现象与饱和限速现象。葡萄糖、氨基酸和核苷酸等都是通过此种方式转运。

二、主动转运

为耗能的逆浓度差转运。其特点是:①需要载体协助,药物与载体结合后,将药物由低浓度一侧转向高浓度一侧;②消耗能量;③载体对药物有高度特异性;④有饱和现象及竞争性抑制现象,如:甲状腺细胞膜上的碘泵,可将碘主动转运至细胞内;肾小管上皮细胞主动转运系统可将青霉素转运至肾小管管腔由尿排出。

第二节 药物的体内过程

一、药物的吸收

药物的吸收是指药物从给药部位进入血液循环的过程。药物吸收的快慢和多少直接影响药物起效的快慢和作用强弱。药物吸收的快慢和多少受多种因素影响。

(一)消化道给药

1.口服给药

口服给药是最常用的给药途径,大多数药物口服后在胃肠道内是以简单扩散的方式被吸收的。在胃肠道中,药物分子先通过胃肠道黏膜进入毛细血管,然后经肝门静脉进入肝脏,最后进入体循环。小肠是口服药物吸收的主要部位。

有些药物在从胃肠道进入肠壁细胞和经门静脉系统首次通过肝脏时,部分被代谢灭活,使进入体循环的有效药量减少,这种现象称为首关消除,也称首关代谢或首关效应。

首关消除高的药物生物利用度低,要达到治疗浓度,必须加大剂量;而加大剂量又会增加体内的代谢产物,从而可能出现代谢产物的毒性反应。因此,在考虑通过加大剂量来增加首关消除高的药物的治疗浓度时,应先了解其代谢产物的毒性反应和消除过程。若不可行,则最好采用非口服给药途径。

2.舌下给药

舌黏膜下的血管丰富,对药物吸收较快、效果明显。另外,舌下给药无首关消除,操作方便简单。但由于吸收面积小,因此只适用于脂溶性高、给药量少的药物,如硝酸甘油等。

3.直肠给药

直肠给药是指通过肛门将药物(栓剂或溶液剂)送入肠管,通过直肠黏膜的迅速吸收进入体循环发挥药效,以治疗全身或局部疾病的给药方法。药物从直肠黏膜吸收起效快,可避免首关消除,但给药不方便,主要用于不能口服的患者。

(二)注射给药

静脉注射或静脉滴注可使药物迅速而准确地进入体循环,肌内注射及皮下注射的药物则须通过毛细血管壁吸收进入血液循环。

药物的吸收速率与注射部位的血流量及药物的剂型有关。肌肉组织的血流量明显多于皮下组织,故肌内注射比皮下注射吸收快。水溶液吸收迅速;油剂、混悬剂或植入片可在注射局部形成小型储库,吸收慢,作用持久。

(三)吸入给药

吸入给药是指用雾化装置将药液分散成细小的雾滴,使其悬浮在气体中经鼻或口吸入,进行呼吸道湿化或药物吸入的治疗方法,可作为全身治疗的辅助和补充。由于肺泡表面积大、血流丰富,因此,具有一定溶解度的气态药物能经肺迅速吸收,如沙丁胺醇。

(四)皮肤、黏膜给药

一般情况下,完整的皮肤吸收能力较差,外用药物主要发挥局部作用。但如果在制剂中加入促皮吸收剂(如氮酮),制成贴皮剂,可促进药物透皮吸收而发挥全身作用。黏膜给药除前述的舌下、直肠给药外,还有鼻腔黏膜给药。

二、药物的分布

药物从血液循环到达各组织器官的过程称为分布。药物在体内的分布是不均匀的,受很多因素的影响,主要有以下几个方面。

1. 体液的 pH 值与药物的理化性质

生理情况下,细胞内液 pH 值为 7.0,细胞外液 pH 值为 7.4,弱碱性药物在细胞外解离少,易扩散进入细胞内液;弱酸性药物则相反,在细胞外液浓度高。如果改变体液 pH 值,则可影响药物的分布。如用碳酸氢钠碱化血液及尿液,可促使苯巴比妥等弱酸性药物从组织向血浆转移,减少在肾小管的吸收,从而加速酸性药物从尿中排出,用于解救药物中毒。此外,脂溶性或水溶性小分子药物易通过毛细血管壁,由血液分布到组织;水溶性大分子药物难以透出血管壁进入组织。如甘露醇由于分子较大,不易透出血管壁,故静脉滴注后,可提高血浆渗透压,使组织脱水。

2. 药物与血浆蛋白结合

在治疗时药物与血浆蛋白结合的百分率,表示该药与血浆蛋白结合的程度。多数药物进入血液循环后,可不同程度地与血浆蛋白结合,药物与血浆蛋白结合率是决定药物在体内分布的重要因素,药物与血浆蛋白结合具有以下特点:①结合是可逆的;②暂时失去药理活性;③由于分子体积增大,不易透出血管壁,限制了其转运;④药物之间具有竞争蛋白结合的置换现象。血浆蛋白结合率高的药物显效慢,作用持续时间长;反之,显效快,维持时间短。结合率高的药物可影响结合率低的药物作用,使后者游离浓度增高,增加其作用、毒性。

3. 药物与组织的亲和力

有些药物对某些组织有特殊的亲和力,因而在该组织的浓度较高,因此导致了药物在不同组织中呈现不均匀的分布。例如,抗疟药氯喹在肝中浓度比血浆浓度高约 700 倍,碘在甲状腺中的浓度比血浆中浓度高约 25 倍。

4.血脑屏障与胎盘屏障

(1)血脑屏障,是指血液与脑细胞、血液与脑脊液、脑脊液与脑细胞之间三种屏障的总称。脑组织毛细血管内皮细胞间紧密连接,基底膜外还有一层星状胶质细胞包围。使许多大分子、水溶性或解离型药物不能通过血脑屏障,所以不易进入脑组织。故脑脊液中药物浓度总是低于血浆浓度,这是大脑的自我保护机制。但当脑膜发生炎症时,血脑屏障的通透性增加,使某些药物进入脑脊液中的量增多,如青霉素在脑膜炎患者的脑脊液中可达有效浓度。

(2)胎盘屏障,是胎盘绒毛与子宫血窦之间的屏障。由于母亲与胎儿间交换营养成分与代谢废物的需要,其通透性与一般毛细管无明显差别,几乎所有的药物都能通过胎盘进入胎儿体内。故妊娠期间禁用毒性强或可致畸胎的药物,其他药物也应该慎用。

三、药物的代谢

药物在体内发生的化学变化称为药物的代谢,又称生物转化。大多数药物经代谢后失去药理活性,故称为灭活。但有的药物如地西泮、水合氯醛等,其代谢产物仍具有药理活性;少数药物如环磷酰胺等,只有经过代谢才具有药理活性;也有的药物如青霉素等,不经代谢,而是以原形由肾排泄。肝脏是药物代谢的主要器官,其次是肠、肾、肺和血浆等。药物在肝脏代谢时受肝功能影响,肝功能不全时可使经肝代谢的药物在体内蓄积,其作用与毒性均增强。

1.药物代谢方式

药物在体内的代谢可分为两个时相,包括两种方式:Ⅰ相反应,包括氧化、还原、水解,可使多数药物被灭活,也可使少数药物被活化;Ⅱ相反应为结合反应,使药物或Ⅰ相反应后的产物与体内的葡萄糖醛酸、乙酰基、硫酸基、甲基等结合使药物活性减弱或消失、水溶性和极性增加,易排出。

2.药酶

药物进行代谢有赖于酶的催化,促进药物代谢的酶,可分为两大类,一类为特异性酶,其催化特定的底物,如胆碱酯酶选择性水解乙酰胆碱;另一类为非特异性酶,一般指肝脏微粒体混合功能酶系统,此酶系统可代谢数百种化合物,是肝内促进药物代谢的主要酶系统,由于存在于肝细胞的内质网中,故又称为肝药酶或药酶。肝药酶的活性和数量个体差异性较大,受遗传因素、年龄、营养、病理状态及药物作用的影响。

3.药酶诱导剂与抑制剂

能使肝药酶活性增强或合成增多的药物称为药酶诱导剂,如苯妥英钠、利福平等,可使在肝脏代谢的药物消除加快,药效减弱;能使肝药酶活性减弱或合成减少的药物称为药酶抑制剂,如异烟肼、氯霉素等,可使在肝脏代谢的药物消除减慢,药效增强。

四、药物的排泄

药物自体内以原形或代谢产物经不同途径排出体外的过程,称为药物的排泄。肾脏是机体排泄药物的主要的器官,部分药物也可经胆道、肠道、肺、乳腺、唾液腺、汗腺及泪腺等排泄。

(一)肾脏排泄

药物及其代谢产物经肾脏排泄的主要方式是肾小球滤过,其次是肾小管的分泌。

1.肾小球滤过

肾小球毛细血管膜孔较大,血流丰富,除与血浆蛋白结合的结合型药物外,游离型药物及代谢产物均可滤过进入肾小管。部分药物被肾小管重吸收,脂溶性高的药物重吸收多,排泄少;水溶性药物重吸收少,排泄多。当尿量增多及尿液中药物浓度降低,可使重吸收减少,排泄增多。尿液 pH 值的改变也可影响药物的排泄,弱酸性药物在碱性尿液中解离度大,脂溶性低,不易被重吸收,排泄多;而在酸性尿液中解离度小,脂溶性高,重吸收多,排泄少。弱碱性药物与之相反,如弱酸性药物巴比妥类、水杨酸类中毒时,静脉点滴碳酸氢钠碱化尿液,可促进药物的解离,减少重吸收,加快排泄,达到解救中毒的目的。

当肾功能不全时,经肾排泄的药物减少。经肾排泄的药物浓度较高时,有利于泌尿道感染的治疗,但同时也增加了对肾脏的毒性。

2.肾小管主动分泌

同一载体分泌的两种药物相互间有竞争性抑制现象,如青霉素和丙磺舒合用,后者可竞争性抑制青霉素的主动转运,使肾小管分泌青霉素减少,从而提高青霉素的血药浓度,使其作用时间延长。

(二)胆汁排泄

分泌到胆汁内的药物及其代谢产物经胆道及胆总管进入肠腔后随粪便排出。有的药物在肠道再次被吸收入血,形成肝肠循环。肝肠循环可使药物的半衰期及作用时间延长。阻断肝肠循环可加速药物的排泄,如强心苷中毒后,口服考来烯胺,可阻断其肝肠循环,加快排泄,是解救中毒的措施之一。经胆汁排泄的药物浓度较高时,有利于胆道疾病的治疗,如红霉素、四环素等。

(三)其他排泄途径

弱碱性药物易经乳汁排泄,可对乳儿产生影响,如吗啡、氯霉素等。挥发性药物主要经肺排出,如吸入性麻醉药。某些药物可经唾液排泄,采血困难时可采取唾液测定药物浓度。还有的药物可经汗腺排泄,如利福平。微量金属元素可经头发排泄,其有助于中毒诊断。

第三节 体内药量变化的时间过程

一、血药浓度变化的时间过程

药物在体内的吸收、分布、生物转化和排泄,是一个连续变化的动态过程,其与药物作用起始的快慢、维持时间的长短、药物的治疗作用或毒副反应密切相关。为此,研究血药浓度随着时间变化的动态规律及对药动学重要参数的测定,对指导临床合理用药有重要的意义。

（一）药时曲线及其意义

血药浓度-时间曲线是指给药后,在不同时间采集血样并测定其药物浓度,以血药浓度为纵坐标、时间为横坐标,所绘制的血药浓度随时间动态变化的曲线,简称药时曲线或时量曲线(图 1-1)。血药浓度随时间变化的规律称为时量关系。如以药物效应为纵坐标,则为时效曲线(图),它们的关系称为时效关系。

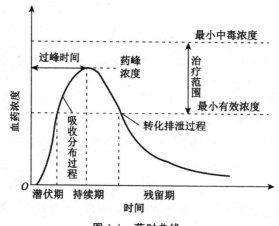

图 1-1　药时曲线

曲线的升段反映药物吸收、分布的过程,此时药物吸收速度大于消除速度,吸收快的药物升段坡度陡。曲线最高点为峰浓度(C_{max}),此时吸收速度与消除速度相等。曲线的降段反映药物消除过程,此时药物的吸收速度小于消除速度,坡度反映消除的速度。从时量曲线可得出:①潜伏期,是指从给药到达到最小有效浓度的时间;②达峰时间(t_{max}),即从给药到出现峰浓度的时间;③持续时期,是指出现效应至效应消失的时间;④曲线下面积(AUC),是指时量曲线下所覆盖的面积,其大小反映药物吸收的总量。

（二）药物消除动力学过程

1.一级消除动力学

一级消除动力学是指单位时间内按恒定的比例消除药物,又称恒比消除。一级消除动力学的特点:①药物的消除速率与血药浓度成正比;②时量曲线下降部分在半对数坐标纸上呈直线,故又称为线性消除(图 1-2);③药物的消除半衰期($t_{1/2}$)是恒定的,不随血药浓度的高低而变化;④当机体消除功能正常,用药量又未超过机体的最大消除能力时,绝大多数药物都是按一级消除动力学消除。

2.零级消除动力学

零级消除动力学,又称恒量消除,即单位时间内药物以一个恒定的数量进行消除,其消除与血药浓度无关。当机体消除功能下降或用药量超过机体的最大消除能力时,机体消除达饱和,此时药物按零级动力学消除(图 1-3)。

非线性动力学消除是指某些以主动转运或易化扩散方式转运,或者降解受酶活力限制的药物,如苯妥英钠、阿司匹林和华法林等,在小剂量时按一级消除动力学消除,而在大剂量时会出现饱和现象,药物则按零级消除动力学消除。

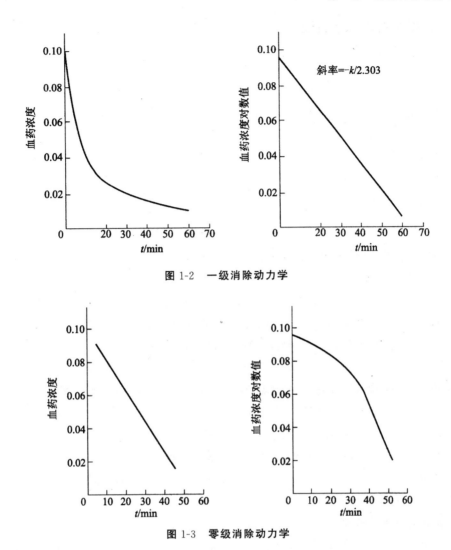

图 1-2 一级消除动力学

图 1-3 零级消除动力学

二、表观分布容积

(一)表观分布容积的概念

药物进入机体后,不同组织与体液中的实际药物浓度并不相同。但在进行药代动力学计算时,可设想药物是均匀地分布于各种组织与体液中,且其浓度与血液相同,在这种假设条件下药物分布所需的容积称为表观分布容积(V_d)。因此,表观分布容积是一个数学概念,并不代表具体的生理空间,用来估算在给予一定剂量的药物后,机体接触药物的程度与强度。它是代表给药剂量或体内药物总量与血浆药物浓度相互关系的一个比例常数。

$$V_d = \frac{D_t}{D_t}$$

$$D_t = V_d \times C_t$$

D_t 表示给药 t 时间后,机体内的总药量;C_t 表示给药 t 时间后,血浆中药物的浓度。

（二）表观分布容积的计算

1.静脉注射给药

一室模型：$V_d = \dfrac{X_0}{K \cdot AUC_{0 \to \infty}}$

二室模型：$V_d = \dfrac{X_0}{\beta \cdot AUC_{0 \to \infty}}$

2.血管外给药

一室模型：$\dfrac{V_d}{F} = \dfrac{X_0}{K \cdot AUC_{0 \to \infty}}$

二室模型：$\dfrac{V_d}{F} = \dfrac{X_0}{\beta \cdot AUC_{0 \to \infty}}$

（三）表观分布容积的应用

1.估算血容量及体液量

某些药物只分布在某一部分体液，其表观分布容积就等于该体液的容积。例如，依文蓝染料的分布只限于血浆内，故测定其 V_d 即可求得机体的总血容量；安替比林分布到全身体液中，可根据其表观分布容积的变化，判断机体是水潴留还是脱水。

2.反映药物分布的广度和药物与组织结合的程度

许多酸性有机药物，如青霉素、升华硫等，或因脂溶性小，或因与血浆蛋白结合力高，不易进入组织，其表观分布容积值常较小，为 0.15～0.3L/kg；与此相反，碱性有机药物如苯丙胺、山莨菪碱等，易被组织所摄取，血液中浓度较低，表观分布容积值常超过体液总量（60kg 的正常人，体液约 36L，即 0.6L/kg）。例如，地高辛的表观分布容积达 600L（10L/kg），说明药物在深部组织大量储存。因此，当药物具有较大的表观分布容积时，其消除缓慢，蓄积毒性通常要比表观分布容积小的药物大。

3.根据表观分布容积调整剂量

不同患者应用同一药物制剂后，由于表观分布容积的不同而有不同的血药浓度。通常药物的表观分布容积与体表面积成正比，故用体表面积估算剂量比较合理，尤其是在小儿用药或使用某些药物（如抗癌药物）时。

三、半衰期

（一）半衰期的概念

生物半衰期是指药物效应下降一半的时间，血浆半衰期（$t_{1/2}$）是指药物的血浆浓度下降一半所需的时间。药代动力学的计算，一般是指血浆半衰期，某些药物也采用血清或全血半衰期，但此时应加以说明。

消除半衰期是指消除相时血浆药物浓度降低一半所需的时间，可以表示药物在体内（包括尿排出、生物转化或其他途径的消除）消除速度。经过 5～7 个半衰期，体内的药物绝大部分已消除。然而，半衰期可因用药剂量、年龄、蛋白结合、合并用药、疾病（特别肝和肾）、影响尿排泄的 pH 等因素而改变，因此，药物的消除半衰期在调整给药剂量和调整给药间隔时间等方面有重要的作用。

(二)消除半衰期的计算

$$t_{1/2} = \frac{0.693}{K}$$

K 为一室模型消除速率常数。

$$t_{1/2\beta} = \frac{0.693}{\beta}$$

β 为二室模型 β 相消除速率常数。

从上两式可见,当药物在体内符合一级动力学过程时,其消除半衰期与血药浓度水平无关。

四、清除率

(一)清除率的概念

清除率(CL)是指单位时间内机体清除药物的速率,其单位有:L/h,mL/min 等。总清除率包含肾外清除率和肾清除率。总清除率等于各清除率的总和。

(二)清除率的计算

1.根据给药剂量与药-时曲线下面积的比值计算

静脉给药:$CL_{total} \dfrac{X_0}{AUC}$

血管外给药:$CL_{total} \dfrac{FX_0}{AUC}$

另外,通过血管外途径给予的药物,其生物利用度一般是未知的,其清除率又可表示为:

$$\frac{CL_{total}}{F} = \frac{X_0}{AUC}$$

2.根据药物中央室分布容积与药物消除速率常数的乘积计算

一室模型:$CL = KV_d$

二室模型:$CL = K_{10}V_1$

3.根据药物的排泄数据计算

药物肾清除率(CLR)指每分钟有多少毫升血浆中的药物被肾清除,当药物部分或全部以原形从肾排泄时,可以下式计算 CLR:

$$CLR = \frac{UV}{C}$$

U 为尿液药物浓度,V 为每分钟尿量,C 为血浆药物浓度。

五、稳态血浆浓度

(一)多次给药后血药浓度达稳态的特点

临床应用药物,往往需要经过连续多次给药,才能达到有效的治疗目的。在恒定给药间隔时间重复给药时,可产生一个"篱笆"型的血浆药物浓度曲线,如果给药间隔短于完全清除药物的时间,药物可在体内积累,随着给药次数的增加,药物在体内的积累越来越多,当一个给药间隔内的摄入药量等于排出量时,此时的血浆浓度称为稳态血浆浓度(图 1-4)。

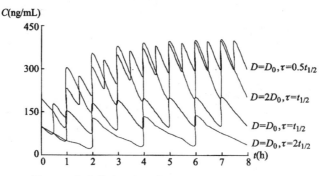

图 1-4　多次静脉注射给药后的血药浓度-时间曲线

此时,任一间隔内的药物浓度时间曲线基本相同,但血药浓度在一定范围内波动。在每一次给药后都会出现最大的血药浓度和最小的血药浓度,峰浓度与谷浓度的大小与单位时间的用药量有关(给药速率),即与给药间隔时间(τ)和给药剂量(维持剂量,D_m)有关。

(二)多次给药达稳态时的血药浓度计算

1.最高稳态血药浓度

$$C_{SS,max} = \frac{C_{1,max}}{1 - e^{-K\tau}}$$

2.最低稳态血药浓度

(1)多次静脉注射给药:$C_{SS,max} = \frac{X_0}{V} \frac{e^{-K\tau}}{1 - e^{-K\tau}}$

(2)多次血管外给药:$C_{SS,max} = \frac{FX_0 K_a}{V(K_a - K)} \frac{e^{-K\tau}}{1 - e^{-K\tau}}$

3.平均稳态血药浓度

(1)多次静脉注射给药:$C_{av} = \frac{X_0}{VK\tau} = 144 \frac{X_0}{V} \frac{t_{1/2}}{\tau}$

(2)多次血管外给药:$C_{av} = \frac{FX_0}{VK\tau} = 1.44 \frac{FX_0}{V} \frac{t_{1/2}}{\tau}$

(3)不考虑给药途径:$C_{av} = \frac{AUC_{SS}}{\tau}$

4.静脉输注的稳态血药浓度

$$C_{av} = \frac{k_0}{VK}$$

六、累积系数

累积系数(R)又称为累积因子,用来反映多次给药后,药物在机体内的累积程度。

$$R = \frac{C_{SS,max}}{C_{1,max}} = \frac{C_{SS,max}}{C_{1,max}} = \frac{1}{1-e^{-K\tau}} = \frac{AUC_{SS}}{AUC_{1.0-\tau}}$$

药物的累积程度与药物本身的消除速率常数或半衰期以及给药间隔有关,因此半衰期不同的药物,必须注意其用药间隔时间。药物累积系数乘以每次给药量即可得其稳态时的体内平均药量。

七、负荷剂量

(一)负荷剂量的概念

临床上为了使药物浓度尽快到达稳态从而尽早发挥疗效,常常先给予一个较维持剂量大的剂量使药物浓度迅速达到稳态水平,然后在预定的给药间隔时间给予维持剂量维持稳态水平,这个在第一次使用的剂量称为负荷剂量(DL)。

(二)负荷剂量的计算

静脉注射给药: $D_L = \dfrac{D_m}{1-e^{K\tau}}$

血管外给药: $D_L = \dfrac{D_m}{(1-e^{K\tau})(1-e^{K_a\tau})}$

当 $\tau = t_{1/2}$ 时,上述两个公式均可简化为: $DL = 2D_m$。据此得出"给药间隔时间等于药物的半衰期,首剂加倍"的负荷剂量用药原则。

八、生物利用度

(一)生物利用度的概念

生物利用度指药物从制剂释放后,被吸收进入全身血液循环的速度和程度,是生物药剂学的一项重要参数,是评价药物制剂质量的重要指标,也是选择给药途径的依据之一。

(二)绝对生物利用度与相对生物利用度

血管外给药后,可通过绝对生物利用度与相对生物利用度反映药物从制剂释放后,被吸收进入全身血液循环的程度。绝对生物利用度指血管外给药后,吸收进入血液循环的药物量占所给予的药物总量的比例;相对生物利用度指通过血管外途径给予两种制剂,两者吸收进入血液循环的药物量在等剂量条件下的比例。

$$绝对生物利用度(F) = \frac{AUC_{血管外}}{AUC_{静脉注射}}$$

$$受试制剂相对生物利用度(Fr) = \frac{受试制剂的\ AUC}{参比制剂的\ AUC}$$

(三)血药峰浓度与峰时间

峰时间(T_{max})指药物在吸收过程中出现最大血药浓度的时间,可由下式算出:

$$T_{max} = \frac{1}{K_a-K}\ln\frac{K_a}{K}$$

K_a 为吸收速率常数

血药峰浓度（C_{max}）指药物在吸收过程中出现最大血药浓度，可由下式算出：

$$C_{max} = \frac{FX_0}{V} e^{-KT_{max}}$$

FX_0 为总吸收量，V 为表现分布容积，K 为消除速率常数。

血管外给药后，可用血药峰浓度与峰时间反映药物从某制剂吸收进入全身血液循环的速度。峰浓度与吸收速率常数、消除速率常数、剂量有关，而峰时间仅取决于吸收速率常数、消除速率常数，与剂量无关。在消除速率常数一定时，吸收速率越快，血药峰浓度越高，峰时间越短。

某些药物的不同制剂即使其曲线下面积相等（即吸收程度相等，相对生物利用度相等），由于吸收速度不同（图 1-5）在临床使用中会导致不同的疗效，甚至导致中毒。如制剂 3 无效，制剂 1 出现中毒浓度，而制剂 2 能保持一定时间的有效浓度，且不致引起中毒反应。

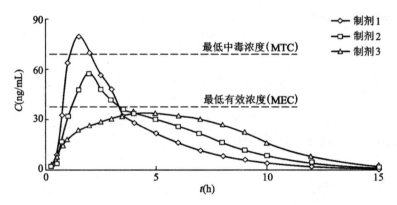

图 1-5　某种药物三种不同制剂的血药浓度-时间曲线的比较

第二章　药物相互作用

第一节　药代动力学的相互作用

机体对药物的处置包括吸收、分布、代谢和排泄四个环节。药物进入机体后，在这四个环节上均有可能发生药动学相互作用。药动学相互作用是指一种药物能使另一种药物在体内的吸收、分布、代谢和排泄过程发生变化，从而影响另一种药物的血浆浓度，进而改变药物的作用强度或毒性。药动学相互作用改变的只是药物的药理效应大小及作用持续时间，不会改变药物的药理效应类型。通常我们可根据药物的药动学特征（如药物的吸收、分布、代谢和排泄过程，是否为转运体或代谢酶的底物、抑制剂或诱导剂等）或通过对患者的临床体征以及血药浓度的监测，对潜在的药动学相互作用进行预测。

根据发生机制的不同，药动学相互作用可表现为药物胃肠吸收的改变、竞争血浆蛋白结合、代谢酶的抑制或诱导、肾脏或胆汁的竞争性排泄以及转运体的抑制和诱导等。其中代谢环节的药动学相互作用发生率最高，约占全部药动学相互作用的 40%，具有重要的临床意义，成为人们研究和关注的重点。

一、吸收环节的药物相互作用

药物通过不同的给药途径（如口服、肌内注射、皮下注射、皮内注射、直肠给药等）被吸收入血，药物在给药部位及吸收过程中的相互作用会影响其吸收。影响药物吸收的因素非常多，既取决于药物本身的理化性质，如溶解度、油水分配系数、解离度、吸附与络合、稳定性等，又取决于机体的生理、病理因素，如消化液 pH、胃肠蠕动、血液循环、空腹与饱食等。

（一）胃肠道 pH 的影响

药物在胃肠道主要通过被动扩散方式吸收。药物的脂溶性和解离度是决定被动扩散的重要因素。非离子型药物脂溶性好，容易透过生物膜吸收，而离子型药物相反。大多数药物呈弱酸性或弱碱性。这些药物通过生物膜的难易与其解离度有关，而药物的解离度大小又取决于其所处环境的 pH。酸性药物在酸性环境中解离程度低，易透过生物膜，吸收多；碱性药物在碱性环境易吸收。对于弱酸性或弱碱性药物，当联用药物改变了胃肠道 pH，可能会导致此类药物解离度改变而影响其吸收。弱酸性药物（如阿司匹林、呋喃妥因、保泰松、苯巴比妥等）在酸性环境中吸收较好，因而不宜与弱碱性药物（如碳酸氢钠、碳酸钙、氢氧化铝等）同服。因为服用抗酸药后提高了胃肠道的 pH，使弱酸性药物解离增多，导致吸收减少，生物利用度降低。

H_2 受体拮抗剂(如西咪替丁、雷尼替丁、法莫替丁、尼扎替丁)、抗酸剂(如氢氧化铝、氢氧化镁)可升高胃 pH,使头孢菌素类抗生素(如头孢泊肟酯、头孢呋辛酯、头孢妥仑匹酯、头孢克洛、头孢地尼、头孢泊肟、头孢托仑等)、四环素的口服生物利用度降低 30%～40%。质子泵抑制剂(PPIs)奥美拉唑、兰索拉唑能减少胃酸分泌,使胃 pH 升高,分别使抗艾滋病药物阿扎那韦的口服生物利用度降低 79%和 94%。抗酸剂(如碳酸钙、铝/镁盐)所含铁、镁、铝、锌等金属离子可与氟喹诺酮类药物(如环丙沙星)形成复合物,使后者的最大血药浓度(C_{max})和血药浓度-时间曲线下面积(AUC)降低 50%～90%,从而降低药物的疗效。

相反,弱碱性药物(如氨茶碱)在碱性环境中易吸收,与弱碱性药物(如碳酸氢钠)联用则可增加吸收。红霉素口服易吸收,但能被胃酸破坏,因此忌与酸性药物配伍,可改用肠溶片或耐酸的依托红霉素。胃肠道 pH 变化还可引起药物溶解度和溶出速度改变,从而影响药物吸收,这对难溶性的弱酸或弱碱性药物影响尤其大。例如,抗酸药碳酸氢钠与酮康唑、盐酸美他环素(甲烯土霉素)同服,可降低后者的溶出,减少吸收。必须合用时,应注意至少在口服酮康唑前两小时服用抗酸剂。

(二)络合作用的影响

一些药物(如四环素、氟喹诺酮类药物)可与含二价或三价金属离子(Ca^{2+}、Fe^{2+}、Mg^{2+}、Al^{3+}、Bi^{3+}、Fe^{3+})的药物(如碳酸钙、氢氧化铝、硫酸亚铁、枸橼酸铋钾等)在胃肠道内形成难溶的或难以吸收的络合物,导致药物吸收变差,疗效降低。因此,该类药物不宜与含金属离子药物联用。如必须联用时,则应间隔 2 小时以上服药。

(三)吸附作用的影响

药用炭和高岭土(又称白陶土)对有毒物质(如肌酐、尿酸、细菌毒素)、某些药物(如维生素、抗生素、洋地黄生物碱类、乳酶生及其他消化酶类等)具有吸附作用,可减少其吸收,减弱其作用,被用作解毒药和止泻药。然而,临床上药用炭与对乙酰氨基酚、卡马西平、地高辛等药物合用时,因其吸附作用可明显减少后者在胃肠道的吸收,从而影响其疗效。高岭土可减少林可霉素、丙咪嗪的胃肠吸收。考来烯胺系季铵类阴离子交换树脂,对酸性分子具有很强的亲和力,可与巴比妥类、噻嗪类利尿剂、阿司匹林、普萘洛尔、地高辛、甲状腺素、华法林等多种酸性药物结合,影响它们的吸收。为避免此类不良药物相互作用的发生,在服用考来烯胺前 1 小时或服用后 4～6 小时再服用其他药物。

(四)改变胃肠道的吸收功能

非甾体抗炎药(如对氨基水杨酸、阿司匹林、吲哚美辛)、抗肿瘤药(如环磷酰胺、长春碱)以及新霉素等容易损害胃肠黏膜,减弱其吸收功能,使地高辛、利福平等药物的吸收减少,血药浓度降低。例如,对氨基水杨酸与利福平合用,利福平血药浓度降低一半。临床上如确需联合应用,两药应至少间隔 8～12 小时服用。长期服用口服避孕药、苯妥英钠、呋喃妥因、氨苯蝶啶等药物能妨碍叶酸在肠道的吸收,从而引起巨细胞性贫血。

(五)改变胃肠道的运动功能

胃肠蠕动的快慢直接影响药物在胃肠道中的吸收速率和吸收程度。胃肠蠕动增强,药物进入小肠的速率加快,对于在小肠吸收的药物则起效快,但排出也快,吸收不完全;反之,胃肠蠕动减弱则起效慢,但吸收完全。因此,凡是影响胃排空或肠蠕动的药物均可能影响合用药物到达小肠吸收部位和药物在小肠的滞留时间,进而影响其口服吸收。例如,甲氧氯普胺(胃复安)、多潘立酮、西沙比利加速胃的排空和肠蠕动,虽使某些药物(如地高辛)的吸收加快,但也缩短了药物在小肠的滞留时间,导致吸收减少,疗效降低。同样,抗胆碱药(如阿托品、山莨菪碱、溴丙胺太林、颠茄、苯羟甲胺)、止泻药(如洛哌丁胺、地芬诺酯)由于能延缓胃排空,可延缓某些药物的吸收,不宜同时服用。如溴丙胺太林(普鲁本辛)与地高辛合用,使胃排空速率减慢,肠蠕动减弱,延长了地高辛在小肠的停留时间,使其吸收增加,容易引起中毒。溴丙胺太林能显著延缓对乙酰氨基酚的吸收速率。泻药(如硫酸镁、硫酸钠、乳果糖、大黄、番泻叶等)可明显加快肠蠕动,可减少联用药物的吸收。建议临床上分开服用。

(六)肠道菌群的影响

人肠道内寄居着种类繁多的微生物,这些微生物称为肠道菌群。肠道菌群中超过99%都是细菌。这些肠道细菌可产生大量的药物代谢酶,使许多药物在吸收进入循环系统前发生肠道首过代谢,从而影响药物的吸收和口服生物利用度。长期服用四环素、氯霉素和新霉素可干扰肠道菌合成维生素 K(缺乏会引起凝血障碍),使其来源减少,从而增强抗凝剂(如肝素、华法林、双香豆素)的作用,因此合用抗凝剂时应适当减少抗凝剂的剂量。地高辛在肠道中可被肠道菌群代谢成无活性的双氢地高辛,合用红霉素、克拉霉素可使正常菌群受到抑制,使地高辛的经肠代谢减少、吸收增加,血药浓度升高,容易引起地高辛中毒。再如甲氨蝶呤口服后,其中一部分经肠道菌群代谢,降低毒性后被吸收,合用新霉素后,使正常菌群受到抑制,致使其吸收增加,毒性增强。此外,一些黄酮苷类(如黄芩苷)、皂苷类(如人参皂苷、三七皂苷)药物可经肠道菌群代谢为苷元后吸收入血,发挥疗效。长期联用抗生素,由于肠道菌群被抑制,导致这类药物肠道代谢受阻,吸收变差,疗效降低。

(七)药物转运体的影响

药物转运体,又称药物转运蛋白,是影响药物体内处置的重要因素。存在于肠、肝、肾、脑等细胞膜上的转运体在药物的吸收、分布、代谢和排泄过程中发挥着重要作用。

人体内的药物转运体主要包括:H^+/寡肽共转运体(PEPT1)、葡萄糖转运体(包括GLUTs 和 SGLTs)、有机阳离子转运体(OCTs)、有机阴离子转运体(OATs)、有机阴离子转运多肽(OATPs)、单羧酸转运体(MCT)、氨基酸转运体、核苷转运体、脂肪酸转运体、胆酸转运体(BAT)和 ATP 结合盒式转运体(ABC 转运体)等。其中 ABC 转运体主要包括 P-糖蛋白(P-gp)、多药耐药相关蛋白(MRPs)及乳腺癌耐药蛋白(BCRP)等。药物转运体对药物体内过程的影响与药物疗效、药物相互作用、药物不良反应以及药物解毒等密切相关。

按转运机制和方向的不同,药物转运体可分为两类:①摄取转运体,如 PEPT1、SGLTs、GLUTs、OATPs、LAT 和 BAT 等。这类转运体作为药物摄取转运的载体,促进底物药物透过细胞膜,进入细胞内,促进吸收。如果这些转运体被抑制,往往会使药物的吸收减少;②外排转运体,如 P-gp、MRP2、BCRP、OATs 等。这类转运体作为药物外排转运的载体,促进底物药物排出细胞外,限制药物的摄取和吸收。当这些转运体的底物药物与其抑制剂或诱导剂联用时,可产生具有临床意义的药物相互作用。如果这些转运体被其抑制剂抑制,则使其合用的底物药物外排减少,吸收增加,口服生物利用度提高。

在上述药物转运体中,ABC 转运体是目前研究的最广泛的。ABC 转运体在人体多个组织和器官,如小肠、肝脏、肾脏、脑及胎盘屏障等都有表达。抗肿瘤药物多药耐药现象(MDR)的产生主要是由于位于细胞膜上的一系列 ABC 转运体家族成员将药物从肿瘤细胞内转运出去的结果,其中主要为 ABC 外排转运体,如 P-gp、MRP2 和 BCRP 等。

1.P-gp

P-gp 是 1976 年发现的一种由多药耐药蛋白 1(MDR1)基因编码的能量依赖型膜转运体,是 ABC 转运体超家族重要成员之一。P-gp 分布于全身多个重要脏器组织中,如肝脏、肾脏、肠道、胎盘、睾丸、血脑屏障以及淋巴细胞系等,参与多类药物的体内转运过程,对药物的吸收、分布、代谢和排泄具有重要影响。P-gp 在肿瘤细胞过度表达,是抗肿瘤药物产生多药耐药的主要原因。P-gp 作为一种能量依赖性药物外排泵,主要转运疏水性阳离子药物,能够利用 ATP 水解释放的能量将底物药物从细胞内转运至细胞外,降低细胞内的药物浓度,减少药物的摄取或吸收,降低药物疗效、减轻细胞毒性或产生耐药,导致一些药物口服吸收变差,生物利用度降低。

P-gp 的底物非常广泛,包括许多抗肿瘤药、抗生素、免疫抑制剂、HIV 蛋白酶抑制剂、β 受体拮抗剂、钙通道阻滞剂、类固醇激素、强心苷、抗心律失常药、HMG-CoA 还原酶抑制剂、质子泵抑制剂、抗真菌药、抗组胺药、抗惊厥药等。一些亲脂性的肽类以及吗啡等也是 P-gp 的底物。水果、蔬菜和天然产物中的黄酮或香豆素类成分,黄连和黄柏中的小檗碱等也被证实为 P-gp 的底物。此外,一些药用辅料,如吐温 80、聚乙二醇 400(PEG-400)、亲水性环糊精等也显示出对 P-gp 的抑制作用。P-gp 底物药物与使用这些辅料的药物联用时应考虑到潜在的药物—辅料相互作用。

目前已发现数百种药物是 P-gp 抑制剂,主要包括:抗肿瘤药(如阿霉素、柔红霉素、长春新碱)、钙通道阻滞剂(如维拉帕米、硝苯地平)、免疫抑制剂(如环孢素、他克莫司)、抗真菌药(如伊曲康唑、酮康唑)、HIV 蛋白酶抑制药(如茚地那韦、奈非那韦、利托那韦、沙奎那韦)、质子泵抑制剂(如埃索美拉唑、兰索拉唑、奥美拉唑、泮托拉唑)、H_1 受体拮抗剂(阿司咪唑、特非那定)、异喹啉类生物碱(如粉防己碱)等。

当 P-gp 底物与上述 P-gp 抑制剂联用时,可使底物药物外排减少,吸收增加,疗效增强,甚至产生毒性反应。例如,地高辛是 P-gp 底物,当它与 P-gp 抑制剂(如奎尼丁、维拉帕米、硝苯地平、胺碘酮、克拉霉素、罗红霉素和伊曲康唑等)合用时,由于地高辛的肠道外排被 P-gp 抑制剂所抑制,可导致地高辛吸收增加,血药浓度增加 50%～300%。由于地高辛治疗指数低(0.5～2μg/mL),个体差异大,因而极易导致地高辛中毒(中毒浓度＞2.4μg/mL)。因此,临床上若发现地高辛与 P-gp 抑制剂合并用药的处方时,一定要对处方进行严格审查。不得已联合应用时,需要进行血药浓度监测,以防地高辛过量中毒。

P-gp 诱导剂在临床上比较常见,例如苯巴比妥、利福平、地塞米松、克霉唑以及贯叶金丝桃素等药物均是 P-gp 诱导剂。这些药物可诱导 P-gp 活性,与 P-gp 底物药物合用,影响底物药物的体内药物动力学过程,增加底物药物的外排(如地高辛、茶碱、环孢素、三环类抗抑郁药、华法林和 HIV 蛋白酶抑制剂等),降低其血药浓度,导致药物疗效降低,甚至失效。例如,地高辛与 P-gp 诱导剂利福平同服时,由于利福平促进了 P-gp 介导的地高辛肠道外排,导致地高辛血药浓度降低。需要注意的是,与 P-gp 抑制剂不同,一定数目的 P-gp 诱导剂仅在高剂量、连续给药的基础上才会出现明显的诱导作用,而在较低剂量时,无诱导作用,甚至呈现 P-gp 抑制作用。

2.MRPs

多药耐药相关蛋白(MRP)是一种 ATP 依赖型跨膜蛋白,是 ABC 转运体超家族的重要一族。目前,MRP 转运体分 9 个亚型,即 MRP1~9,统称为 MRPs。这些转运体是谷胱甘肽(GSH)-S-共轭物运转泵,在 GSH 参与下,转运共轭有机阴离子,起到药物外排泵的作用,在药物的吸收、分布和排泄中发挥重要作用。在一些肿瘤组织中,MRPs 的表达显著增高,是肿瘤细胞发生耐药的重要机制之一。其中,介导药物肠道外排的 MRPs 主要为 MRP2,编码基因ABCC2。MRP2 在体内分布广泛,在肝、肠、肾、血脑屏障有高水平的分布,而肺和胃中分布较低,主要位于细胞顶侧膜上。MRPs 既转运疏水性非带电化合物,也转运水溶性的阴离子化合物。其中 MRP2 的底物药物包括有机阴离子化合物(如普伐他汀、辛伐他汀)、Ⅱ 相结合物(如葡萄糖醛酸、硫酸和谷胱甘肽结合物)及抗肿瘤药物(如甲氨蝶呤、多柔比星、顺铂、长春新碱、长春碱、依托泊苷)等。

3.BCRP

乳腺癌耐药蛋白(BCRP)是 ABC 转运体中唯一的半转运蛋白,编码基因 ABCG2,也是ABC 转运体超家族的成员之一。BCRP 主要分布于小肠、结肠、脑、肝脏、血脑屏障、前列腺、乳腺、睾丸、胎盘等的顶侧膜上,可介导药物的外排,限制药物的摄取。作为细胞膜上的药物排出泵,BCRP 可以将生物碱等外源性物质泵出细胞外,减少药物的吸收,降低药物疗效或毒性。BCRP 可以将一系列细胞毒药物转运至细胞外从而介导肿瘤细胞多药耐药。

BCRP 的底物药物包括抗肿瘤药(如米托蒽醌、伊立替康、拓扑替康、柔红霉素、阿霉素、甲氨蝶呤、齐多夫定)、HIV 蛋白酶抑制剂(如奈非那韦、洛匹那韦等)、酪氨酸激酶抑制剂(如吉非替尼、埃洛替尼)、喹诺酮类(如诺氟沙星、环丙沙星、氧氟沙星)、抗病毒药(拉米夫定、齐多夫定)、HMG-CoA 还原酶抑制剂(瑞舒伐他汀、匹伐他汀)、雌二醇的葡萄糖醛酸结合物及硫酸结合物等。BCRP 的抑制剂包括抗肿瘤药(阿霉素、新生霉素、伊米托蒽醌、托泊替康、他莫昔芬)、质子泵抑制剂(奥美拉唑、泮托拉唑)、HIV 蛋白酶抑制剂(奈非那韦、利托那韦、沙奎那韦)、激素类药物(地塞米松、曲安奈德、己烯雌酚、雌二醇)等。

当临床上配伍应用的药物是上述 ABC 转运体的底物、抑制剂或诱导剂时,则合用药物之间可能会发生转运体介导的药物相互作用。当 ABC 外排转运体的底物药物之间合用时,可发生底物之间的竞争性或非竞争性抑制,使合用药物的吸收增加,血药浓度和血药浓度曲线下面积(AUC)增加。当 ABC 外排转运体底物与抑制剂合用时,由于转运体的外排功能受到抑制,从而使底物药物外排减少,吸收增加,增强疗效或产生毒副作用。可见,ABC 转运体介导的药物相互作用具有重要的临床意义,应引起人们足够的重视。

(八)食物的影响

食物及其所含成分可影响一些药物的吸收。食物与药物之间的相互作用可使一些药物的吸收增加或减少,影响其口服生物利用度,从进而影响药物的疗效。

二、分布环节的药物相互作用

药物在分布环节的相互作用可表现为相互竞争与血浆蛋白结合、改变游离型药物的比例以及改变药物在某些组织的分布量等。

（一）基于竞争血浆蛋白结合的药物相互作用

人血浆中有 60 多种蛋白质，其中与药物结合有关的蛋白质主要是清蛋白、α_1-酸性糖蛋白和脂蛋白（LP）等。其中，清蛋白，又称白蛋白，占血浆蛋白总量的 60%，在药物与血浆蛋白结合中起主要作用，主要与酸性、中性药物，如青霉素类、磺胺类、三环类抗抑郁药、华法林、非甾体抗炎药等结合。

药物吸收进入体循环后与血浆蛋白产生疏松的、可逆的结合，与蛋白结合的药物称为结合型药物，未结合的药物称为游离型药物。

药物与血浆蛋白结合具有以下特点：

1.可逆性

药物与血浆蛋白的结合是疏松、可逆的，而且结合和非结合型药物始终处于一种动态变化的过程中。当血液中游离药物减少时，结合型药物可转化为游离型，恢复其药理活性。

2.差异性

不同药物的血浆蛋白结合率差异非常大。地西泮血浆蛋白结合率高达 99%，头孢拉定血浆蛋白结合率仅为 6%～10%，而异烟肼和卡那霉素则几乎不与血浆蛋白结合。

3.饱和性

由于血浆蛋白总量和结合能力有限，所以当一个药物结合达到饱和以后，再继续增加药物剂量，会导致游离型药物迅速增加，药物效应或不良反应会明显增强。

4.结合物无活性

药物一旦与血浆蛋白结合，分子增大，不能再透出毛细血管壁到达靶器官，不能到达肝脏被代谢灭活，不能被肾脏排泄，也不能透过血脑屏障，即结合物不再呈现药理活性，暂时失活。

5.非特异性

药物与血浆蛋白的结合是非特异性的，即多种药物都可竞争性地与血浆蛋白结合。

6.竞争性

两种或两种以上的药物联用时，可相互竞争血浆蛋白的结合部位，结合力强的药物能从蛋白结合部位上置换出结合力弱的药物，使后者成为游离型药物。游离型药物浓度增加，会使药效和毒性反应增强，其影响程度可因被置换药物的作用强弱、体内的分布容积不同而异。对体内分布容积大的药物一般影响不明显，如苯妥英钠的体内分布容积较大，当少量被从蛋白结合部位置换出来，因能立即分布到其他组织，药效和毒性不会明显增强；但对体内分布容积小，且作用强的药物则影响非常显著。例如口服抗凝血药双香豆素（血浆蛋白结合率 99%，体内分布容积小）与磺胺类、水杨酸盐、甲苯磺丁脲、保泰松等血浆蛋白结合力强的药物合用时，已与血浆蛋白结合的双香豆素可被置换出来而呈游离状态。如果游离型药物从 1% 增加到 10%，其抗凝作用就增强 10 倍，可造成胃肠出血而危及生命。

由此可见,药物与血浆蛋白结合是决定药物作用强度及维持时间的重要因素。对于那些与血浆蛋白结合率高、亲和力弱、分布容积小、安全范围窄、消除半衰期长的药物(如香豆素类抗凝剂、磺酰脲类降糖药、地高辛、洋地黄毒苷、甲氨蝶呤、地西泮、氯丙嗪等)易被蛋白亲和力强的药物(如非甾体抗炎药、磺胺类药物、苯妥英钠等)置换而导致游离型药物血药浓度升高,药效增强,同时也可能引发严重的药物不良反应。例如,应用甲氨蝶呤治疗恶性肿瘤时,如果同时联用较大剂量的磺胺药或水杨酸盐,由于甲氨蝶呤被后者从蛋白结合部位置换出来,引起甲氨蝶呤血药浓度升高,出现肝脏损害、出血性肠炎、腹泻、胃溃疡等严重不良反应症状。这类药物联合应用时应注意加强药物监测,及时调整给药剂量,确保治疗安全有效。

(二)改变药物的组织分布量

药物向组织的转运除了取决于血液中游离型药物浓度外,也与该药物与组织的亲和力有关。当合并用药导致某一药物组织结合程度降低时,会引起其体内药动学参数的一系列改变,导致药物效应改变和不良反应产生。例如,地高辛可与骨骼肌、心肌组织结合。当同时给予奎尼丁时,奎尼丁可将地高辛从组织结合部位置换下来,导致地高辛血药浓度明显增高,许多患者的地高辛血药浓度升高达 1 倍。两药合用时应减少地高辛用量 30%～50%。抗疟药米帕林服药后 4 小时肝内药物浓度比血浆浓度高 3000 倍,4 天后高达 20000 倍。当米帕林与扑疟喹啉合用时,后者能将米帕林从肝中置换出来,导致严重的胃肠道及血液学毒性反应。

某些作用于心血管系统的药物能改变组织血流量,进而影响药物在组织的分布量。如去甲肾上腺素能减少肝血流量,使利多卡因在代谢部位肝的分布量降低,从而使其代谢减少,血药浓度增高。反之,异丙肾上腺素能增加肝血流量,从而增加利多卡因的肝分布量和代谢,导致其血药浓度降低。

(三)转运体对药物分布的影响

P-gp 作为药物外排泵,可将肝脏的 P-gp 底物转运到胆汁中,也可将 P-gp 底物从血脑屏障或胎盘屏障排出,并可限制其进入血脑屏障或胎盘屏障。如果临床上同时给予 P-gp 底物药物,则在 P-gp 结合位点上将发生药物相互作用,影响药物的外排而使药物在组织的分布发生变化。如止泻药洛哌丁胺作用于胃肠道的阿片受体而起到止泻作用。洛哌丁胺虽是 P-gp 的底物,其单用时由于血脑屏障 P-gp 的外排作用,脑内药物浓度很低,不会产生呼吸抑制作用。当临床上将洛哌丁胺与 P-gp 抑制剂奎尼丁合用时,由于奎尼丁抑制了中枢 P-gp 介导的洛哌丁胺外排,使一般情况下几乎不能进入中枢的洛哌丁胺避开了 P-gp 的外排作用,从而导致脑内洛哌丁胺浓度明显增加,进而作用于中枢阿片受体后产生严重呼吸抑制等神经毒性。由此可见,掌握药物转运体介导的药物相互作用并明确其作用机制,对指导临床安全用药极为重要。

三、影响代谢的药物相互作用

通过影响药物代谢而产生的药物相互作用约占药代动力学相互作用的 40%,是最具临床意义的一类相互作用。这类相互作用主要涉及 I 相药物代谢酶细胞色素 P450(CYP450 酶)。此外,II 相代谢酶 UGT 介导的药物相互作用也不容忽视。在人类肝中与药物代谢密切相关的 CYP450 酶主要是 CYP1A2、CYP2A6、CYP2C9、CYP2C19、CYP2D6、CYP2E1 和 CYP3A4，它们占肝中 CYP 总含量的 75% 以上。CYP450 酶催化底物有一定的特异性，但并不十分严格，不同的 CYP450 酶能催化同一底物，而同一底物可被不同的 CYP450 酶所代谢。了解每一个 CYP450 酶所催化的药物，对于在临床上合理用药以及阐明在药物代谢环节上发生的药物相互作用有重要的意义。药物通过对 CYP450 酶的影响产生的药物相互作用可分为酶抑制作用的药物相互作用和酶诱导作用的药物相互作用。此外，目前临床上常见的转运体和代谢酶同时介导的药物相互作用必须被强调。

(一) Ⅰ 相药物代谢酶

1.酶诱导作用的药物相互作用

在多数情况下，酶的诱导没有明显的临床意义，但对于一些治疗指数低的药物可产生影响，甚至可导致不良反应的发生。例如，苯巴比妥可诱导 CYP2C9，使该酶的底物 S-华法林的代谢速率加快，导致华法林抗凝作用减弱，因此苯巴比妥与华法林联合用药时需增加华法林的剂量以补偿这种效应。但是此时如果患者停用苯巴比妥，CYP2C9 的活性迅速恢复到诱导前的"低"水平，结果可使血浆中华法林浓度显著上升而发生危险。因此在这种情况下，华法林剂量必须相应降低，否则可引起致命性大出血。但是通过增加剂量来补偿酶诱导造成的药物疗效降低对于药物代谢产物可导致严重不良反应时就不适合。如抗麻风药氨苯砜与利福平合用的情况下，氨苯砜受 CYP3A4、CYP2C9 和 CYP2E1 的催化可形成羟胺类活性代谢产物，此代谢产物可被红细胞摄取，将血红蛋白氧化成高铁血红蛋白。另一抗麻风药利福平是 CYP 酶的广谱诱导剂，可使氨苯砜的羟胺类活性代谢物生成量增加四倍，若此时再增加氨苯砜剂量，将导致高铁血红蛋白血症的发生率显著增加。

2.酶抑制作用的药物相互作用

(1)竞争性抑制介导的药物相互作用：同一种酶的两种底物药物竞争酶的相同活性部位，提高底物的浓度可抑制酶活性中心的竞争，此时出现的相互抑制作用为竞争性抑制。其特点是虽然存在抑制剂却仍可保持酶解反应的速度，是最为常见的酶抑制作用方式。竞争性抑制可分为替代底物抑制和结合位点(非底物)抑制。当抑制剂为同一个替代底物时，K_m 等于 K_i（K_m 和 K_i 分别为酶与底物、酶与抑制剂的解离常数，其意义分别为当酶促反应达到最大反应速度一半时的底物浓度和抑制剂浓度）。在竞争性抑制中，抑制剂的 K_i 必须数倍于 K_m 时，体内药物相互作用才可能发生。动力学特点为：当有足量的抑制剂存在时，K_m 增大，V_m 不变，因此 K_m/V_m 也增大，表观 K_m 随抑制剂浓度的增加而增大。抑制程度与抑制剂浓度成正比，与底物浓度成反比。如同为 CYP2D6 底物的丙咪嗪和地昔帕明，在与氟西汀合用时，前两种药物的浓度均升高几倍。

(2)非竞争性抑制介导的药物相互作用：底物和抑制剂与酶的结合互不相关，既不排斥，也不促进，其特点是底物浓度的提高对酶的抑制没有影响，此时出现的相互抑制作用为非竞争性抑制。底物可与游离酶结合，也可和抑制剂-酶复合体结合。同样抑制剂可和游离酶结合，也可和酶-底物复合体结合，但抑制剂-酶-底物复合体不能释放产物。其动力学特点为：当有抑制剂存在时，K_m 不变而 V_m 减小，K_m/V_m 增大。表观 V_m 随抑制剂浓度的加大而减小。抑制程度只与抑制剂浓度成正比，而与底物浓度无关。例如，地拉韦啶对 S-美芬妥英的 $4'$-羟化

(CYP2C19)的抑制作用为非竞争性抑制作用。

（3）反竞争性抑制介导的药物相互作用：抑制剂不与游离酶结合，而和酶-底物中间复合体结合，但酶-抑制剂-底物复合体不能释出产物，此为反竞争性抑制。其动力学特点为：当抑制剂存在时，K_m 和 V_m 都减小，因此 K_m/V_m 不变。有抑制剂存在时，表观 K_m 和表观 V_m 都随抑制剂浓度的增加而减小。抑制程度既与抑制剂浓度成正比，也和底物浓度成正比。例如，美洛昔康对奎尼丁 3-羟化（CYP3A4）的抑制作用为反竞争性抑制作用。临床研究表明，反竞争性抑制并不多见，因为体内出现酶与底物饱和的现象并不常见。另外，当底物的浓度远低于反应的 K_m 值时反竞争性抑制不具明显的临床意义。

除了 CYP 酶外，其他一相药物代谢酶所介导的药物相互作用也具有重要的临床意义。别嘌醇是黄嘌呤氧化酶抑制剂，可影响巯嘌呤和硫唑嘌呤经黄嘌呤氧化酶的代谢。合用别嘌醇后，巯嘌呤的代谢减少，骨髓抑制的毒性可能增加。若临床合用别嘌醇不可避免，巯嘌呤的剂量应减少 25%。

（二）Ⅱ 相代谢酶

尿苷-5'-二磷酸葡醛酰转移酶（UGT）介导的药物相互作用近年来报道也较多。UGT 诱导剂包括利福平、苯妥英钠、苯巴比妥、卡马西平和口服避孕药等；UGT 抑制剂包括丙磺舒、丙戊酸钠、氟康唑、雷尼替丁和双氯芬酸等。如利福平对拉莫三嗪葡糖醛酸化有诱导作用；丙磺舒对对乙酰氨基酚葡醛酸化有抑制作用。对 UGT 同工酶的研究已密切结合临床。目前已发现选择性胆固醇吸收抑制剂依折麦布是 UGT1A3 和 UGT1A1 的底物，吗啡是 UGT287 的底物，伊立替康活性代谢物 SN-38（7-乙基-10-羟喜树碱）是 UGTIA1 的底物。这些 UGT 同工酶介导的药物相互作用必须引起临床的重视。

（三）转运体和代谢酶同时介导的药物相互作用

目前认为，药物转运体仅担负着转运药物的作用，其本身并不能使药物的结构发生改变，因此没有代谢药物的功能。一般认为，药物转运体影响药物代谢主要表现在具有二重性性质的药物上，即该药物既是某转运体的底物（或抑制剂）同时又是细胞色素 P450 酶系中某 CYP 亚型的底物（或抑制剂），这样的具有二重性性质的药物在临床上发生的药物相互作用严重威胁着患者的健康甚至生命，因此必须被高度重视。

抗高血脂药西立伐他汀与另一抗高血脂药吉非贝齐联合口服后，可导致西立伐他汀的血药浓度明显升高，曲线下面积可增加 4.4 倍，峰浓度升高 2.5 倍，血浆半衰期延长 2.4 倍。西立伐他汀和吉非贝齐均为肝细胞血管侧膜上 OATP 的底物，经 OATP 摄取入肝细胞。西立伐他汀与吉非贝齐合用后，由于吉非贝齐竞争了 OATP 对西立伐他汀的肝摄取，使西立伐他汀的肝清除率下降而过多地进入血中，使其血药浓度升高。此外，吉非贝齐又是肝细胞内代谢西立伐他汀的 CYP2C8 和 CYP3A4 的抑制剂（主要抑制 CYP2C8）。当西立伐他汀与吉非贝齐合用后，吉非贝齐抑制了西立伐他汀的肝代谢，进一步使西立伐他汀的血药浓度升高。这种在转运体和代谢酶水平上发生药物相互作用所产生的后果，至少导致西立伐他汀的血药浓度二次升高，对患者来说可谓是"雪上加霜"。这可能是西立伐他汀与吉非贝齐合用后产生严重不良药物相互作用，从而导致患者死亡的作用机制。除了西立伐他汀与吉非贝齐合用导致前者血药浓度明显升高外，西立伐他汀与环孢素联合口服后，也可使西立伐他汀血药浓度显著上升,其程度和原理与西立伐他汀和吉非贝齐合用时相似。正因为西立伐他汀与吉非贝齐合用后由于转运体和代谢酶同时介导的药物相互作用导致多人死亡,西立伐他汀于 2001 年被撤出市场。

临床上转运体和代谢酶同时介导的药物相互作用发生频率较高,特别是水果(如葡萄柚等)、饮料(如葡萄柚汁、橘子汁等)以及一些中药与某些转运体和代谢酶的共同底物西药同时或序贯服用时有发生转运体和代谢酶同时介导药物相互作用的可能,因此在联合用药时必须提高警惕。

四、影响排泄的药物相互作用

药物的主要排泄途径有肾排泄、胆汁排泄等。在药物排泄的各个环节均可能发生药物相互作用。但是对于那些从肾、胆汁排泄是主要消除途径的药物来说,药物相互作用对临床治疗的影响更大,因此更应提高警惕。

(一)肾排泄药物介导的药物相互作用

1.干扰肾小管分泌

很多药物(包括代谢物)通过肾小管主动转运系统分泌后由尿排出体外。联合用药时,如果两种或多种药物同时经肾小管的相同主动转运系统分泌,则会由于竞争性抑制作用减少某些药物的排泄。例如肾小管有许多转运体,介导某些药物的转运,在这些转运体中,有机阴离子转运体(OAT)和有机阳离子转运体(OCT)对肾排泄药物起了重要的作用。OAT 的主要功能是在肾主动分泌弱酸性药物,如甲氨蝶呤、西多福韦、阿德福韦、阿昔洛韦、更昔洛韦、丙磺舒、氨苯砜、β-内酰胺类和非甾体抗炎药等。OCT 主动分泌弱碱性药物如齐多夫定、拉米夫定、沙奎那韦、茚地那韦、利托那韦、奈非那韦、普鲁卡因、普鲁卡因胺、氯苯那敏等。如果经同一转运体的药物联合应用,则可能发生药物相互作用而影响这些药物的肾排泄。例如,法莫替丁的肾小管主动分泌主要经 OAT3 介导,小部分经 OCT2 介导。法莫替丁与丙磺舒合用时,由于丙磺舒能竞争性抑制 OAT3 活性,导致法莫替丁的肾清除明显降低。法莫替丁给药量的80% 以原形从尿中排泄,肾清除率下降会导致药物在血中蓄积,严重时可导致药物中毒。此外,丙磺舒还能竞争性地抑制青霉素、阿司匹林、头孢噻吩、吲哚美辛、对氨基水杨酸等药物自肾小管分泌,减少了这些药物的尿中排泄,因此可使这些药物血中浓度升高。利尿药呋塞米可抑制尿酸在肾小管的分泌,使其在体内蓄积,诱发痛风。临床上非甾体抗炎药可增加甲氨蝶呤的毒性,与非甾体抗炎药抑制甲氨蝶呤的肾小管分泌有关。如果临床需要合用非甾体抗炎药和甲氨蝶呤,则甲氨蝶呤的剂量应减半。此外,还应密切观察骨髓毒性反应。

奎尼丁与地高辛同时给药时,地高辛的血药浓度明显升高。以前认为奎尼丁抑制了地高辛的蛋白结合和代谢,从而使地高辛的血药浓度增加。最近的临床研究表明,奎尼丁抑制了肾近端小管上皮细胞的转运体 MDR1(P-gp),使地高辛经 MDR1 的分泌受到抑制,重吸收增加,因此导致地高辛的血药浓度明显升高。

2.影响肾小管重吸收

尿液 pH 通过影响非解离型脂溶性药物的比例,影响肾小管中药物的重吸收。在碱性尿液中,弱酸药大部分以解离型存在,重吸收减少,随尿液排出增多。碱化尿液可增加这些药物的肾清除。相反,弱碱药在酸性尿液中解离度大,重吸收减少,尿中排泄增多。苯巴比妥是弱酸性药物,尿液的 pH 对苯巴比妥的排泄影响较大。用碳酸氢钠碱化尿液,使苯巴比妥的解离增多,肾小管的重吸收减少,可以加速苯巴比妥从尿中的排泄。在临床上改变尿液 pH 是解救药物中毒的有效措施。如苯巴比妥、水杨酸等弱酸性药物中毒时,用药物碱化尿液可使中毒药物的重吸收减少,排泄增加而解毒。

(二)胆汁排泄药物介导的药物相互作用

很多药物经肝代谢,在胆管经药物转运体的主动转运由胆汁排泄。如果联合用药的几种药物经相同转运体转运,则可由于药物的相互作用影响药物的胆汁排泄。目前已知在人的胆管存在很多转运体,如摄取型转运体 OAT 和 OCT,此外还有外排型转运体 MDR1、MRP2、BSEP、BCRP 等。

SN-38 是抗癌药伊立替康的活性代谢产物。SN-38 经肝 UGT 灭活生成 SN-38 葡醛酸苷(SN-38G)。伊立替康、SN-38 和 SN-38G 经胆汁分泌进入肠道。SN-38 直接作用于肠道上皮细胞产生损害作用是引起伊立替康肠毒性的主要原因。MRP2 是参与 SN-38 和 SN-38G 胆汁排泄的主要转运体,因此伊立替康合用 MRP2 的其他阻断剂可以减少 SN-38 的胆汁排泄,从而降低肠毒性。此外,MRP2 还对加替沙星及其葡醛酸苷、头孢地秦、对乙酰氨基酚葡醛酸苷的胆汁排泄发挥了重要作用。

磺溴酞钠(BSP)、吲哚菁绿为迅速从胆汁排泄的肝功能检查药。这两个药物的胆汁排泄可被同样经胆汁排泄的丙磺舒和利福平所抑制。

第二节　药效动力学的相互作用

药效动力学相互作用主要指作用在同一受体或生理系统上的药物间产生的相加、协同或拮抗作用。这类相互作用对药物的血浆浓度和药代动力学一般无明显影响。作用性质相同的药物联合应用,一般可使效应增强(相加、协同);作用性质相反的药物联合,一般可导致药效减弱(拮抗)。因此,将药效学相互作用分成相加、协同和拮抗三种情况。

一、相加作用

相加作用是指两种性质相同的药物联合应用所产生的效应等于或接近两药分别应用所产生的效应之和。相加作用可分为剂量相加作用和效应相加作用,剂量相加作用指的是 A 药剂量的一半加上 B 药剂量的一半引起 A 药或 B 药单独应用全量时所产生的效应;效应相加作用指在联合用药时,作用强度等于每种药物单独应用时作用强度之和。临床上,剂量相加作用不如效应相加作用明显。相加作用指两种药物合用时作用于同一部位或同一受体,使药效增强,其特点为合用药物对受体作用的内在活性相等,因而发生相加作用。临床用药时,各药应减半剂量,否则由于相加作用,可发生中毒现象。例如,氨基糖苷类抗生素的链霉素、卡那霉素、庆大霉素、新霉素等与肌松药筒箭毒碱、加拉碘铵等非去极化型药物合用,肌肉松弛作用加强,重者可发生呼吸麻痹。

肾上腺嗜铬细胞瘤患者合用 α 受体与 β 受体两种阻断药的效果,明显优于单用 α 受体阻断药,因为所释放的肾上腺素既兴奋 α 受体又兴奋 β 受体。

二、协同作用

协同作用又称增效,指两药合用时分别作用于不同的部位或受体而产生协同的效应,该协同效应大于单用时效应的总和。例如,镇静催眠药与抗精神病药合用,中枢抑制作用可相互加强;单胺氧化酶抑制剂(MAOI)与氯丙嗪合用,不仅增强安定作用,也增强降压作用;氨基糖苷类、奎尼丁、普鲁卡因与肌松药合用,可延长麻醉效应;抗高血压药物的联合用药等都属于协同作用。

三、拮抗作用

拮抗作用指两种或两种以上的药物合用引起药效降低的现象。两药联合应用所产生的效应小于单独应用一种药物的效应。产生拮抗的机制,除了上述药动学的机制外,还有药效学的机制。主要通过药物与受体的作用而使药效降低,按药物与受体的相互作用方式可分为竞争性拮抗和非竞争性拮抗两种形式,而按药物相互作用的机制,又可将拮抗作用分为生理性拮抗和化学性拮抗。

(一)竞争性拮抗

同一受体的拮抗剂与激动剂合用,在同一受体或部位进行可逆性结合,将产生竞争性拮抗作用。其效应与药物浓度和药物与受体或结合部位的亲和力成正比。即浓度高的药物能取代浓度低的药物,与作用部位亲和力高的药物取代亲和力低的药物。如组胺与抗组胺药竞争 H_1 受体;阿托品拮抗乙酰胆碱作用于 M 受体,β 受体阻断药阻断 β 受体激动药的作用等。又如甲苯磺丁脲降血糖作用,主要促进 B 细胞释放胰岛素,此种作用可被结构相似的噻嗪类利尿药所拮抗,因后者可抑制 B 细胞释放胰岛素。

(二)非竞争性拮抗

非竞争性拮抗指的是两种不同作用的药物,同时结合在同一受体的不同部位,虽然两种药物在与受体结合时互不干扰,但是拮抗药干扰了激动药的作用。即当拮抗药物存在时,激动药就失去作用。此种拮抗作用不被作用药物的剂量加大所逆转,如琥珀胆碱和乙酰胆碱的阻断作用。

(三)生理性拮抗

作用于同一生理系统的不同部位,或作用机制不同的药物作用于同一部位产生相反的生物学效应,称为生理性拮抗或功能性拮抗。由于这些药物在作用机制上完全不同,只是效应上的相互作用,故又称生理性相互作用。例如,中枢兴奋药与中枢抑制药之间、血管扩张药和血管收缩药之间的相互作用,均属生理性拮抗;又如氨茶碱通过抑制支气管平滑肌上磷酸二酯酶活性使细胞内 cAMP 浓度升高,从而使平滑肌松弛而治疗支气管哮喘也属生理性拮抗。

（四）化学性拮抗

药物之间通过化学反应,抵消了它们各自的效应,称化学性拮抗。即拮抗药与激动药相互作用,形成无活性的复合物,使各自的效应消失。例如,肝素和鱼精蛋白之间的相互作用,即为化学性拮抗,鱼精蛋白含有精氨酸残基,带阳电荷,而肝素含大量硫酸根,带阴电荷,两者合用会发生中和反应,导致各自疗效丧失。这就是肝素过量导致出血时用鱼精蛋白解救的作用机制。

药物相互作用产生的非预期药理作用,常与不良反应相关联,但是这些相互作用对临床治疗来说并不一定都是负面的作用。在临床药物治疗和新药开发研究中,经常利用药物的相互作用开发新的药物组合。如抗菌药物亚胺培南＋西司他丁组成的泰能即为利于疗效的新的药物组合。亚胺培南经肾脱氢酶代谢破坏,而西司他丁则为肾脱氢酶抑制剂,两者合用,西司他丁通过抑制肾脱氢酶的活性使亚胺培南在体内的消除速度减慢,增强了亚胺培南的抗菌效果。另一个药物组合为氨苄西林丙磺舒胶囊,丙磺舒可与氨苄西林竞争肾小管分泌转运体,通过延长氨苄西林的血浆消除半衰期,升高氨苄西林的血药浓度而提高其疗效。

第三节 药物在体外的相互作用

一、配伍禁忌

（一）配伍禁忌的含义

临床上常常根据治疗的需要将多种药物及其制剂配伍在一起使用,期望增加治疗效果和给临床使用带来方便。但有的药物配伍应用,却可能产生与治疗目的相反的效果。药物这种不利的配伍变化会给患者带来痛苦,甚至危及生命。

在药剂制造或临床用药过程中,将两种或两种以上药物混合在一起称为药物配伍。配伍禁忌是指药物进入体内之前,配伍应用的药物之间发生直接的可见或不可见的理化反应,导致药物的性质和作用发生改变,又称为体外药物相互作用,属于药剂学范畴。药物配伍禁忌是不合理的药物配伍,有些配伍可使药物的治疗作用减弱,导致治疗失败;也有一些配伍可使药物不良反应或毒性增强,引起严重不良反应;还有些药物配伍使治疗作用过度增强,超出了机体所能耐受的能力,也可引起不良反应,乃至危害患者等。

（二）药物配伍禁忌分类与原因分析

配伍禁忌包括物理配伍禁忌和化学配伍禁忌。物理配伍禁忌是指药物配伍时发生了溶解度、外观形状等物理性质的改变,一般属于外观上的变化,如出现混浊、沉淀、分层、结晶、潮解、液化、气泡、变色、黏度改变等现象。如水溶剂与油溶剂混合时,由于比重不同且不互溶而易出现分层。因此临床药物合用时,应注意了解药物的溶解性,避免水溶剂与油溶剂配伍。此外,一些药物配伍应用时,由于溶剂的改变与溶质的增多,药物在超饱和状态下易析出沉淀。如樟脑乙醇溶液与水混合,由于溶剂的改变,而使樟脑析出沉淀。化学配伍禁忌则是指药物之间发生了化学反应,不但改变了药物的性状,更重要的是使药物的药理作用发生改变,导致药物减效、失效或毒性增强。化学配伍禁忌常见的外观变化包括变色、产气、沉淀、水解、燃烧或爆炸等,如氯化钙溶液与碳酸氢钠溶液配伍,形成难溶性碳酸钙而出现沉淀;生物碱类药物的水溶液与鞣酸类、重金属、溴化物、碱性药物等易发生化学反应而产生沉淀;碳酸盐、碳酸氢盐与酸类药物,铵盐及乌洛托品与碱类药物混合时也可能产生气体。需要注意的是,有许多药物的氧化、还原、水解、分解、取代、聚合和加成等化学反应无明显的外观变化,难以识别,应提高警惕。

(三)注射剂的配伍禁忌

配伍禁忌多发生于液体制剂。目前临床药物治疗广泛采用注射液给药,而且常常多种注射液配伍在一起注射,这容易引起注射剂与注射剂、输液剂与添加药物之间的相互作用而产生配伍变化,因此注射液间的配伍禁忌更值得关注。注射液的配伍变化主要出现混浊、沉淀、结晶、变色、水解、效价下降等现象;这主要是由于药物之间可能发生了氧化、还原、中和、沉淀、水解等物理化学反应。这不仅可能使药物的有效成分失效,疗效降低,甚至还可能产生有毒物质。

引起注射剂产生配伍变化的因素如下:

1.溶媒的改变

有些药物难溶于水,制备注射剂时为了便于药物溶解和稳定而采用非水性溶媒,如乙醇、丙二醇、甘油等。当这些非水溶媒注射剂加入输液(水溶液)中时,由于溶媒组成的改变而容易析出药物。例如,地西泮、氯霉素注射液被水溶液稀释时由于溶媒改变而容易析出沉淀、结晶。有些药物本身的溶解度很小,在制备注射剂时需加入增溶剂和(或)助溶剂,此类注射剂加入输液剂中时,由于增溶剂和(或)助溶剂被稀释而使药物析出。如氢化可的松注射剂为含50%乙醇的溶液,与其他水溶性注射剂混合时由于乙醇被稀释,氢化可的松的溶解度降低可发生不易觉察的沉淀,引起不良反应。尼莫地平难溶于水,其注射液中加有25%的乙醇和17%的聚乙二醇,因此应缓慢加入足量的输液中,且室温不能太低,也不能与乙醇不相溶的药物配伍,配好后应仔细检查有无沉淀析出。

2.pH的改变

pH是影响药物稳定性的重要因素,其中输液剂本身的pH是导致混合后溶液pH改变的主要因素之一。常用输液剂有5%葡萄糖注射液、10%葡萄糖注射液、0.9%氯化钠注射液、葡萄糖氯化钠注射液等,其pH依次为3.2～6.5、3.2～5.5、4.5～7.0、3.5～5.5。当pH改变时,有些药物会析出沉淀、加速分解或失效。许多抗生素在不同pH条件下分解速度不同。青霉素类及其酶抑制剂中除苯唑西林等异噁唑青霉素有耐酸性质,在葡萄糖液中稳定外,其余药物均不耐酸,在葡萄糖注射液中可有一定程度的分解。如青霉素钠水溶液pH 6.0～6.5时比较稳定,pH大于8或小于5则迅速水解失效。青霉素钠在pH 4.5溶液中4小时内损失10%效价;在pH 3.6溶液中4小时损失40%效价。青霉素钠在10%葡萄糖注射液中放置2小时,效价降低50%。临床上最容易发生的错误是将青霉素加入250mL或500mL的葡萄糖注射液中滴注。由于青霉素的半衰期仅为30分钟。为减少青霉素在葡萄糖注射液的酸性条件下快速水解,配制时最好将青霉素加入少量生理盐水中快速静脉滴注。

此外,青霉素钠与氢化可的松注射液配伍会迅速水解失效,原因是氢化可的松注射液中含有的乙醇加速其水解。青霉素钠与维生素 C 注射液配伍则青霉素降解加速,原因是维生素 C 注射液中含有的焦亚硫酸钠可加速其降解。因此,青霉素静脉给药时,应选择合适溶媒(如生理盐水),最好单独输注,且现配现用。乳糖酸红霉素在 0.9％氯化钠(pH 4.5～7.0)中 24 小时分解 3％,而在葡萄糖氯化钠中(pH 3.5～5.5)24 小时则分解 32.5％。20％磺胺嘧啶钠注射液(pH 9.5～11.0)与 10％葡萄糖注射液(pH 3.5～5.5)混合,可使前者析出结晶,随血液进入微血管而导致栓塞。

3. 盐析作用

亲水胶体或蛋白质类药物可自液体中被脱水或因电解质的影响而凝集析出。两性霉素 B、乳糖酸红霉素、胰岛素、血浆蛋白等与强电解质注射液(如氯化钠、氯化钾、乳酸钠、钙剂等)配伍时由于电解质的盐析作用而产生沉淀。脂肪乳是油相、水相、乳化剂组成的乳剂,属热力学不稳定体系,加入电解质可破坏乳化膜,容易发生分层、絮凝、转相、合并与破裂等现象,析出液滴导致无法使用。因此,不可将电解质溶液直接加入脂肪乳剂,以防乳剂破坏,而使凝聚脂肪进入血液。第三代氟喹诺酮类药物的注射液(如氟罗沙星、培氟沙星、依诺沙星)遇强电解质(如氯化钠、氯化钾)可发生同离子效应而析出沉淀,因而禁止其与生理盐水等含氯离子的溶液配伍。甘露醇注射液为过饱和溶液,应单独滴注,如加入电解质如氯化钾、氯化钠,甘露醇由于盐析而产生结晶。

4. 组分间的化学反应

某些药物可直接与注射液中成分发生化学反应。

(1)络合反应:头孢菌素与含 Ca^{2+}、Mg^{2+} 的药物,四环素与含 Ca^{2+}、Fe^{2+}、Al^{3+}、Mg^{2+} 的输液配伍,由于发生络合反应形成络合物而产生沉淀或变色。

(2)酸碱中和反应:磺胺嘧啶钠与氯化钙、维生素 C 与肌苷、三磷酸腺苷二钠(ATP)与维生素 B_6、碳酸氢钠与酸性药物,盐酸氯丙嗪与氨茶碱、苯妥英钠、肝素钠、氨苄西林钠、头孢哌酮与 5％葡萄糖等注射液之间合用时由于发生酸碱中和反应而产生配伍禁忌。例如,三磷酸腺苷二钠注射液在 pH 8～11 时稳定,遇酸性物质则会析出沉淀,维生素 B_6 为水溶性盐酸吡多辛,其 pH 为 3～4,两药混合后可能会因酸碱中和反应产生沉淀,影响滴注,容易出现安全性问题。

(3)水解反应:酰胺类药物(如青霉素、头孢菌素、氯霉素、苯巴比妥、利多卡因、对乙酰氨基酚),酯类药物(如盐酸普鲁卡因、盐酸可卡因、溴丙胺太林、硫酸阿托品、氢溴酸后马托品、硝酸毛果芸香碱、华法林等),氯化琥珀酰胆碱、洋地黄毒苷等均含有易水解基团,与酸性或碱性药物溶液配伍容易发生水解反应。如葡萄糖注射液(pH 3.2～5.5)与青霉素混合可加速青霉素的 β-内酰胺环开环水解而使其效价降低。氨苄西林、阿莫西林在葡萄糖注射液中不仅被葡萄糖催化水解,还能产生聚合物,增加过敏反应。因此这类药物宜选用 0.9％氯化钠等中性注射液做溶媒,而不宜选用葡萄糖注射液。

(4)氧化还原反应:多酚类、烯醇类、芳胺类、吡唑酮类、噻嗪类药物(如盐酸肾上腺素、吗啡、维生素 C、维生素 B_6、氨基比林、氯丙嗪、异丙嗪等)易被氧化,与氧化性药物配伍,由于发生氧化还原反应而使注射液变色、沉淀,疗效降低。例如,奥美拉唑与酚磺乙胺配伍由于发生氧化还原反应而使注射液颜色变红。维生素 K 类是一种弱氧化剂,若与还原剂维生素 C(抗坏血酸)配伍,则维生素 K 被还原,从而失去止血作用。

(5)沉淀反应:含钙离子、镁离子、铝离子的药物溶液可与磷酸盐、碳酸盐、生物碱等药物生成难溶性盐沉淀。例如,头孢他啶、头孢孟多注射剂中含有碳酸钠,不能与氯化钙、葡萄糖酸钙配伍,否则会生成沉淀。头孢哌酮钠母核头孢烯 4 位上有羧基,遇钙离子可产生头孢烯 4-羧酸钙而析出乳白色沉淀,因此不宜与林格液、乳酸钠林格液等含钙注射液配伍。头孢曲松与钙离子可生成头孢曲松钙沉淀,也不宜与含钙注射液配伍。碳酸氢钠含碳酸氢根离子,与钙离子、镁离子等可形成不溶性盐而沉淀,因此也不宜与含钙、镁离子的注射液混合使用。乳糖酸红霉素切不可用生理盐水或其他无机盐溶液溶解,因无机离子可引起沉淀,应先以注射用水溶解,待溶解后再用等渗葡萄糖注射液或生理盐水稀释。

(6)聚合反应:有些药物如青霉素、氨苄西林、噻替派等在溶液中发生聚合反应,形成聚合物。有人认为青霉素的变态反应与形成聚合物有关。

(7)结合反应:一些药物如青霉素能与蛋白质类药物结合。这种结合可能会增加变态反应,所以这类药物加入蛋白质输液中使用是不妥当的。

5.离子化作用

有些离子能加速某些药物的分解。如乳酸根离子能加速氨苄西林的分解,混合 4 小时后氨苄西林可损失 20%。

6.其他因素

(1)配液量:配液量的多少影响到药物浓度,药物在一定浓度下才出现沉淀。如间羟胺注射液和氢化可的松琥珀酸钠注射液,在 0.9%氯化钠或 5%葡萄糖注射液中浓度为 100mg/L 时,观察不到变化。但当氢化可的松琥珀酸钠浓度为 300mg/L,间羟胺浓度为 200mg/L 时则出现沉淀。

(2)反应时间:许多药物在溶液中的反应有时很慢,个别注射剂混合数小时才出现沉淀,所以短时间内使用完毕是可以的。如用量较大,则可分为几次输入,随配随用,减少注射液发生配伍禁忌的机会。

(3)混合顺序:有些药物混合时产生沉淀,可通过改变混合顺序来克服。有些药物混合时可先稀释再混合,则不会析出沉淀。例如,注射用乳糖酸红霉素,可溶于水,在 0.9%氯化钠溶液中非常稳定,然而如果直接用 0.9%氯化钠溶解药物,则可生成胶状物而不溶。如果将粉针溶于灭菌注射用水中,用力振摇至溶解,然后加入生理盐水或其他电解质溶液中稀释,则可顺利溶解。同样,注射用阿奇霉素的配制要求为:向 500mg 注射用阿奇霉素中加 4.8mL 灭菌注射用水,振荡直至药物完全溶解,配制成 100mg/mL 的溶液,再加入 250mL 或 500mL 0.9%氯化钠注射液或 5%葡萄糖注射液中,最终配制成 1~2mg/mL 的静脉滴注液。

(4)成分的纯度:有些制剂在配伍时发生的异常现象,并不是由于成分本身,而是由于原辅料含有杂质所引起。此外注射剂中常常含有各种附加剂,如缓冲剂、助溶剂、抗氧剂等,它们之间或它们与药物之间往往会发生理化反应而出现配伍变化。

(5)输液管的配伍禁忌:对于药物配伍禁忌我们往往只注意到输液瓶中的配伍禁忌,而忽略了换药时输液管中的配伍禁忌,一旦反生此种不良反应也会造成严重后果。例如,在静脉滴注头孢哌酮舒巴坦时,通过输液管加入氨溴索,输液管中的药物全部变为乳白色。氨溴索不仅与头孢哌酮舒巴坦存在配伍禁忌,还与头孢曲松、头孢哌酮钠、头孢唑林钠、清开灵等存在配伍禁忌,建议氨溴索注射液应单独使用,若由输液管加入,则应在加入前后用生理盐水冲洗输液管道。再例如使用复方丹参注射液静脉滴注,续用乳酸环丙沙星注射液、氧氟沙星注射液时,两者会在输液管中发生反应生成沉淀,在换瓶时应生理盐水冲洗输液管道。

二、药物与容器的相互作用

药物与容器的相互作用主要发生在输液装置材料上,如输液装置的塑料。塑料对某些药物的临床治疗有较大的影响,如硝酸甘油、利多卡因、胰岛素、华法林、硫喷妥钠、地西泮和某些噻嗪类等;多柔比星注射液与注射针头发生反应,出现沉淀变色;橡胶可吸附溶液中的主药和抑菌剂,特别对于抑菌剂的吸附可使抑菌效能降低。橡胶广泛用作容器的塞子、垫圈、滴头等,橡胶成型时,也加入硫化剂、填充剂、防老剂等附加剂,故橡胶与药液接触,其中的附加剂能被药液浸出而污染药液,特别对于大输液质量影响较大;柔性塑料或橡胶管与环丙烷有不相容性,麻醉环路中的橡胶管可明显吸附麻醉剂甲氧氟烷;此外,甲氧氟烷还能部分溶解聚苯乙烯-丙烯腈聚合物。

三、药物与赋形剂的相互作用

固体剂型中的赋形剂有可能与药物发生相互作用,直接影响药物的生物利用度。不同生产厂家的同一品种,尽管剂量相同,但由于不同赋形剂的影响,可导致生物利用度明显差异。1968 年,澳大利亚曾发生轰动世界的苯妥英钠中毒事件,原因就是生产厂家将苯妥英钠片剂中的赋形剂由硫酸钙改为乳糖,影响苯妥英钠的吸收速率,使其生物利用度增加,导致服用该制剂的癫痫患儿出现严重的中毒反应。

第三章 呼吸系统常用药物

第一节 祛痰药

一、氯化铵

(一)剂型规格

片剂:0.3g;溶液:10%。

(二)适应证

适用于痰黏稠不易咳出者,也可用于泌尿系统感染需酸化尿液时。

(三)用法用量

口服,餐后服。成人,祛痰用一次 0.3～0.6g,一日 3 次;酸化尿液一次 0.6～2g,一日 3 次。

(四)不良反应

(1)较常见的不良反应为恶心、呕吐。

(2)少见的反应有口渴、头痛、精神错乱、焦虑、面色苍白、出汗等。

(3)个别报道心动过速、局部和全身性抽搐、暂时性多尿、镰状细胞贫血患者可引起缺氧和(或)酸中毒等。

(五)注意事项

1.药物相互作用

(1)本品与阿司匹林合用,可减慢阿司匹林排泄而增强其疗效。

(2)本品与四环素、青霉素合用可增强其抗菌作用。

(3)本品与口服降糖药氯磺丙脲合用时,可使后者作用明显增强,造成血糖过低。

(4)本品不宜与碱、碱土金属碳酸盐、银盐和铅盐、金霉素、新霉素、磺胺嘧啶、呋喃妥因、华法林及排钾性利尿药等合用。

(5)本品可促进碱性药物如哌替啶、苯丙胺的排泄。

2.禁用、慎用

(1)下列情况禁用:肾功能严重损害者,尤其是肝性脑病、肾衰竭、尿毒症、代谢性酸中毒、溃疡病患者。

(2)下列情况慎用:镰状细胞贫血患者;肝功能异常者。

3.老年人、婴幼儿、孕妇、哺乳期妇女使用安全性

老年患者慎用。小儿,每日按体重 40～60mg/kg,或按体表面积 1.5g/m^2,分 4 次服。孕

妇在接受大剂量本品治疗时,可导致孕妇及胎儿产生不良反应,故孕妇不宜使用本品。哺乳期妇女应用本品的安全性尚不明确,因此哺乳期妇女应暂停使用本品。

4.药物过量出现的症状及处理

用药过量或长期服用易引起恶心、呕吐、口渴、胃痛及高氯性酸中毒。

5.药物体内过程及药动学参数

本品口服后可完全被吸收,在体内几乎全部转化降解,仅极少量随粪便排出。

6.肝、肾功能不良时的剂量调整

肝、肾功能不全者禁用。

7.其他

本品宜溶于水中,餐后服用,以减少对胃黏膜的刺激。镰状细胞贫血患者,可引起缺氧和(或)酸中毒。

二、愈创甘油醚

(一)剂型规格

片剂:每片 0.2g;糖浆剂:1％,2％。

(二)适应证

用于慢性气管炎的多痰咳嗽,多与其他镇咳平喘药合用。

(三)用法用量

口服。片剂,一次 0.2g,一日 3 或 4 次。糖浆,12 岁以上儿童、成人,一次 5～10mL,一日 3 次,饭后服用;12 岁以下儿童用量见表 3-1。

年龄(岁)	体重(kg)	一次用量(mL)	次数
1～3	10～15	2～3	一日 3 次
4～6	16～21	3.5～4.5	一日 3 次
7～9	22～27	5～6	一日 3 次
10～12	28～32	6.5～7.5	一日 3 次

(四)不良反应

可见恶心、胃肠不适、头晕、嗜睡和过敏等。

(五)注意事项

1.禁用、慎用

肺出血、肾炎和急性胃肠炎患者禁用;消化道溃疡患者慎用。对本品过敏者禁用,过敏体质者慎用。

2.老年人、婴幼儿、孕妇、哺乳期妇女使用安全性

妊娠 3 个月内禁用。孕妇及哺乳期妇女慎用。

3.药物过量出现的症状及处理

暂无相关资料。

4.药物体内过程及药动学参数

口服愈创甘油醚片 0.2g 后的主要药动学参数 C_{max} 为 $(754.6\pm190.5)ng/mL$、$t_{1/2}$ 为 $(0.97\pm0.12)h$、t_{max} 为 $(0.63\pm0.22)h$、$AUC_{0\sim1}$ 为 $(1435.8\pm441.9)(ng\cdot h)/mL$、$AUC_{0\sim\infty}$ 为 $(1444.9\pm449.3)(ng\cdot h)/mL$。

三、溴己新

（一）适应证

适用于慢性支气管炎、哮喘等痰液黏稠不易咳出的患者。

（二）应用

①口服：8～16mg/次，3 次/日。6 岁以上儿童，4～8mg/次，3 次/日。②肌内注射：加注射用水 2mL 溶解，溶解后注射，4mg/次，8～12mg/d。

（三）不良反应和注意

偶有恶心、胃部不适，减量或停药后可消失。

注意事项：①胃炎患者或胃溃疡患者慎用。②偶见血清氨基转移酶短暂升高，但能自行恢复。

（四）规格

片剂：8mg；注射液：4mg。

四、氨溴索

（一）适应证

适用于急、慢性呼吸道疾病引起的痰液黏稠、咳痰困难。

（二）应用

1.口服

①成人：30mg/次，3 次/日，长期服用者可减为 2 次/日。②儿童：12 岁以上儿童同成人，12 岁以下儿童建议剂量为 1.2～1.6mg/(kg·d)。

2.注射液

成人及 12 岁以上儿童：2～3 次/日，15mg/次，严重病例可增至 30mg/次。6～12 岁儿童：2～3 次/日，15mg/次。2～6 岁儿童：3 次/日，7.5mg/次。2 岁以下儿童：2 次/日，7.5mg/次。婴儿呼吸窘迫综合征的治疗，用药总量 30mg/(kg·d)，分 4 次给药，应使用注射泵给药，静脉输注时间至少 5 分钟。

（三）不良反应和注意

可有上腹部不适、纳差、腹泻，偶见皮疹。

1.禁忌

对本品过敏者禁用。

2.注意事项

应避免同时服用强力镇咳药。孕妇及哺乳期妇女慎用。

（四）规格

片剂：15mg；30mg。胶囊剂：30mg/粒。缓释胶囊：75mg/粒。口服溶液：每支 15mg/粒（5mL），180mg（60mL），300mg（100mL）。600mg（100mL）。注射液：15mg（2mL）/支。

五、糜蛋白酶

（一）适应证

①用于创伤或手术后伤口愈合、抗炎及防止局部水肿、积血、扭伤血肿、乳房手术后水肿、中耳炎、鼻炎等。②本品对眼球睫状韧带有选择性松解作用，故可用于白内障摘除。③用于稀释痰液，便于咳出。

（二）应用

①白内障摘除术：用等渗盐水溶解本品配成 1∶5000 溶液，由瞳孔注入后房，经 2～3 分钟，在晶状体浮动后以等渗盐水冲洗，即可取出晶状体。②祛痰：肌内注射，4000U/次，以0.9% NS 5mL 溶解。③喷雾吸入：4000U/次，浓度为 400U/mL。

（三）不良反应和注意

①不可作静脉注射。②不满 20 岁的眼病患者或玻璃体液不固定的创伤性白内障患者忌用。③如引起过敏反应，可用抗组胺类药物治疗。④本品水溶液极不稳定，必须临用前以注射用水现配。⑤用前需做过敏试验。

（四）规格

注射液：注射用糜蛋白酶每支 1mg（800U）、5mg（4000U）。

第二节　平喘药

一、麻黄碱

（一）药理作用

激动肾上腺素 α 和 β 受体，收缩皮肤、黏膜血管，扩张冠状动脉和脑血管，增强心收缩力，松弛支气管平滑肌。

（二）临床应用

用于预防支气管哮喘发作和缓解轻度哮喘发作，鼻黏膜充血、肿胀引起的鼻塞、低血压。

（三）用法用量

1.支气管哮喘

口服，每次 15～30mg，每日 3 次，极量 150mg/d。皮下或肌内注射，每次 15～ 30mg，一日45～60mg，极量 150mg/d。

2.鼻塞、鼻黏膜充血水肿

滴鼻，2～3 滴。

3.硬膜外麻醉、蛛网膜下隙麻醉时维持血压

麻醉前皮下或肌内注射 20～50mg。慢性低血压症,口服,每日 2～3 次,每次 20～50mg。

(四)不良反应

长期大量使用,引起震颤、焦虑、失眠、头痛等。

(五)注意事项

甲状腺功能亢进、高血压。动脉硬化、心绞痛等禁用。短期反复使用可致快速耐受现象。

(六)制剂规格

注射剂:30mg(1mL),50mg(1mL)。片剂:15mg,25mg,30mg。滴鼻剂:0.5%,1%。滴眼剂:1%。

二、沙丁胺醇

(一)药理作用

选择性 β_2 受体激动剂。能选择性激动支气管平滑肌的 β_2 受体,有较强的支气管扩张作用,其支气管扩张作用比异丙肾上腺素强约 10 倍,而增加心率作用仅为异丙肾上腺素的1/10,能有效抑制组胺和致敏性慢反应物质的释放,防止支气管痉挛。

(二)临床应用

适用于支气管哮喘或喘息型支气管炎等伴有支气管痉挛的呼吸道疾病。制止发作多用气雾吸入,预防发作可口服。

(三)用法用量

口服:成人 1 次 2～4mg,1 日 3 次;儿童 1 次 0.1～0.15mg/kg,1 日2～3 次。气雾吸入:1 次0.1～0.2mg,必要时 4 小时可重复 1 次,24 小时内不宜超过 8 次。粉雾吸入:1 次 0.4mg,1 日3～4 次,儿童减半。肌内注射:1 次0.4mg,间隔 4 小时可重复注射。静脉注射:1 次0.4mg,用 5% 葡萄糖注射液或生理盐水稀释后缓慢注射。

(四)不良反应

对心脏及中枢神经系统的兴奋作用,如头痛、头晕、失眠,偶见肌肉和手指震颤、心悸、血压波动等。长期使用能产生耐药性,可能加重哮喘。可能引致严重的血钾过低症。超量中毒的早期表现为心动过速、血压波动、情绪烦躁不安等,减量后即消失。

(五)注意事项

心血管功能不全、高血压、糖尿病和甲状腺功能亢进患者、甲状腺毒症患者及孕妇慎用。本品不宜和 β 受体阻断药(如普萘洛尔)、茶碱类及其他肾上腺素受体激动剂合用。对抛射物氟利昂过敏患者禁用气雾剂。急性严重哮喘患者,须注意血钾降低的不良效应,因为同时服用黄嘌呤诱导药,类固醇和利尿药,以及出现缺氧情况,均会使血钾过低情况转剧。对其他肾上腺素激动剂过敏者可能对本品呈交叉过敏。不宜长期用药或反复过量给药。

(六)制剂规格

片剂:2mg。控释制剂:4mg,8mg。气雾剂:0.2%(g/g)。气雾剂:每撤 100mg,含 200 撤。注射液:0.48mg(2mL)。

三、特布他林

(一)药理作用

为选择性 β_2 受体激动剂。其支气管扩张作用与沙丁胺醇相似,对心脏的兴奋作用仅为异丙肾上腺素的 1/100,于哮喘患者,本品 2.5mg 平喘作用与 25mg 麻黄碱相当。

(二)临床应用

适用于支气管哮喘、慢性喘息性支气管炎、阻塞性肺气肿和其他伴有支气管痉挛的肺部疾病。连续静脉滴注本品可抑制子宫收缩,预防早产。亦可用于胎儿窒息。

(三)用法用量

用于平喘,口服:成人 1 次 2.5～5mg,1 日 3 次,一日总用量不超过 15mg;儿童 1 次 20～50μg/kg,1 日 3 次。皮下注射:1 次 0.25mg,但 4 小时总量不超过 0.5mg。气雾吸入:成人1 次 0.25～0.5mg,1 日 3～4 次;小儿酌减。

(四)不良反应

不良反应轻微,有手指震颤、口干、鼻塞、胸闷等,个别患者可有心悸,可耐受。与其他拟交感神经药合用可加重不良反应。

(五)注意事项

对本品及其他肾上腺素受体激动剂过敏者禁用。未经控制的甲状腺功能亢进、糖尿病、高血压、冠心病、癫痫患者慎用。孕妇需在医生指导下使用。本药不宜与非选择性 β 受体阻断药合用。

(六)制剂规格

片剂:1.25mg,2.5mg,5mg。气雾剂:5mg(2mL)。

四、氯丙那林

(一)药理作用

为选择性 β_2 受体激动剂,选择性不如沙丁胺醇。有明显的支气管舒张作用,对心脏的兴奋作用约为异丙肾上腺素的 1/3。

(二)临床应用

用于支气管哮喘、哮喘型支气管炎、肺气肿等气道阻塞性疾病。缓解呼吸困难,改善肺功能。

(三)用法用量

口服,1 次 5～10mg,1 日 3 次。预防夜间发作,睡前加服 5～10mg。气雾吸入,1 次 6～10mg。

(四)不良反应

常见为轻微头痛、手指震颤、头痛及胃肠道反应。继续服药后多能自行消失。

(五)注意事项

冠心病、甲状腺功能亢进、心律失常、高血压患者慎用。

（六）制剂规格

片剂：5mg。气雾剂：2%。

五、丙卡特罗

（一）药理作用

为强效选择性 β_2 受体激动剂。其支气管扩张作用强于异丙肾上腺素，选择性优于沙丁胺醇。还具有较强的抗过敏和促进呼吸道纤毛运动的作用。

（二）临床应用

防治支气管哮喘、喘息性支气管炎和慢性阻塞性肺疾病所致的喘息症状。

（三）用法用量

成人口服，睡前服 1 次 $50\mu g$，或早晚各服 1 次，1 次 $50\mu g$；6 岁以上儿童，睡前服 1 次 $25\mu g$，或早晚各服 1 次，1 次 $25\mu g$；6 岁以下儿童按 $1.25\mu g/kg$，1 日 2 次服用。

（四）不良反应

偶见心悸、心律失常、面色潮红、头痛、眩晕、耳鸣、恶心、胃部不适、口渴、鼻塞、疲倦、皮疹等。

（五）注意事项

与肾上腺素及异丙肾上腺素等儿茶酚胺并用会引起心律失常，应避免合用。孕妇和婴幼儿、甲状腺功能亢进、高血压、心脏病和糖尿病患者慎用。本品有抑制过敏反应引起的皮肤反应作用，故评估皮肤试验反应时，应考虑到本品的影响。应避光密闭保存。

（六）制剂规格

片剂：$25\mu g$，$50\mu g$。

第三节　镇咳药

一、复方甘草

（一）适应证

用于镇咳祛痰。

（二）应用

①片剂：口服或含化，3～4 片/次，3 次/日。②口服液：口服，5～10mL/次，3 次/日，服时振摇。

（三）不良反应和注意

有轻微的恶心、呕吐反应。对本品过敏者禁用。

1.注意事项

①本品服用一周，症状未缓解，应及时复诊。②慢性阻塞性肺疾病合并呼吸衰竭者慎用。

③胃炎及胃溃疡患者慎用。④如服用过量或发生严重不良反应时应立即就医。

2.孕妇及哺乳期妇女用药

孕妇及哺乳期妇女禁用。

(四)规格

口服液:聚酯瓶装,100mL/瓶;聚酯瓶装,120mL/瓶;塑料桶装,2000mL/桶。片剂:每板10片,每盒3板。

二、喷托维林

(一)适应证

适用于各种原因引起的干咳。

(二)应用

1.片剂

①成人常用量:口服,25mg/次,3~4次/日。②小儿常用量:口服,5岁以上6.25~12.5mg/次,2~3次/日。

2.糖浆剂

口服:10mL/次,3~4次/日。

(三)不良反应和注意

偶有便秘或有轻度头痛、头晕、口干、恶心和腹泻。

注意事项:①青光眼和心功能不全者慎用。②痰量多者宜与祛痰药并用。

(四)规格

片剂:25mg。糖浆剂:每100mL内含枸橼酸喷托维林0.2g,氯化铵3g。

三、阿桔片

(一)适应证

适用于镇咳、祛痰。

(二)应用

口服:0.3g/次,2~3次/日。

(三)不良反应和注意

因含阿片,久服成瘾,按麻醉药管理。

(四)规格

片剂:0.3g(内含阿片10%,桔梗30%,硫酸钾60%)。

四、苯丙哌林

(一)适应证

用于治疗急、慢性支气管炎及各种刺激引起的咳嗽。

（二）应用

①颗粒剂：口服，成人 20～40mg/次，3 次/日。②胶囊剂：口服，1～2 粒/次，3 次/日。③口服液：口服，20～40mg/次，3 次/日，小儿酌减。④片剂：口服，20～40mg/次，60～120mg/d。

（三）不良反应和注意

服药后可能有短时口麻、全身疲乏、眩晕等反应。对本品过敏者禁用。

1.注意事项

①服药期间若出现皮疹，应停药。②本品仅具镇咳作用，如用药一周症状无好转应及时复诊。

2.孕妇及哺乳期妇女用药

孕妇及哺乳期妇女慎用。

（四）规格

颗粒剂：20mg。胶囊剂：26.4mg/粒。口服液：10mL∶10mg；10mL∶20mg。片剂：26.4mg（相当于苯丙哌林 20mg）。

第四节　抗菌药

呼吸道感染包括上呼吸道感染和下呼吸道感染。前者包括普通感冒、流行性感冒、急性咽峡炎、急性扁桃体炎、急性喉炎、急性会厌炎、鼻窦炎、中耳炎等，主要病原体为病毒，其次是细菌，偶有支原体。下呼吸道感染包括急性支气管炎、慢性支气管炎急性发作、支气管扩张急性感染、急性细支气管炎、肺炎、肺脓肿、脓胸等，主要病原体为细菌，其次为病毒、真菌、支原体、衣原体、立克次体、原虫等。

一、病原菌的诊断

呼吸道感染时合理应用抗菌药物的前提是准确及时的病原菌的诊断。环甲膜穿刺或经纤维支气管镜保护毛刷取痰可获得合适的痰标本，但因属有创法，不易被患者接受。咳痰标本的正确获取仍然是主要手段。可嘱患者以无菌生理盐水漱口 2～3 次，做深咳嗽，或于拍背、采取不同体位或盐水气雾吸入后再咳嗽、咳痰于无菌器皿中。

痰涂片在低倍镜视野里上皮细胞<10 个，白细胞>25 个为相对污染少的痰标本，如中性粒细胞少而上皮细胞在每个低倍视野中超过 25 个，则为被唾液污染的标本，应重新采取标本送检。合格标本在每一油镜视野下如见到 10 个以上的革兰阳性卵圆双球菌，提示病原体为肺炎球菌；如革兰阳性菌成堆，可能为葡萄球菌。如在油镜下发现较多革兰阳性和革兰阴性球菌和杆菌，有混合感染可能，但均需经培养证实。

定量培养菌量≥10^7cfu/mL 可判定为致病菌。<10^7cfu/mL 但>10^4cfu/mL 时可能为致病菌，需结合涂片是否为纯培养等做出判断；<10^4cfu/mL 时提示为口腔污染菌群。若经环甲

膜穿刺气管吸引,或经纤维支气管镜(简称纤支镜)防污染双套管毛刷采样,可防止咽喉部寄殖菌的污染,此时培养菌量≥10^3 cfu/mL 即有诊断意义。

二、呼吸道感染的常用抗菌药物

(一)药代动力学

对呼吸道感染具有较好药代动力学的抗菌药物,有大环内酯类(如红霉素、罗红霉素、麦迪霉素、乙酰螺旋霉素等)、喹诺酮类、氯霉素、甲硝唑、利福平、SMZ-TMP;其次为氨基糖苷类,如庆大霉素、妥布霉素、丁胺卡那霉素、卡那霉素、链霉素、乙基丙松霉素等;半合成四环素类如二甲胺四环素、多西环素、万古霉素等。

(二)抗菌谱作用机制及不良反应

1.大环内酯类

本类药物主要作用于细菌细胞质内核糖体的 50S 亚单位,通过对转肽酰胺酶和(或)mRNA 位移的阻断而抑制细菌蛋白质的合成。主要拮抗对象为革兰阳性菌以及军团菌、空肠弯曲菌、支原体、衣原体、厌氧菌等。

大环内酯类的主要适应证为:①革兰阳性球菌如金黄色葡萄球菌、肺炎球菌、肠球菌、溶血性链球菌等所致的各种感染;②肺炎支原体肺炎;③军团病;④其他如白喉带菌者、空肠弯曲菌肠炎、非淋病性尿道炎、敏感菌所致前列腺炎等。

大环内酯类的每日口服和静脉滴注量为 20~40mg/kg,分 3~4 次给药,以空腹服用为妥,脂化物的口服吸收不受食物的影响。红霉素乳糖酸盐的静脉滴注浓度不宜超过 1mg/mL,柱晶白霉素酒石酸盐可以 200~400mg 溶于 10~20mL 葡萄糖液中缓慢静脉注射。口服后的主要不良反应为胃肠道反应。静脉注射的不良反应为静脉炎和局部疼痛。过敏反应为 0.5%~1%,主要为药物热、皮疹、嗜酸粒细胞增多症等。

2.氨基糖苷类

氨基糖苷类主要作用于细菌蛋白合成的过程,抑制其合成和释放,并导致细菌细胞膜通透性增加,胞质内重要物质外漏,引起细胞死亡;对静止期细菌杀灭作用较强,与 β 内酰胺类合用常可获得协同或累加作用。氨基糖苷类为治疗革兰阴性杆菌感染的常用和有效的药物,适用于革兰阴性杆菌感染患者,对于严重革兰阴性杆菌感染者,如心内膜炎、败血症、脑膜炎、肺炎、腹膜炎等,宜与 β 内酰胺类联用。

氨基糖苷类的主要不良反应为第Ⅷ对脑神经和肾损害。前者有前庭功能失调和听力减退,一般均不可逆。婴儿、孕妇、高龄患者应避免应用。肾功能减退应减量和延长间隔用药时间。本品不宜与 β 内酰胺类抗菌药物同瓶静脉滴注。

庆大霉素、妥布霉素和乙基丙松霉素的冲击量为 1.5~2.0mg/kg,正常维持量为每次 1~1.7mg/kg。前两者为每 8 小时 1 次,后者为每 12 小时 1 次。卡那霉素、丁胺卡那霉素的冲击量为 7.5~10mg/kg,正常维持量为每次 7.5mg/kg,每 12 小时 1 次。

3.β 内酰胺类

这是在各类感染包括呼吸道感染中常用的抗菌药物。一般可分为青霉素类、头孢菌素类

和其他 β 内酰胺类。

常用的青霉素类有苄星青霉素(青霉素 G)、氨苄西林、阿莫西林、苯唑西林、氯唑西林、卡苄西林、哌拉西林等。头孢菌素类一般又可分为 1、2、3 及 4 代。第一代的主要代表有头孢噻吩、头孢唑啉、头孢拉定等;第二代头孢类主要代表有头孢呋辛、头孢孟多、头孢呋辛酯、头孢克洛等。第三代头孢类的主要代表有头孢噻肟、头孢曲松、头孢他啶、头孢哌酮等。第四代头孢类的主要代表有头孢吡肟、头孢匹罗、头孢克定等。

其他 β 内酰胺类代表为青霉烯及碳青霉烯类,如亚胺培南、硫霉素、帕尼培南和美洛培南等。其共同特点是抗菌谱极广,抗菌作用强,对革兰阳性与阴性菌、需氧菌与厌氧菌以及多重耐药或产 β 内酰胺酶的菌株有良好的抗菌活性。此外,有 β 内酰胺酶抑制剂类药,如克拉维酸、舒巴坦和他唑巴坦等。

苄星青霉素的主要抗菌对象是不产酶的金黄色葡萄球菌、溶血性链球菌、厌氧球菌、放线菌等所致的呼吸道感染。苯唑西林和氯唑西林的主要适应证是产酶金黄色葡萄球菌的各种感染。氨苄西林主要适用于流感杆菌等革兰阴性菌的感染。阿莫西林、呋苄西林和哌拉西林主要用于铜绿假单胞菌、大肠杆菌等革兰阴性菌感染。第一代头孢菌素的抗菌活性主要是革兰阳性菌,包括产酶的金黄色葡萄球菌,第三代头孢菌素主要对革兰阴性菌的作用加强了,包括肠杆菌科中的一些条件致病菌及铜绿假单胞菌,对革兰阳性菌包括产酶金黄色葡萄球菌有一定活性,但比第一、二代弱。第二代作用介于两者之间。第四代抗菌谱广,对金黄色葡萄球菌等革兰阳性球菌活性较第三代增强,与第二代头孢相似,对革兰阴性菌的作用与第三代头孢相当或更强。对广谱 β 内酰胺酶(AmpC 酶)稳定,与酶的亲和力更低,对细菌细胞膜的穿透力更强。

β 内酶胺类作用于细胞壁合成的后阶段。使黏肽的交叉联结受阻,并可与细胞膜上的不同青霉素结合蛋白(PBP)结合。引起细菌形态的改变,最终由于渗透压的影响致细菌被杀灭。

主要不良反应为:苄星青霉素易导致过敏性休克,皮疹发生率以氨苄西林最高。头孢菌素类也可发生过敏反应。可与青霉素类有交叉过敏现象。苄星青霉素对中枢神经系统有一定毒性,大剂量和鞘内注射有引起"青霉素脑病"的可能。第一代头孢如头孢唑啉、头孢噻吩具有一定肾毒性。第三代头孢应用时可引起二重感染、ALT 升高、Coomb 试验阳性等。某些头孢菌素(头孢哌酮或拉氧头孢)出现凝血功能障碍,注射维生素 K 可以纠正。有些饮酒者在用药后72 小时内出现头痛、恶心、呕吐、面红、呼吸困难、低血压等"戒酒硫样反应"。碳青霉烯类亚胺培南对原有中枢神经系统、肾功能或有其他癫痫诱发因素的患者,剂量大于每日 4g 时,可诱发癫痫发作。美洛培南与亚胺培南相比,不易导致癫痫。

4.磺胺药和甲氧苄啶(TMP)

国内常用的磺胺药有 SD 和 SMZ,常与 TMP 组成复方制剂,即 SD-TMP 和 SMZ-TMP。其主要拮抗对象为脑膜炎球菌、肠杆菌属细菌如大肠杆菌、产气杆菌、肺炎杆菌、变形杆菌、伤寒杆菌等,霍乱弧菌、流感杆菌、溶血性链球菌、肺炎球菌、衣原体、某些原虫(疟原虫、卡氏肺孢子虫等),对痢疾杆菌、金黄色葡萄球菌也有相当活性。

磺胺药与 TMP 联合使敏感细菌的叶酸代谢受到双重阻碍,使二氢叶酸不能还原成四氢叶酸,从而阻断了细菌核酸的合成,并导致细菌死亡。

主要适应证为流脑、伤寒及副伤寒、尿路感染、呼吸道感染、肠道感染,其他如衣原体感染、卡氏肺孢子虫病等。

不良反应有结晶尿、血尿、管型尿、消化道反应和过敏反应,偶有溶血性贫血,粒细胞减少、血小板减少、中枢神经系统症状等。

5.喹诺酮类

发展迅速,有第一代(萘啶酸)、第二代(吡哌酸)、第三代(氧氟沙星)、第四代(莫西沙星)为代表。对革兰阳性菌包括产酶金黄色葡萄球菌、肠球菌、溶血性链球菌、肺炎球菌等,革兰阴性菌包括肠杆菌科细菌、铜绿假单胞菌、不动杆菌属、流感杆菌、嗜肺军团菌、空肠弯曲菌、淋球菌等有强大抗菌活力;对支原体、衣原体也有效。对厌氧菌和结核杆菌也有一定疗效。氟喹酮类的左旋体对结核杆菌作用更强,不良反应减少,作用时间延长。四代喹诺酮,每天仅服1次。

氟喹酮类作用于细菌的DNA旋转酶,干扰了细菌的DNA合成而引起死亡。第一、二、三代无明显交叉耐药。

不良反应发生率低,常见为胃肠道反应如胃部不适、恶心、呕吐、食欲减退等,其次为中枢神经系统症状,如头晕、头痛、失眠、晕眩等,偶有白细胞减少、嗜酸粒细胞增多、皮疹、ALT升高等。

6.四环素类

常用四环素类有四环素、土霉素、多西环素等。主要用于革兰阳性球菌,由于耐药性日益增加,影响了临床应用。目前主要用于呼吸道感染的支原体、衣原体、立克次体、军团菌病等。

主要不良反应是口服引起胃肠道反应,静脉滴注引起静脉炎、皮疹等。幼儿应用后可致牙齿黄染,孕妇用后可引起肝损害,故7岁以下儿童及孕妇忌用。

7.氯霉素类

有氯霉素,主要适用于伤寒、副伤寒、立克次体病、流感杆菌感染、厌氧菌感染等。对呼吸道感染的肺炎球菌、流感杆菌、金黄色葡萄球菌、溶血性链球菌、肠杆菌科细菌以及各种厌氧菌感染有效。

主要不良反应包括胃肠道反应、皮疹、白细胞减少、贫血等,偶可引起再生障碍性贫血、精神症状等。

8.林可霉素类

常用的有林可霉素(洁霉素)和氯林可霉素(氯洁霉素)。

主要适应证为革兰阳性球菌(金黄色葡萄球菌、溶血性链球菌、肺炎球菌)所致的各种感染。

用药后腹泻的发生率较高,偶可引起假膜性肠炎。

9.利福霉素类

常用的有利福平,除应用于抗结核杆菌、麻风杆菌外,对金黄色葡萄球菌、其他革兰阳性菌、各种厌氧菌感染有效。

主要不良反应为肝脏损害,可致ALT升高、肝大,甚至黄疸以及过敏反应,孕妇不宜使用。

（三）呼吸道感染常用抗菌药物的选择

呼吸道感染常用抗菌药物的选择可分为两部分,首先根据感染部位、感染的来源、患者的状况、疾病的急慢、病情的轻重选用抗菌药物。

当细菌培养结果出来后,根据细菌的药敏选用抗菌药物,可单独或联合应用数种抗菌药物,但由于痰培养结果有时仍不可靠,如用药3～5天仍无效时应考虑调换用药。

（四）呼吸道感染的抗菌药物应用

呼吸道感染一般不主张预防用药。但也有人主张对明显免疫缺陷的患者和慢性支气管炎反复发作性感染者,按寄殖于支气管或上呼吸道的菌种,选用适宜药物。

选用抗菌药物治疗呼吸道感染时原则上轻、中度感染宜口服给药、静脉或肌内注射给药,采用窄谱抗菌药物有针对性地单独或联合用药,严重感染,或院内感染和免疫缺陷患者若细菌培养阴性,或尚未培养出结果,或无培养条件的单位,应选用广谱抗菌药物。

吸入性肺炎或慢性化脓性病变应加用抗厌氧菌药物。广谱抗菌药物治疗1周以上要防止二重感染,尤其是具有慢性疾病或免疫功能低下的患者。短期口服氟康唑预防有较好效果。

第四章　消化系统常用药物

第一节　抗酸药及抗溃疡药

一、雷尼替丁

(一)适应证

用于治疗十二指肠溃疡、胃溃疡、反流性食管炎、卓-艾(Zollinger-Ellison)综合征及其他高胃酸分泌疾病。

(二)应用

1.片剂

①口服,150mg/次,2次/日,或300mg/次,睡前1次。②维持治疗:口服,150mg/次,每晚1次。③严重肾病患者,75mg/次,2次/日。④治疗卓-艾(ZollingerEllison)综合征,600～1200mg/d。

2.注射液

①成人。a.上消化道出血:50mg/次,稀释后缓慢静脉滴注(1～2小时),或缓慢静脉推注(超过10分钟),或肌内注射50mg,以上方法可2次/日或每6～8小时给药1次。b.术前给药:全身麻醉或大手术前60～90分钟缓慢静脉注射50～100mg,或稀释后缓慢静脉滴注1～2小时。②小儿。a.静脉注射,1～2mg/(kg·次),每8～12小时一次。b.静脉滴注:2～4mg/(kg·次),24小时连续滴注。

(三)不良反应和注意

①常见的有恶心、皮疹、便秘、乏力、头痛、头晕等。②损伤肾功能、性腺功能和中枢神经的不良反应较轻。③少数患者服药后有轻度肝功能损伤,停药后肝功能恢复正常。④长期服用可因持续降低胃液酸度,使食物内硝酸盐还原为亚硝酸盐,形成N-亚硝基化合物。

1.禁忌证

孕妇及哺乳期妇女禁用。8岁以下儿童禁用。

2.注意事项

①疑为癌性溃疡者,使用前应先明确诊断。②肝功能不全者及老年患者,偶见服药后出现定向力障碍、嗜睡、焦虑等精神状态。③肝、肾功能不全患者慎用。④男性乳房女性化少见,其发病率随年龄的增加而升高。⑤可降低维生素 B_{12} 的吸收,长期使用,可致维生素 B_{12} 缺乏。

⑥对本品过敏者禁用。

3.老年患者用药

老年人小量应用。

（四）规格

片剂：0.15g（按 $C_{13}H_{22}N_4O_3S$ 计）。注射液：按（$C_{13}H_{22}N_4O_3S$ 计）：2mL：50mg；5mL：50mg。

二、西咪替丁

（一）适应证

注射液：临床主要用于：①各种酸相关性疾病。②治疗带状疱疹和包括生殖器在内的其他疱疹性感染。

（二）应用

①静脉注射：200mg/次，4～6小时1次，不宜超过2g/日。疗程均为4～6周。②片剂：胃与十二指肠溃疡：口服，0.2g/次，3次/日，饭后服，睡前再加服0.4g，疗程4～6周，或0.4g/次，2g/日，连服3个月，也可夜间一次吞服0.8g，连用8周。维持治疗：每晚0.4g，疗程0.5～1年。用于反流性食道炎参考以上用法。胃泌素瘤：0.4～0.6g/次，3～4次/日。上消化道出血：0.2～0.6g静脉滴注，或0.2g缓注，也可直接肌内注射。

（三）不良反应和注意

①消化系统反应：较常见的有腹泻、腹胀、口苦、口干、血清转氨酶轻度升高等，偶见严重肝炎、肝坏死、肝脂肪性变等。②泌尿系统反应：可引起急性间质性肾炎，导致肾功能衰竭。停药后可恢复正常。③造血系统反应：可发生可逆性中等程度的白细胞、血小板减少、自身免疫性溶血性贫血和再生障碍性贫血。④中枢神经系统反应：头晕、头痛、疲乏、嗜睡等较常见。少数患者可出现不安、感觉迟钝、言语含糊不清、出汗、局部抽搐或癫痫样发作，以及幻觉、妄想等症状。引起中毒症状的血药浓度多在2μg/mL以上，而且多发生于老人、幼儿或肝肾功能不全的患者。⑤心血管系统反应：可有心动过缓或过速、面部潮红等。静脉注射时偶见血压骤降、房性早搏、心跳呼吸骤停。⑥对内分泌和皮肤的影响：用药剂量＞1.6g/日时可出现男性乳房发育、女性溢乳、性欲减退、阳痿、精子计数减少等，停药后即可消失。可抑制皮脂分泌，诱发剥脱性皮炎、皮肤干燥、皮脂缺乏性皮炎、脱发、口腔溃疡等。皮疹、巨型荨麻疹、药物热等也有发生。

1.禁忌证

孕妇和哺乳期妇女禁用。

2.注意事项

①突然停药后可能引起慢性消化性溃疡穿孔，故完成治疗后尚需继续服药（每晚400mg）3个月。②本品应用可能会对化验检查结果构成干扰：口服后15分钟内胃液隐血试验可出现假阳性；血液水杨酸浓度、血清肌酐、催乳素、氨基转移酶等浓度均可能升高；甲状旁腺激素浓度则可能降低。③不宜用于急性胰腺炎患者。④严重肝功能不全者服用常规剂量后，其脑脊

液的药物浓度为正常人的两倍,故容易中毒。出现神经毒性后,一般只需适当减少剂量即可消失。⑤下列情况应慎用:严重心脏及呼吸系统疾患;慢性炎症;器质性脑病;肾功能中度或重度损害。

3.孕妇及哺乳期妇女用药

孕妇和哺乳期妇女禁用。

4.儿童用药

幼儿慎用。

5.老年患者用药

减量使用。

(四)规格

片剂(盐酸盐):0.2g。胶囊剂:0.2g。注射液:0.2g/2mL。

三、法莫替丁

(一)适应证

用于缓解胃酸过多所致的胃痛、胃灼热(烧心)、返酸。

(二)应用

①片剂:口服,成人1片/次,2次/日。24小时内不超过2片。②胶囊剂:口服。1粒/次,早晚各一次,疗程4～6周。溃疡愈合后的维持量减半。胃泌素瘤可加大剂量:每6小时一次,1粒/次。肾功能不全者应调整剂量。③咀嚼片:咀嚼后咽下。成人,1片/次,2次/日。早、晚餐后或睡前服。24小时内不得超过2片。④注射液:静脉注射或静脉滴注(用于上消化道出血):20mg/次,2次/日,有效后改口服。

(三)不良反应和注意

不良反应有:①少数患者可有口干、便秘、腹泻、皮疹;②偶见轻度转氨酶增高。

注意事项:①本品连续使用不得超过7日,症状未缓解或消失应及时复诊;②对本品有过敏史者、严重肾功能不全者、孕妇及哺乳期妇女禁用;③肝肾功能不全者慎用;④如服用过量或出现严重不良反应,请立即就医。

(四)规格

片剂:20mg。胶囊剂:20mg。咀嚼片:20mg。注射液(门冬氨盐酸):20mg/2mL。

四、埃索美拉唑

(一)适应证

治疗胃食管反流性疾病(GERD)、十二指肠溃疡。

(二)应用

药片应整片吞服。①糜烂性反流性食管炎的治疗:40mg/次,1次/日,连服4周,对于食管炎未治愈或持续有症状的患者建议再服药治疗4周。②已经治愈的食管炎患者防止复发的长期维持治疗:20mg/次,1次/日。③胃食管反流性疾病(GERD)的症状控制:没有食管炎的患者 20mg/次,1 次/日。如果用药 4 周症状未获控制,应对患者做进一步的检查。一旦症状消除,随后的症状控制可在需要时口服 20mg/次,1 次/日。与适当的抗菌疗法联合用药祛除幽门螺杆菌,促进与幽门螺杆菌相关的十二指肠溃疡愈合。④预防与幽门螺杆菌相关的消化性溃疡复发。埃索美拉唑片 20mg+阿莫西林 1g+克拉霉素 500mg/次,2 次/日,共 7 日。

(三)不良反应和注意

(1)已知对埃索美拉唑、其他苯并咪唑类化合物或本品的任何其他成分过敏者。①常见反应:头痛、腹痛、腹泻、腹胀、恶心、呕吐、便秘。②少见反应:皮炎、瘙痒、荨麻疹、头昏、口干。

(2)长期使用该药治疗的患者(特别是使用 1 年以上者)应定期进行监测。

(3)对于严重肾功能不全的患者,治疗时应慎重。

(4)对于严重肝功能损害的患者,应采用的剂量为 20mg。

(5)妊娠期妇女使用埃索美拉唑时应慎用。

(6)哺乳期间不用。

(7)儿童不用。

(8)老年患者无需调整剂量。

(四)规格

片剂:20mg/片;40mg/片。

第二节　助消化药

一、乳酶生

(一)药理作用

为传统的活乳酸杆菌干制剂,在肠内分解糖类、增高肠内酸度的同时,防止蛋白质发酵,从而抑制肠内腐败菌繁殖,减少肠内气体产生。此外,本品还能提高阴道酸度可治疗由于菌群紊乱导致的细菌性阴道感染。

(二)临床应用

用于治疗消化不良、腹胀及小儿饮食失调而引起的腹泻、绿便等。外用可治疗因菌群紊乱导致的细菌性阴道感染。

(三)用法用量

口服给药:饭前服用,一次 0.3~0.9g,一日 3 次,儿童酌减。

阴道给药:清洗阴道后,将本品胶囊放入阴道深处,一次 0.5g,每晚 1 次,7 天为一疗程。

(四)注意事项

不宜与抗菌药物、吸附剂、鞣酸蛋白、酊剂、

铋剂等合用,如需合用需间隔 2~3 小时。与含生物碱的中药如金银花、大黄等合用,也可降低其活性。

（五）制剂规格

片剂：0.1g，0.15g，0.3g。阴道胶囊：0.25g。

二、多酶片

（一）药理作用

含胰蛋白酶、胰脂肪酶、胰淀粉酶等多种酶类，可水解蛋白质，消化淀粉及脂肪。

（二）临床应用

用于胰腺疾病引起的消化障碍和缺乏胃蛋白酶或病后消化功能减退引起的消化不良和食欲缺乏症。

（三）用法用量

餐前口服，一次 2～3 片，一日 3 次。

（四）注意事项

(1)铝制剂可能影响本品疗效，不宜合用。

(2)本品酸性条件下易被破坏，切勿嚼碎服用。

(3)放置日久，效力减小，宜用新制者。

（五）制剂规格

片剂：每片含胰酶 300mg、胃蛋白酶 13mg。

三、胰酶

（一）药理作用

为多种酶的混合物，包括胰蛋白酶、胰脂肪酶、胰淀粉酶，在肠液中消化蛋白、脂肪和淀粉，促进消化。

（二）临床应用

替代治疗各种原因引起的胰腺外分泌功能不足，缓解消化不良、食欲减退等症状。

（三）用法用量

口服：成人一次 0.3～1g，一日 3 次于饭前服用。5 岁以上儿童一次 0.3g，一日 3 次。

（四）不良反应

可导致颊部和肛周疼痛、消化道部位的出血、腹泻、便秘、恶心及皮疹等不良反应。

（五）注意事项

禁用于对本品过敏者以及急性胰腺炎早期患者。慎用于孕妇及哺乳期妇女。本品与碳酸氢钠同服，可增强疗效。H_2 受体拮抗剂可增强本品疗效，合用时胰酶需减量。本品在酸性环境中活性减弱，应避免与酸性药物同服。服用本品时不可嚼碎。长期服用本品需补充叶酸。

（六）制剂规格

肠溶片：0.3g，0.5g。肠溶胶囊：0.15g。

第三节　胃肠解痉及胃动力药

一、匹维溴铵

本品是一种对胃肠道具有高度选择性解痉作用的钙拮抗药,主要对结肠平滑肌具有高度选择作用,通过阻断钙离子进入肠壁平滑肌细胞,防止肌肉过度收缩而达到解痉作用,能消除肠平滑肌的高反应性,并增加肠道蠕动能力。本品对心血管平滑肌细胞亲和力极低,每日单剂口服1200mg,也不会引起血压的变化。另外,本品不会影响食管下部贲门括约肌的压力,也不引起十二指肠反流,但对肝胰壶腹括约肌有松弛作用。肠道肌电图证明,本品可减少峰电位频率并具有强力的和长时间的抗痉挛作用。

(一)剂量方案

口服:50mg/次,3次/日,进餐时服用。必要时,剂量可达100mg/次,可达300mg/日。用于钡灌肠准备时:检查前3日起100mg/次,2次/日,在检查当日清晨再口服100mg。

(二)不良反应

耐受性良好,少数患者有腹部不适、腹痛、腹泻或便秘,偶见皮疹或瘙痒。个别患者在两餐之间口服本品后出现胃灼热和吞咽困难,内镜检查显示有急性的食管溃疡形成,停药即恢复。

(三)注意事项

对本品或溴化物过敏者、孕妇、儿童禁用。食管、胃及十二指肠溃疡患者及哺乳期妇女慎用。

(四)相互作用

本品对氯化钡、乙酰胆碱、去甲肾上腺素和卡巴胆碱引起的平滑肌收缩有剂量依赖性的抑制作用。本品对电刺激引起的平滑肌收缩,有剂量依赖性的抑制作用。

(五)临床应用

用于肠易激综合征相关症状(如腹痛、排便紊乱及肠道不适)的对症治疗。用于与胆道功能障碍有关的疼痛及胆囊运动障碍。用于钡剂灌肠前准备。

(六)剂型规格

片剂:50mg。

二、罂粟碱

本品为存在于鸦片中的异喹啉类生物碱,但其在化学或药理学上与其他阿片类生物碱没有相关性。本品具有扩张周围血管和舒张平滑肌作用,对外周血管、脑血管、冠状血管有较强的扩张作用(对脑及冠状血管的作用不如对周围血管作用强),对支气管、胃肠道、泌尿道等平滑肌有松弛作用。其机制可能是通过抑制磷酸二酯酶,使组织内环磷酸腺苷(cAMP)含量增加,导致平滑肌松弛,并可抑制腺苷的摄取,轻度阻止血管平滑肌细胞膜的钙内流。

(一)剂量方案

口服:30～60mg/次,3次/日,极量为200mg/次,600mg/日。肌内注射:30mg/次,90～

120mg/日。也可 30～60mg/次,2 次/日。总量不宜超过 300mg/日。静脉注射:30～120mg/次,每 3 小时 1 次。用于心脏停搏时,两次给药应间隔 10 分钟。总量不宜超过 300mg/日。静脉滴注:30mg/次,90～120mg/日,缓慢滴注。也有资料建议 30～120mg/次,每 3 小时 1 次,用于心脏停搏时,两次给药应间隔 10 分钟。

(二)特殊剂量方案

儿童常规剂量:肌内、静脉注射及静脉滴注,1.5mg/(kg·次),4 次/日。

(三)不良反应

肝脏:可因肝功能受损而出现黄疸(表现为眼及皮肤黄染等),丙氨酸氨基转移酶、碱性磷酸酶、天冬氨酸氨基转移酶、胆红素增高。胃肠道:可有胃肠道不适、恶心、呕吐、食欲缺乏、便秘等。血液系统:用药期间可出现嗜酸粒细胞增多。中枢神经系统:有引起头痛、嗜睡的报道。其他:胃肠道外给药可引起注射部位红肿或疼痛。注射过快可出现呼吸加深、面色潮红、心跳加快、低血压伴眩晕等,严重时可致房室传导阻滞、心室颤动,甚至死亡。

(四)注意事项

对本品过敏者、完全性房室传导阻滞、帕金森病、出血性脑梗死、出血或有出血倾向、脑梗死发病后 24 小时至 2 周内有脑水肿及颅内高压、血压下降或血压有下降趋势患者禁用。心绞痛、新近出现的心肌梗死、心功能不全及心肌抑制(以免加重抑制)、脑卒中、青光眼以及肝、肾功能不全患者慎用。儿童、哺乳妇女和孕妇慎用。美国食品药品管理局(FDA)对本品的妊娠安全性分级为 C 级。用药期间需检查肝功能,尤其是患者有胃肠道症状或黄疸时;青光眼患者应定期监测眼压。

(五)相互作用

可阻断多巴胺受体,与左旋多巴合用时可降低后者疗效。吸烟时因烟碱作用,可降低本品疗效。

(六)临床应用

用于治疗胃肠道、输尿管及胆道痉挛性疼痛等。

(七)剂型规格

片剂:30mg。肠溶片:100mg。注射液:1mL:30mg。

三、阿托品

(一)适应证

①用于胃肠道功能紊乱,有解痉作用,对胆绞痛、肾绞痛效果不稳定。②用于急性微循环障碍,治疗严重心动过缓,晕厥合并颈动脉窦反射亢进以及Ⅰ度房室传导阻滞。

(二)应用

口服。①成人常用量:0.3～0.6mg/次,3 次/日。②极量:1mg/次,3mg/日。③小儿常用量:0.01mg/kg,每 4～6 小时一次。

(三)不良反应和注意

①常有口干、眩晕,严重时瞳孔散大、皮肤潮红、心率加快、兴奋、烦躁、谵语、惊厥。②青光

眼及前列腺肥大患者禁用。

（四）规格

片剂：每片 0.3mg。

四、颠茄

（一）适应证

用于胃及十二指肠溃疡，胃肠道、肾、胆绞痛等。

（二）应用

口服，常用量，10～30mg/次，30～90mg/日；极量，50mg/次，150mg/日。

（三）不良反应和注意

青光眼患者忌服。

（四）规格

片剂：颠茄浸膏 10mg。

五、山莨菪碱

（一）适应证

用于缓解胃肠痉挛。

（二）应用

1.片剂

口服，成人 5～10mg/次，3 次/日。

2.注射液

①肌内注射：5～10mg/次，1～2 次/日。②静脉：感染中毒性休克，成人，静脉注射 10～40mg/次；小儿，0.3～2mg/kg，每隔 10～30 分钟重复给药，也可将本品 5～10mg 静脉滴注，随病情好转延长给药间隔，直至停药，情况无好转可酌情加量。有机磷中毒的解救用量视病情而定。

（三）不良反应和注意

1.注意事项

①对本品过敏者禁用。②严重心衰、心律失常患者及孕妇慎用。③儿童、老人慎用。④服用本品后症状未缓解，请及时复诊。⑤如服用过量或发生严重不良反应时应立即就医。

2.不良反应

常见的为口干、面红、视近物模糊。用量较大时可出现心率加快、排尿困难等。用量过大会出现抽搐、甚至昏迷等中枢神经兴奋症状。

3.禁忌

哺乳期妇女、出血性疾病、脑出血急性期、青光眼，前列腺肥大，尿潴留患者禁用。

（四）规格

片剂：5mg/片。注射液：5mg。

第四节　泻药、止泻药

一、泻药

(一)酚酞

1.适应证

治疗便秘。

2.应用

口服,成人 50～200mg/次,2～5 岁儿童 15～20mg/次,6 岁以上儿童 25～50mg/次。用量根据患者情况而增减,睡前服。

3.不良反应和注意

过敏反应罕见,偶能引起皮炎、药疹、瘙痒、灼痛及肠炎、出血倾向等。

(1)禁忌:阑尾炎、直肠出血未明确诊断、充血性心力衰竭、高血压、粪块阻塞、肠梗阻者禁用。

(2)注意事项:①酚酞可干扰酚磺酞排泄试验(PSP),使尿色变成品红或橘红色,同时酚磺酞排泄加快。②长期应用可使血糖升高、血钾降低。③长期应用可引起对药物的依赖性。

(3)孕妇及哺乳期妇女用药:孕妇慎用,哺乳期妇女禁用。

(4)儿童用药:幼儿慎用,婴儿禁用。

4.规格

片剂:50mg/片;100mg/片。

(二)开塞露

1.适应证

本品用于较轻的便秘。

2.应用

用时将容器顶端刺破或剪开,外面涂油脂少许,徐徐插入肛门,然后将药液挤入直肠内。成人每次 20mL(1 支);1 岁以下小儿 5～10mL 注入直肠。

3.不良反应和注意

注药导管的顶端刺开或剪开后(开口应光滑),缓慢送入肛门,避免损伤直肠黏膜。

4.规格

灌肠剂:每支含山梨醇 50%,硫酸镁 10%;或仅为甘油 55%。

(三)硫酸镁

1.适应证

①导泻作用;②利胆作用;③镇静、解痉作用;④降压作用。

2.应用

(1)口服:①导泻,5～20g/次;小儿每次 1g/岁。②利胆 2～5g/次,1～3 次/日,饭前。

（2）十二指肠引流：由导管注入 33％溶液 30～50mL。

3.不良反应和注意

注意事项：①口服宜用水溶液；导泻时应同时大量饮水。②静脉注射时应缓慢，并密切注意呼吸与血压，如有呼吸麻痹等，可用 10％葡萄糖酸钙注射液 10mL 静脉注射以解救。③孕妇及急腹症患者禁用。④静脉注射易造成血镁过高，引起低血压及呼吸抑制等。

4.规格

溶液剂：50％。

（四）蓖麻油

1.适应证

为刺激性泻药，用以治疗便秘。

2.应用

口服：10～20mL/次，小儿 5～10mL/次，睡前服用。

3.不良反应和注意

注意事项：①忌与脂溶性驱虫药同用；孕妇、腹部炎症患者忌用；本品有刺激性，不宜反复应用。②恶心，泻后有短期的便秘，对盆腔有反射性充血作用。

4.规格

口服液体剂：每 100mL 蓖麻油中含薄荷油 0.5mL、醋酸戊酯 0.1mL。

（五）复方聚乙二醇电解质

1.适应证

便秘。术前肠道清洁准备；肠镜、钡灌肠及其他检查前的肠道清洁准备。

2.不良反应和注意

常见有恶心、饱胀感；少见有腹痛、呕吐、肛门不适等一过性消化道反应。个别病例可能出现与过敏性反应有关的荨麻疹、流涕、皮炎等。

（1）禁忌证：肠梗阻、肠穿孔、胃潴留、消化道出血、中毒性肠炎、中毒性巨结肠或肠扭转患者。

（2）注意事项：①严重溃疡性结肠炎患者慎用。②服药时间：宜于术前或检查前 4 小时开始服用。③服药前 3～4 小时起至手术或检查完毕止，患者不得进食固体食物。④服药后约1 小时开始排便。⑤严格遵守本品配制方法。⑥按服用方法及用量服药，每次服药时应尽可能快速服完。⑦开始服药 1 小时后，如有严重腹胀或不适，可放慢服用速度或暂停服用，待症状消除后再继续服用直至排出水样清便。

（3）孕妇及哺乳期妇女用药：孕妇慎用。

（4）老年患者用药：遵医嘱用。

3.规格

口服散剂。A 包，氯化钾 0.74g，碳酸氢钠 1.68g；B 包，氯化钠 1.46g，硫酸钠 5.68g；C 包，聚乙二醇 4000 60g。

二、止泻药

(一)硫酸阿托品

本品为抗 M 胆碱受体药,具有松弛内脏平滑肌的作用,从而解除平滑肌痉挛,缓解或消除胃肠平滑肌痉挛所致的绞痛,对膀胱逼尿肌、胆管、输尿管、支气管都有解痉作用,但对子宫平滑肌的影响较少,虽然可透过胎盘屏障,但对胎儿无明显影响,也不抑制新生儿呼吸。这种作用与平滑肌的功能状态有关。治疗剂量时,对正常活动的平滑肌影响较小,但对过度活动或痉挛的内脏平滑肌则有显著的解痉作用。大剂量可抑制胃酸分泌,但对胃酸浓度、胃蛋白酶和黏液的分泌影响很小。随用药剂量增加可依次出现如下反应:腺体分泌减少、瞳孔扩大和调节麻痹、心率加快、膀胱和胃肠道平滑肌的兴奋性降低、胃液分泌抑制;中毒剂量则出现中枢症状。本品对心脏、肠和支气管平滑肌的作用比其他颠茄生物碱更强更持久。

1.剂量方案

口服:0.3～0.6mg/次,3 次/日。极量,1mg/次,3mg/d。皮下、肌内或静脉注射:成人常用量,0.3～0.5mg/次,0.5～3mg/d;极量,2mg/次。

2.特殊剂量方案

口服:小儿常用量,按体重 0.01mg/kg,每 4～6 小时一次。

3.不良反应

常见不良反应为口干、视力障碍、心动过速、便秘、皮肤潮红、排尿困难(以老年患者为多)等。少见不良反应有眼压升高、过敏性皮疹或疱疹。过量用药时,除上述症状加重外,还可出现中枢神经兴奋症状,如烦躁不安、谵妄、幻觉,甚至惊厥等,重则转入抑制、昏迷和呼吸麻痹。

4.注意事项

前列腺肥大、胃幽门梗阻和青光眼患者禁用,脑损害、心脏病、反流性食管炎、溃疡性结肠炎、年老患者及婴幼儿、孕妇慎用。滴眼时需压迫内眦,以免药液流入鼻腔而吸收中毒。静脉注射给药宜缓慢。

5.相互作用

与尿碱化药如制酸药、单胺氧化酶抑制剂、三环类抗抑郁药、吩噻嗪类药、金刚烷胺、扑米酮、普鲁卡因胺等配伍,可使其毒副反应加剧。与甲氧氯普胺并用时,后者作用被拮抗。

6.临床应用

可用于胃、肠、胆、肾等内脏绞痛等。

7.剂型规格

片剂:0.3mg。注射液:1mL∶0.5mg;1mL∶5mg;2mL∶1mg;2mL∶10mg。

(二)奥曲肽

本品为人工合成的八肽环状化合物,具有天然生长抑素的药理活性,且有长效作用(本品的半衰期为1.5小时,而天然生长抑素为2～3分钟)。本品对生长激素、胰高血糖素和胰岛素的分泌有选择性抑制作用,比天然生长抑素作用强,经动物试验证明:静脉注射本品15分钟,对生长激素的释放抑制作用为天然生长抑素的 70 倍,对胰岛素的抑制为天然生长抑素的

3 倍。对促甲状腺素、促肾上腺皮质激素、胃泌素、胆囊收缩素、肠血管活性多肽也有抑制作用,能抑制胃酸、胰淀粉酶、脂肪酶和胃蛋白酶的分泌。能减慢胃肠道的通过时间,促进水和电解质的吸收,对内脏血管有收缩作用,可降低内脏血流,降低肝脏血流量,以降低门脉压和门脉血流量。

1.剂量方案

上消化道出血:食管静脉曲张出血,静脉注射,开始每次 0.1mg,以 25% 葡萄糖注射液 20mL 稀释,然后以0.05mg加入 5% 或 10% 葡萄糖注射液适量稀释后静脉滴注,2 小时 1 次,持续滴注 24～48 小时。消化性溃疡出血或应激性溃疡出血,皮下注射,每次 0.1mg,每日 3 次。胰腺疾病:重型急性胰腺炎,皮下注射,每次 0.1mg,每 6 小时 1 次,连用 3～7 日。胰损伤或手术后胰瘘,皮下注射,每次 0.1mg,每 8 小时 1 次,连用 7～14 日。预防胰腺手术后并发症,皮下注射,每次 0.1mg,每 12 小时 1 次,连用 5～7 日。胃肠道瘘管:皮下注射,每次0.1mg,每 8 小时 1 次,连用 10～14 日。消化系统内分泌肿瘤、肢端肥大症、突眼性甲亢症及艾滋病相关性腹泻:皮下注射,每次 0.1mg,每 8 小时 1 次。

2.特殊剂量方案

老年人剂量:尚无证据表明,老年患者对本品的耐受性有所下降,故使用本品不需减少剂量。肝功能不全时剂量:肝硬化患者的药物半衰期延长,故应调整维持剂量。

3.不良反应

主要为注射部位疼痛和胃肠反应包括食欲缺乏、恶心、呕吐、脂肪便、腹泻、腹痛和胃肠气胀等。长期应用可引起肝功能异常和胆结石。本品可抑制胰岛素释放,可使糖耐量降低,甚至引起持续性高血糖。少数患者可致脱发。

4.注意事项

对本品过敏者禁用。孕妇或哺乳期妇女不宜用。胰岛瘤患者应用本品,有可能增加低血糖的程度和持续时间;这是因为本品对生长激素和胰高血糖素分泌的抑制大于对胰岛素分泌的抑制,且其抑制后者的作用较短。这些患者在进行本品治疗或当剂量改变时,应接受严密观察。接受胰岛素治疗的糖尿病患者使用本品时,胰岛素的用量可适当减少。用药期间应检查甲状腺功能及肝功能;长期应用应检查有无胆结石。肢端肥大症患者连用 12 个月以上时,有可能改变糖耐量,应注意。静脉滴注时应注意心律变化。

5.相互作用

与酮康唑合用产生协同作用,可降低泌尿系统的皮质醇分泌。本品可减少环孢素的吸收,延缓西咪替丁的吸收。本品可影响食物中脂肪的吸收。

6.药物相互作用

与环孢素合用,可减少小肠对后者的吸收。与西咪替丁并用,可延缓后者的吸收。

7.临床应用

用于上消化道出血如肝硬化、食管静脉曲张出血、消化性溃疡出血和应激性溃疡出血,胰腺疾病如重型急性胰腺炎、胰损伤或手术后胰腺瘘,以及预防胰腺手术后并发症。还用于胃肠道瘘管,消化系统内分泌肿瘤如肠血管活性肽瘤、胃泌素瘤、胰高血糖素瘤、类癌综合征,肢端肥大症,突眼性甲亢症,全结肠切除后出现的持续性、顽固性腹泻和艾滋病相关性腹泻。

8.剂型规格

注射液:1mL∶0.05mg;1mL∶0.1mg。

(三)盐酸洛哌丁胺

本品化学结构与地芬诺酯相似,具有迅速止泻作用,为一种长效止泻药。其作用机制为直接作用于肠壁的阿片受体,阻止纳洛酮及其他配体与阿片受体结合,阻止乙酰胆碱和前列腺素的释放,抑制肠道纵行和环形平滑肌收缩,从而抑制肠蠕动,延长肠内容物的通过时间。并通过延长食物在小肠中的停留时间,促进水、电解质及葡萄糖的吸收。本品对霍乱毒素和其他肠毒素引起的肠过度分泌有显著抑制作用,但治疗剂量不影响胃酸分泌。此外,本品还可增加肛门括约肌的张力,从而抑制大便失禁和便急。本品不影响肠道正常菌群,其止泻作用较地芬诺酯快,且强而持久。在推荐剂量范围内,对中枢神经系统无影响。

1.剂量方案

口服:急性腹泻时初量 2～4mg,以后每次腹泻后 2mg,每日总量不超过 16mg。慢性腹泻初量 2～4mg,以后根据维持大便正常情况调节剂量,每日 2～12mg。

2.特殊剂量方案

儿童常规剂量:口服,急性腹泻,5～8 岁,2mg/次,2 次/日;8～12 岁,2mg/次,3 次/日。小儿一日极量为 6mg/20kg。

3.不良反应

皮疹,偶见荨麻疹、瘙痒等。胃肠道反应如口干、腹胀、腹痛、恶心、食欲缺乏,偶见呕吐、烦渴。其他:偶见头痛、眩晕、乏力等。

4.注意事项

需要避免抑制肠蠕动的患者,尤其是肠梗阻、便秘、胃肠胀气患者,严重脱水小儿,急性溃疡性结肠炎、广谱抗生素引起的伪膜性肠炎、肝功能损害患者及孕妇、1 岁以下婴儿等禁用。不能单独用于伴有发热和便血的细菌性痢疾患者;哺乳期妇女禁用。长期应用可能引起依赖性,应避免长期服用。过量中毒可为纳洛酮所拮抗。

5.相互作用

可与其他药物联用,如口服补给液、抗生素等,但对婴儿应避免与中枢神经抑制药合用。

6.临床应用

用于各种疾病引起的急、慢性腹泻。

7.剂型规格

颗粒:1g∶1mg。胶囊:1mg;2mg。溶液:1mL∶0.2mg。

(四)马来酸曲美布汀

本品为不同于胆碱能药物和抗多巴胺类药物的胃肠道功能调节剂,具有对胃肠道平滑肌的双向调节作用。在胃肠道功能低下时,本品能作用于肾上腺素能神经受体,抑制去甲肾上腺素释放,从而增加运动节律;而在胃肠道功能亢进时,本品主要作用于 K 受体,从而改善运动亢进状态。

1.剂量方案

口服:慢性胃炎,0.1g/次,3 次/日。可根据年龄、症状适当增减。肠易激综合征,0.1～

0.2g/次,3 次/日。

2.特殊剂量方案

老年人剂量减量给药。

3.不良反应

不良反应发生率约为 0.4%,停药后症状可消失。消化系统:偶有便秘、腹泻、腹鸣、烦渴、口内麻木感等现象。循环系统:偶有心动过速现象。精神神经系统:偶有困倦、眩晕和头痛。肝脏:丙氨酸氨基转移酶(ALT)及天冬氨酸氨基转移酶(AST)升高。过敏反应:可见皮疹等过敏反应。

4.注意事项

对本品过敏者禁用。有器质性、占位性消化道疾病患者慎用。尚缺乏儿童、哺乳妇女和孕妇用药的安全性资料,建议儿童、哺乳妇女和孕妇慎用本品。必须用药时需停止哺乳。

5.相互作用

与普鲁卡因胺合用可对窦房结传导产生相加性的抗迷走作用。两者合用时,应监测心率和心电图。与西沙必利合用可发生药理拮抗作用,减弱西沙必利的胃肠蠕动作用。

6.临床应用

用于胃肠运动功能紊乱引起的食欲缺乏、恶心、呕吐、嗳气、腹胀、腹鸣、腹痛、腹泻、便秘等症状的改善。也用于肠易激综合征、用于术后肠道功能的恢复;也可用于钡剂灌肠检查,可加速钡剂灌肠检查的进程。

7.剂型规格

片剂:0.1g;0.2g。

第五章　心血管系统常用药物

第一节　钙拮抗药

一、维拉帕米

(一)药理作用

钙通道阻滞剂,可降低心脏舒张期自动去极化速率,使窦房结的发放冲动减慢,并减慢传导,消除房室结折返。扩张外周血管,使血压下降。对冠状动脉有舒张作用,增加冠状动脉流量。另外还可抑制血小板聚集。

(二)临床应用

用于治疗心绞痛、心律失常、高血压和肥厚型心肌病。

(三)用法用量

口服:1 次 40～120mg,1 日 3～4 次;维持剂量为 1 次 40mg,1 日 3 次;缓释片 1 次 240mg,1 日 1 次。

静脉给药:0.075～0.15mg/kg,控制症状后改用口服片剂维持。

(四)不良反应

有眩晕、恶心、心悸、呕吐、便秘、面色潮红及乏力等。偶有过敏反应而出现皮疹或转氨酶升高,并可见牙龈增生。

(五)注意事项

与 β 受体阻断药合用易引起低血压、心动过缓、传导阻滞和停搏。与地高辛合用可增加后者的血药浓度,故合用时应调整地高辛剂量。与其他抗心律失常药、吸入性麻醉剂、肌松剂、锂盐、卡马西平、利福平合用应慎重。低血压、传导阻滞及心源性休克患者禁用,心力衰竭者慎用或禁用,支气管哮喘者慎用。本品应遮光、密闭保存。

(六)制剂规格

片剂:40mg,80mg,120mg。缓释片剂:240mg。注射剂:5mg(2mL)。

二、硝苯地平

(一)药理作用

具有抑制 Ca^{2+} 内流作用,松弛血管平滑肌,扩张冠状动脉,增加冠状动脉血流量,提高心肌对缺血的耐受性,同时能扩张周围小动脉,降低外周血管阻力,从而降低血压。本品没有一般血管扩张剂常有的水钠潴留和水肿等不良反应。小剂量扩张冠状动脉时并不影响血压,为较好的抗心绞痛药。

(二)临床应用

用于预防和治疗冠心病心绞痛,特别是变异型心绞痛、冠状动脉痉挛所致心绞痛和患有呼吸道阻塞性疾病的心绞痛患者。也适用于各种类型的高血压,对顽固性、重度高血压也有较好疗效。对充血性心力衰竭亦有良好疗效,宜于长期服用。

(三)用法用量

口服 1 次 5～10mg,1 日 3 次。急用时可舌下含服。对慢性心力衰竭,每 6 小时 20mg。咽部喷药:每次 1.5～2mg。

(四)不良反应

一般较轻,初服者常见面部潮红、心悸、窦性心动过速等。

(五)注意事项

妊娠期妇女禁用。低血压患者慎用。

(六)制剂规格

片剂,胶囊剂:5mg,10mg。控释片剂:20mg。胶丸剂:5mg。

三、尼卡地平

(一)药理作用

为钙通道阻滞剂,松弛血管平滑肌,扩张血管。其降压作用迅速,对脑血管也有扩张作用。

(二)临床应用

治疗高血压、脑血管疾病、脑血栓形成、脑出血后遗症及脑动脉硬化症等。

(三)用法用量

口服 1 次 20mg,1 日 3 次。

(四)不良反应

同"硝苯地平"。

(五)注意事项

颅内出血、颅内压增高患者及孕妇、哺乳期妇女禁用。低血压、青光眼及肝、肾功能不全患者慎用。本品应遮光、密封保存。

(六)制剂规格

片剂:10mg,20mg,40mg。

四、尼群地平

(一)药理作用

为选择作用于血管平滑肌的钙拮抗剂,它对血管的亲和力比对心肌大。对冠状动脉的选择作用更佳。

（二）临床应用

用于冠心病及高血压,尤其是患有这两种疾病的患者。

（三）用法用量

口服 1 次 10mg,1 日 3 次。

（四）不良反应

少数患者可产生头痛、眩晕和心悸,停药后即可消失。

（五）注意事项

严重主动脉瓣狭窄者禁用。本品与其他降压药如 β 受体阻断药、血管紧张素转换酶抑制剂合用可加强降压作用。

（六）制剂规格

片剂:10mg。

第二节　强心药

一、洋地黄

（一）作用用途

本品直接作用于心肌,加强心肌收缩力,使排血量增加,相对地延长舒张期,不增加心脏的耗氧量;反射性地兴奋迷走神经,减慢心率;抑制心脏传导系统,延长心脏传导系统的不应期,减慢房室之间的兴奋传导,但对心肌本身则缩短不应期;有轻微的利尿作用。临床用于充血性心力衰竭,非洋地黄中毒的心房颤动、心房扑动及室上性心动过速。口服吸收缓慢,经 4～6 小时起效,12～24 小时达最大效应,完全从体内排泄需经 2～3 周,有高度蓄积性,长期服可引起洋地黄中毒。用于治疗各种原因引起的慢性心功能不全、阵发性室上性心动过速和心房颤动、心房扑动等。

（二）用法用量

口服:成人,常用量,每次 0.1～0.2g,每日 3～4 次;维持量,每次 0.05～0.1g,每日 1 次;每次极量 0.4g,每日极量 1g。儿童,极量,2 岁以下,30～40mg/kg 体重;2 岁以上,20～30mg/kg 体重,维持量为 1/10～1/5 极量,每日 1 次。

（三）注意事项

①阵发性室性心动过速、房室传导阻滞、主动脉瘤及小儿急性风湿热所引起的心力衰竭忌用或慎用。心肌炎及肺源性心脏病患者对强心苷敏感,应注意用量。②治疗量和中毒量之间相差很小,每个患者对其耐受性和消除速度又有很大差异,故需根据病情来摸索最佳剂量。③排泄缓慢,易于蓄积。④可有厌食、恶心、呕吐、腹泻、眩晕、头痛、疲倦、失眠、黄视、绿视等反应,也可发生中毒反应,如各种心律失常,严重时会引起死亡。⑤在应用本品期间或停用后7 日内,忌用钙剂、肾上腺素、麻黄碱及其类似药物。⑥与利舍平合用,可引起严重缺氧,可增

加心脏毒性反应,引起心律失常。

(四)剂型规格

片剂:每片 100mg。

二、地高辛

(一)作用用途

本品系由毛花洋地黄中提纯制得的中效强心苷,其作用和用途同洋地黄,但作用快,排泄快,持续时间短。本品抑制心肌细胞膜的 Na^+,K^+-ATP 酶的活性后,促使 Na^+/Ca^{2+} 交换系统活跃,使细胞内 Ca^{2+} 增加,心肌收缩力增强,又通过压力感受器反射性地降低交感神经张力,外周阻力下降,加上舒张期延长,使回心血量增加,心排血量增加,亦使迷走神经功能增强,减慢了心率,有利于衰竭心脏的休息与冠脉的血供。由于加速 K^+ 外流,使心室肌及浦氏纤维的有效不应期缩短,与心电图上出现 P-R 延长,Q-Tc 缩短,ST 呈鱼钩状下垂,T 波幅度变小。随着心泵功能改善,肺微血管压与肺静脉压下降,体循环、肺循环淤血减轻。口服后,吸收率约为 50%~80%(个体差异较大),4~8 小时血浆浓度达峰值。血浆 $t_{1/2}$ 为 36 小时,主要从肾脏排出。用于高血压、瓣膜性心脏病、先天性心脏病等引起的急慢性心力衰竭,尤其适用于伴有快速心室率的心房颤动者;对于肺源性心脏病、心肌严重缺血、活动性心肌炎及心外因素所致者疗效差。也用于控制快速性心房颤动、心房扑动患者的心室率及室上性心动过速。

(二)用法用量

①口服:全效量,成人,1~1.5mg,于 24 小时内分次服完(即首次 0.25~0.5mg,以后每 6~8 小时 0.25mg 至全效量)。维持量,每日 0.12~0.5mg,极量,每日 3mg。儿童,全效量,2 岁以下,0.06~0.08mg/kg 体重,2 岁以上,0.04~0.06mg/kg 体重,维持量为全效量的 1/5~1/4。对病情不急的患者,本品近年来采用恒定给药法,可逐日给一定剂量 6~7 日,即获得治疗效果。②静脉注射:用于不宜口服者。

(三)注意事项

同洋地黄,本品蓄积性较小。与奎尼丁、胺碘酮、维拉帕米、普罗帕酮、甲氧氯普胺、利舍平等同用,使本品作用增强,应调整剂量。

(四)剂型规格

①片剂:每片 0.25mg。②注射剂:每支 0.5mg(1mL)。

三、毒毛花苷 K

(一)适应证

本品适用于急性充血性心力衰竭,特别适用于洋地黄无效的患者,亦可用于心率正常或心率缓慢的心房颤动的急性心力衰竭患者。

(二)应用

静脉注射。①成人常用量:首剂 0.125~0.25mg,缓慢注入(时间不少于 5 分钟),2 小时后按需要重复再给 0.125~0.25mg,总量 0.25~0.5mg/d。②极量:静脉注射 0.5mg/次,1mg/d。

病情好转后,可改用洋地黄口服制剂。成人致死量为 10mg。③小儿常用量:0.007～0.01mg/kg或0.3mg/m²,首剂给予一半剂量,其余分成几个相等部分,间隔0.5～2小时给予。

(三)不良反应和注意

(1)常见的不良反应包括:新出现的心律失常、胃纳不佳或恶心、呕吐、下腹痛、明显的无力、软弱。

(2)少见的反应包括:视力模糊或"黄视"(中毒症状)、腹泻、中枢神经系统反应。

(3)罕见的反应包括:嗜睡、头痛及皮疹、荨麻疹(过敏反应)等。

(4)中毒表现同地高辛。

(5)皮下注射可以引起局部炎症反应。

1.禁忌

①任何强心苷制剂中毒患者。②室性心动过速、心室颤动。③梗阻性肥厚型心肌病(若伴收缩功能不全或心房颤动仍可考虑)。④预激综合征伴心房颤动或扑动。⑤Ⅱ°以上房室传导阻滞。

2.注意事项

①近1周内用过洋地黄制剂者,不宜应用。②已用全效量洋地黄者禁用,停药7日后慎用。③不宜与碱性溶液配伍。④急性心肌炎、感染性心内膜炎、晚期心肌梗死等患者忌用。⑤皮下注射或肌内注射可以引起局部炎症反应,一般仅用于静脉注射。⑥强心苷中毒,一般会有恶心、呕吐、厌食、头痛、眩晕等,首先应鉴别是由于心功能不全加重,还是强心苷过量所致。⑦用药期间忌用钙剂。

(四)规格

注射液:1mL：0.25mg;2mL：0.5mg。

四、毛花苷丙

(一)适应证

适用于急慢性心力衰竭、心房颤动和阵发性室上性心动过速。

(二)应用

静脉注射。成人,全效量1～1.2mg,首次剂量0.4～0.6mg,2～4小时后可再给予0.2～0.4mg,用葡萄糖注射液稀释后缓慢注射。

(三)不良反应和注意

过量时有恶心、食欲缺乏、头痛、心动过缓、黄视等。

(四)规格

注射液:0.4mg/2mL。

五、米力农

(一)适应证

适用于对洋地黄、利尿药、血管扩张药治疗无效或效果欠佳的各种原因引起的急、慢性顽性充血性心力衰竭。

（二）应用

①静脉注射：负荷量 $25\sim75\mu g/kg$，$5\sim10$ 分钟缓慢静脉注射，以后 $0.25\sim1.0\mu g/(kg\cdot min)$ 维持。最大剂量不超过 $1.13mg/(kg\cdot 日)$。②口服：$2.5\sim7.5mg/次$，4 次/日。

（三）不良反应和注意

少数有头痛、室性心律失常、无力、血小板计数减少等。过量时可有低血压、心动过速。长期口服已不再应用。注意事项：①用药期间应监测心率、心律、血压，必要时调整剂量。②不宜用于严重瓣膜狭窄病变及梗阻性肥厚型心肌病患者。急性缺血性心脏病患者慎用。③合用强利尿药时，可使左室充盈压过度下降，且易引起水、电解质失衡。④对房扑、房颤患者，因可使心室率增快，宜先用洋地黄制剂控制心室率。⑤肝肾功能损害者慎用。⑥尚未用于心肌梗死，孕妇及哺乳妇女、儿童应慎用。⑦低血压、心动过速、心肌梗死慎用；肾功能不全者宜减量。

（四）规格

注射液：$5mL：5mg$。

第三节　抗心律失常药

一、美西律

（一）适应证

主要用于慢性室性快速型心律失常。

（二）应用

①片剂：口服，首次 $200\sim300mg$，必要时 2 小时后再服 $100\sim200mg$。一般维持量 $400\sim800mg/日$，分 $2\sim3$ 次服。成人极量 $1200mg/日$，分次口服。②胶囊剂：口服，$50\sim200mg/次$，$3\sim4$ 次/日。

（三）不良反应和注意

①胃肠反应：最常见。有肝功能异常的报道。②神经系统：包括头晕、震颤等症状。③心血管：窦性心动过缓及窦性停搏一般较少发生。偶见胸痛，促心律失常作用。治疗包括停药、用阿托品、升压药、起搏器等。④过敏反应：皮疹。⑤极个别有白细胞及血小板减少。

1.禁忌证

心源性休克和有Ⅱ或Ⅲ度房室传导阻滞，病窦综合征者禁用。

2.注意事项

①有使心律失常恶化的可能。②可用于已安装起搏器的Ⅱ度和Ⅲ度房室传导阻滞患者，在Ⅰ度房室传导阻滞的患者中应用较安全，但要慎用。③美西律可引起严重心律失常，多发生于恶性心律失常患者。④在低血压和严重充血性心力衰竭患者中慎用。⑤肝功能异常者慎用。⑥室内传导阻滞或严重窦性心动过缓者慎用。⑦用药期间注意随访检查血压、心电图、血

药浓度。

3.孕妇及哺乳期妇女用药

孕妇应遵医嘱服用。哺乳期妇女禁用。

4.老年患者用药

老年人用药需监测肝功能。规格片剂：50mg/片，100mg/片。胶囊剂：50mg/粒，100mg/粒。

二、普罗帕酮

(一)适应证

适用于预防或治疗室性或室上性异位搏动,室性或室上性心动过速,预激综合征,电转复律后室颤发作等,对冠心病、高血压所引起的心律失常有较好的疗效。

(二)应用

口服：治疗量300～900mg/日,分4～6次服用。维持量300～600mg/日,分2～4次服用。必要时可在严密监护下做静脉注射,每8小时静脉注射70mg,或在1次静脉注射后继以静脉滴注(每小时20～40mg)。

(三)不良反应和注意

①宜在饭后与饮料或食物同时吞服,不得嚼碎。②不良反应主要为口干、舌唇麻木。此外,早期的不良反应还有头痛、头晕;其后可出现胃肠道障碍。老年人用药后可能出现血压下降。也有出现房室传导阻滞症状的。③心肌严重损害者慎用。④严重心力衰竭、心源性休克、严重的心动过缓、窦房阻滞、房室阻滞、室内阻滞,病窦综合征,明显的电解质失调,严重的阻塞性肺部疾患,明显低血压者禁用。⑤如出现窦房或房室高度传导阻滞时,可静脉注射乳酸钠、阿托品、异丙肾上腺素或间羟肾上腺素等解救。⑥肝肾功能不全、严重窦性心动过缓、低血压患者慎用。

(四)规格

片剂：每片50mg,150mg。注射液：每支70mg(20mL),10mL：35mg。

三、阿普林定

(一)适应证

可用于室性及房性早搏、阵发性室上性心动过速、房颤等,对各种快速型心律失常有较好疗效。

(二)应用

口服：首次100mg,必要时200mg,其后每6小时50～100mg,24小时内总量不超过300mg,第2～3日各100～150mg,2～3次分服。维持量50～100mg/日,2次分服。

(三)不良反应和注意

①由于其治疗量与中毒量相当接近,常见中枢神经系统的不良反应(眩晕、感觉异常、手颤),严重时可出现癫痫样抽搐。此外,尚可见胃肠道反应。②老年人、帕金森病、肝肾功能不

全者慎用。窦性心动过缓、中重度房室传导阻滞及癫痫患者忌用。

（四）规格

片剂:25mg 片,50mg/片。

四、安他唑啉

（一）适应证

可用于房性早搏、室性早搏、阵发性心动过速等。

（二）应用

口服、肌内注射或静脉注射:均为 100～200mg/次,3～4 次/日。

（三）不良反应和注意

偶有恶心、呕吐、嗜睡和粒细胞减少。心力衰竭患者慎用。

（四）规格

片剂:每片 100mg。注射液:每支 100mg。

五、莫雷西嗪

（一）适应证

口服主要适用于室性心律失常,包括室性早搏及室性心动过速。

（二）应用

在应用本品前,应停用其他抗心律失常药物 1～2 个半衰期。口服,成人常用量 150～300mg/次,每 8 小时一次,极量为 900mg/日。

（三）不良反应和注意

有头晕、恶心、头痛、乏力、嗜睡、腹痛、消化不良、呕吐、出汗、感觉异常、口干、复视等。

1.禁忌证

①Ⅱ或Ⅲ度房室传导阻滞及双束支传导阻滞且无起搏器者应禁用。②禁用于心源性休克与过敏者。

2.注意事项

(1)对心肌梗死后无症状的非致命性室性心律失常患者应慎用。(2)注意促心律失常作用与原有心律失常加重的鉴别。用药早期最好能进行监测。(3)下列情况应慎用:①Ⅰ度房室传导阻滞和室内阻滞。②肝或肾功能不全。③严重心衰。(4)用药期间应注意随访检查①血压;②心电图;③肝功能。

3.孕妇及哺乳期妇女用药

本品对孕妇和胎儿的安全性不详。可通过乳汁排泄。

4.老年患者用药

老年人因心脏以外的不良反应停药者多。

（四）规格

片剂:50mg/片。

第四节 抗高血压药

一、可乐定

(一)作用用途

本品为中枢性降压药。主要激动延脑突触后膜 α_1 受体，兴奋抑制性神经元，降低外周交感神经活性，心率减慢、血压下降。口服，30分钟显效，2～4小时血药浓度达峰值，持续6～8小时，$t_{1/2}$ 6～23小时，适用于中、重度高血压以及高血压伴溃疡患者，青光眼伴高血压患者。

(二)用法用量

①口服：治疗高血压：每次0.075～0.15mg，每日3次，可逐渐增加剂量。静脉注射，每次0.15～0.3mg。治疗偏头痛：每日0.1mg，分2次服，第4周后，每日量可增至0.15mg，8周为一疗程。②滴入眼睑内：治疗青光眼，用0.25%溶液。

(三)注意事项

①脑血管病、冠状动脉供血不足、抑郁症、近期心肌梗死、雷诺病、慢性肾功能障碍、窦房结功能低下、血栓性脉管炎、孕妇及哺乳期妇女慎用。②汽车司机、操纵机械工人、需集中精神工作的患者慎用。③不可突然停药，以免引起戒断症状。④可有口干、嗜睡、头晕、头痛、软弱、疲劳、胃肠道不适、体位性低血压、心动过缓、慢性充血性心衰、尿潴留、精神抑郁等不良反应。⑤本品不宜与三环类抗抑郁药和 β 受体阻滞药合用，以免降低疗效。

(四)剂型规格

①片剂：每片0.075mg；0.15mg。②注射剂：每支0.15mg。③滴眼剂：12.5mg(5mL)。

二、哌唑嗪

(一)作用用途

本品具有选择性阻断突触后 α_1 受体，能抑制血管平滑肌和心肌细胞内的磷酸二酯酶活性，使细胞内环磷腺苷量增加，扩张静脉和小动脉，使血压下降。它不影响 α_2 受体，故不引起反射性心动过速，也不增加肾素分泌，对心排血量影响小，可使心脏的前后负荷减轻，使左心室舒张末期压下降，改善心功能；对肾血流和肾小球滤过率影响小。口服30分钟显效，1～2小时血药浓度达峰值，$t_{1/2}$ 为2～3小时，持续时间6～10小时。适用于中度高血压和肾性高血压；慢性充血性心力衰竭。常用本品盐酸盐。

(二)用法用量

口服：①治疗高血压，开始每次0.5mg(首剂应在睡前服)，每日3～4次，以后逐渐增至每次1～2mg，每日3～4次。②治疗充血性心力衰竭，首剂0.5mg，以后每6小时1mg，视需要可增至每次4～5mg，每日3～4次。

(三)注意事项

①孕妇和儿童禁用，精神病患者慎用。②首次给药可致严重的体位性低血压、晕厥、心悸，称为"首剂现象"。③可有体液潴留、鼻充血、眩晕、嗜睡、口干、皮疹、急性发热性关节炎等。

④与 β 受体阻滞剂合用时,应注意调整剂量和不良反应的发生。⑤与钙通道阻滞剂合用时可发生血压的急剧下降,应特别注意监护。

(四)剂型规格

片剂:每片 1mg;2mg。

三、特拉唑嗪

(一)作用用途

本品为一长效选择性 α_1 受体阻滞剂,对 α_2 受体作用甚微,对 α_1 受体的亲和力约为 α_2 受体的 100 倍,对心率几无影响。本品有拮抗肾上腺素能受体而起到降低外周血管阻力的作用。同时在降低心脏后负荷后也保证正常的心排出量,单独应用和与其他抗高血压药联合应用均能有效地控制血压。本品还能降低 TC,并升高 HDL-CH。本品口服吸收完全,$t_{1/2}$ 12~24 小时,较哌唑嗪长 2~3 倍,作用维持 24~36 小时,不通过血脑屏障。主要用于治疗轻、中度高血压,前列腺肥大。

(二)用法用量

口服:首次剂量不超过 1mg,于睡前服。以后第 1 周每日早晨服 1mg,每周递加 1mg,直至血压降到正常水平即可改服维持量,每日 8~10mg,极量每日 20mg,5 周为一疗程。用于前列腺肥大,每日剂量为 5~10mg。

(三)注意事项

①对本品过敏者、12 岁以下儿童禁用;妊娠期和哺乳期妇女慎用。②偶见头昏、头痛、四肢无力、嗜睡等反应。首次用药后可能出现体位性低血压,偶尔会有胃肠不适、腹泻,血脂变化、外周组织水肿、皮肤反应等。③与噻嗪类或其他抗高血压药合用,会产生低血压。

(四)剂型规格

片剂:每片 1mg;2mg;5mg;10mg。

四、阿呋唑嗪

(一)作用用途

本品为选择性 α_1 受体阻滞剂,产生血管扩张作用,属外周性降压药。降压作用与剂量相关,不引起心动过速。有类似奎尼丁的作用,可预防室颤,能减少心肌反复灌注后的心律失常。本品生物利用度为 64%,$t_{1/2}$ 为 4.6 小时,口服本品 2.5mg,降压作用可维持 12 小时。用于治疗高血压。

(二)用法用量

口服:每日剂量 7.5~10mg,分 3 次服用;老年人,起始剂量,每次 2.5mg,每日 2 次。

(三)注意事项

①可出现直立性低血压、头痛、头晕、胃肠不适等。②避免与钙拮抗剂和 α 肾上腺素受体拮抗剂合并使用。

(四)剂型规格

片剂:每片 2.5mg。

中药篇

第六章　解表药

第一节　发散风寒药

一、麻黄

（一）概述

本品又名龙沙、卑盐、卑相。为麻黄科植物草麻黄、中麻黄或木贼麻黄的草质茎。主产于河北、山西、甘肃、新疆、内蒙古等地。夏、秋季节割取地上部分或连根拔起，去根部或泥土，洗净，放通风处晾干，干后切段。

（二）药性

味辛、微苦，性温。归肺、膀胱经。

（三）功效

发汗解表，宣肺平喘，利水消肿。

（四）应用

1.用于风寒表实证

症见发热恶寒，无汗身痛，常与桂枝相配，方如麻黄汤；如素体阳虚，复感风寒，恶寒发热，头痛无汗，四肢不温，脉沉，多配附子、细辛同用，方如麻黄附子细辛汤；如外感寒湿，发热恶寒无汗，身体烦疼，常加用白术，方如麻黄加术汤。

2.用于咳嗽气喘

如风寒外束，肺气壅遏而致咳嗽痰多，胸闷气短，常与杏仁同用，方如三拗汤；若外有风寒，内有寒饮，症见咳痰清稀，发热无汗，多配细辛、干姜等同用，方如小青龙汤；若邪热郁肺，咳喘痰黄，身热口渴，常配石膏、杏仁等，方如麻杏石甘汤。

3.用于风水一身悉肿，小便不利

若水肿，小便不利兼有表证者，多配甘草同用，方如甘草麻黄汤；若水肿偏热者，多与石膏、生姜同用，方如越婢汤；若水肿属寒证，则配附子等同用，方如麻黄附子汤；若黄疸兼有表证，也可用麻黄配连翘、赤小豆同用，方如麻黄连翘赤小豆汤。

4.用于阴疽、流注等属于阳虚寒凝之证

多配熟地、肉桂、鹿角胶等同用，方如阳和汤。

此外,麻黄还可用于风疹、疥疮等皮肤病,前者多与浮萍、蝉蜕、防风等同用;后者多与斑蝥、大枫子等外用。

(五)用法用量

内服:煎汤,2~10g;或入丸、散。外用:适量,研末敷。解表利水宜生用,止咳平喘蜜炙后用。

(六)使用注意

表虚自汗、盗汗、虚喘、高血压及心功能不全者禁服。不宜过量使用。

二、桂枝

(一)概述

本品又名柳桂。为樟科植物肉桂的嫩枝。主产于广西、广东、福建、云南等地。春、夏两季采折嫩枝,去叶,晒干,或切片晒干。

(二)药性

味辛、甘,性温。归心、肺、膀胱经。

(三)功效

发汗解肌,温通经脉,助阳化气。

(四)应用

1.用于外感风寒表证,无论表虚、表实皆可选用

如治外感风寒,表实无汗,恶寒发热,常与麻黄同用,方如麻黄汤;若外感风寒,表虚有汗,恶风发热,常与白芍、生姜等配伍,方如桂枝汤;若素体阳虚,外感风寒,可与麻黄、附子、细辛配用。

2.用于风湿痹痛,肌肤麻木,寒凝肢冷

如治风寒湿痹,常配羌活、防风、姜黄、当归等同用;若寒湿痹痛,可配附子、甘草、白术,方如桂枝附子汤、甘草附子汤;若热痹关节红肿疼痛,当与石膏、知母等同用,方如桂枝芍药知母汤;若血气不足,营卫不和,感受风邪而成血痹,症见肌肤麻木或疼痛,可配黄芪、芍药同用,方如黄芪桂枝五物汤;若血虚寒凝,手足厥冷,配当归、细辛等同用,方如当归四逆汤。

3.用于寒凝血瘀之胸痹,痛经,经闭,腹内癥瘕

若胸痹胸痛,可与枳实、薤白同用,方如枳实薤白桂枝汤;治痛经,经闭,多与当归、川芎等同用,方如温经汤;若瘀血癥瘕,少腹疼痛,可配丹皮、桃仁等同用,方如桂枝茯苓丸;如治虚寒腹痛,常配芍药、饴糖等同用,方如小建中汤。

4.用于痰饮支满,水肿,小便不利,眩晕

若阴寒阻遏,阳气不宣,津液不能输布,水湿内停,而成痰饮支满,多配茯苓、白术等同用,方如苓桂术甘汤;若膀胱气化不利,水肿,小便不利,可与茯苓、猪苓、泽泻等同用,方如五苓散。

5.用于痰饮眩晕,心悸

如治痰饮内停,胸胁支满,头目眩晕,可与茯苓、白术、甘草同用,方如苓桂术甘汤;治心动悸,脉结代,常配炙甘草、人参、阿胶等同用,方如炙甘草汤;治心悸烦躁,可配龙骨、牡蛎等同用,方如桂枝甘草龙骨牡蛎汤。

（五）用法用量

内服:煎汤,3～10g;或入丸、散。

（六）使用注意

温热病及阴虚阳盛之证禁用;孕妇及血热妄行者亦不宜使用。

三、紫苏叶

（一）概述

本品又名苏叶、皱紫苏、赤苏、紫菜。为唇形科植物紫苏的叶(或带嫩枝)。全国大部分地区有产,主产于湖北、河南、四川、江苏、广西、广东、浙江、河北、山东、山西等地。夏季枝叶茂盛时收割,摊在地上或悬于通风处阴干,干后将叶摘下。

（二）药性

味辛,性温。归肺、脾经。

（三）功效

解表散寒,行气和胃,安胎,解毒。

（四）应用

1.用于外感风寒表证

症见恶寒发热、头痛鼻塞、无汗者,常配伍羌活、防风同用,方如苏羌达表汤;若表寒兼咳嗽者,多配前胡、杏仁、桔梗等同用,方如杏苏散;若外感风寒,内有气滞,胸脘满闷,恶心嗳逆,可配陈皮、香附同用,方如香苏散。

2.用于气滞、气逆诸证

若脾胃气滞,症见胸闷不舒,恶心呕吐等,常配陈皮、半夏、藿香等,方如藿香正气散;若气滞痰凝,咽中似有物阻,常配半夏、厚朴同用;若湿热中阻,胃气上逆而见呕吐反胃,可配黄连等同用;若痰浊阻肺,肺气上逆而见咳喘痰多,多配杏仁、莱菔子同用。

3.用于胎动不安,妊娠恶阻

常配陈皮、木香、砂仁等同用。

4.用于解鱼蟹毒

可单味煎服,或配生姜同用。

此外,外用煎汤熏洗,可治阴囊湿疹。

（五）用法用量

内服:煎汤,5～10g;或捣汁冲服。外用:适量,捣敷或煎水洗。

（六）使用注意

气虚表证或胃热呕吐忌服。

四、紫苏梗

（一）概述

本品又名紫苏茎枝、苏梗、苏茎、紫苏草。为唇形科植物紫苏的茎。全国大部分地区有产,主产于江苏、湖北、湖南、浙江、山东、四川等地。夏、秋两季采收,割取地上部分,除去小枝、叶片、果实,晒干。

(二)药性

味辛,性温。归脾、胃、肺经。

(三)功效

理气宽中,止痛,安胎。

(四)应用

1.用于脾胃气滞,胸膈痞闷,胃脘疼痛,嗳气呕吐

常配橘皮、半夏等,方如苏橘汤;若气滞偏寒者,配生姜同用;若郁久化热者,佐以黄连;若食积气滞者,配山楂、莱菔子等。

2.用于妊娠恶阻,胎动不安

常配陈皮、砂仁、半夏、生姜等同用。

此外,本品还有和血作用,可用于气血逆乱而致咯血、吐血等,多与白茅花相配,方如茅苏汤;并有解毒作用,能解食草鱼胆中毒及治疗食鱼虾引起的过敏性瘙痒症。

(五)用法用量

内服:煎汤,5~10g;或入散剂。

第二节 发散风热药

一、薄荷

(一)性味归经

辛,凉。归肺、肝经。

(二)功效

疏散风热,清头目,利咽喉,透疹毒。

(三)应用

(1)用于外感风热及温病初起,发热恶风,头痛无汗等,常与金银花、牛蒡子、连翘等同用,共奏疏散风热,清热解毒之功,如银翘散。

(2)用于风热上攻所致的头痛、目赤或咽喉肿痛。前者,常与菊花、桑叶、蔓荆子等散风热,清头目药同用;后者,常与牛蒡子、桔梗等散风热,利咽喉药同用。

(3)用于麻疹初起,或风热外袭疹发不畅。常与蝉蜕、葛根、牛蒡子等同用,以增强透疹功效,如加减葛根汤。对于风疹瘙痒亦可应用。

此外,还用于肝郁气滞,胸胁胀痛,常与疏肝、柔肝的柴胡、白芍、当归等同用,如逍遥散。

(四)用量用法

3~9克;入汤剂。

二、蝉蜕

（一）性味归经
甘,寒。归肺、肝经。

（二）功效
疏散风热,透疹止痒,明目退翳,熄风止痉。

（三）应用
(1)用于外感风热及温病初起,发热恶风,头痛咽痛,脉浮数等,常与菊花、薄荷、金银花等同用,共奏疏散风热,清热解毒之功。若表里热盛,发热恶风,口渴引饮,可并用石膏、知母等,以清解表里热邪。风热所致的失音、咽痛者,则可与桔梗、牛蒡子、胖大海等同用。

(2)用于麻疹初期,疹出不畅,以及风疹块、皮肤瘙痒等。前者,常与牛蒡子、葛根、升麻等同用,以透发疹毒;后者,常与荆芥、防风、薄荷等同用,以增强祛风止痒作用。

(3)用于风热目赤多泪或翳障。前者,常与菊花、木贼、蒙花等同用,以疏风明目,如蝉花散;后者,常与石决明、草决明、夏枯草等同用,以退翳明目。

(4)用于破伤风和小儿惊风。破伤风,牙关紧闭,角弓反张,常与天麻、全蝎等熄风止痉药同用,如五虎追风散。小儿惊风,发热抽搐,常与钩藤、黄芩、羚羊角等同用,共奏清热熄风止痉之功。

（四）用量用法
3～9 克。入汤剂。熄风止痉可用至 15～30 克。

三、牛蒡子

（一）性味归经
辛、苦。寒。归肺、胃经。

（二）功效
疏散风热,解毒透疹,利咽消肿(炒后具有特异香气,增强药效)。

（三）应用
(1)用于外感风热,咳嗽咯痰不利及咽喉肿痛,常与薄荷、金银花、连翘等同用,以加强散风热,利咽喉的功效,如银翘散。

(2)用于麻疹初期,透发不畅,常与金银花、薄荷、蝉蜕等同用。

(3)用于热毒疮肿,常与金银花、连翘、紫花地丁等清热解毒药同用。

（四）用量用法
3～9 克。入汤剂。

（五）使用注意
本品具有滑肠通便作用,便溏者慎用。

四、桑叶

(一)性味归经

苦、甘,寒。归肺、肝经。

(二)功效

疏散风热,清肝明目(蜜炙用长于润肺止咳)。

(三)应用

(1)用于外感风热或温病初起,发热,头痛,咳嗽等,常与菊花、桔梗、杏仁等同用,以加强疏散风热,宣肺止咳功效,如桑菊饮。若燥热伤肺,咳嗽痰稠,口鼻干燥,常与杏仁、麦门冬、贝母等同用,共奏清热润肺,化痰止咳之功,如桑杏汤、清燥救肺汤。

(2)用于肝火或风热所致的目赤涩痛,多泪等,常与菊花、木贼、决明子等同用,以清肝明目,亦可煎汤外洗。若属肝阴不足,眼目昏花,视物不清,也可配伍黑芝麻做蜜丸服,如桑麻丸。

(四)用量用法

3～9克。入汤剂。

五、菊花

(一)性味归经

辛、甘、苦,微寒。归肺、肝经。

(二)功效

疏散风热,平肝明目,清热解毒(疏散清泻的功效黄菊花较强,白菊花兼能养肝)。

(三)应用

(1)用于外感风热或温病初起,发热,头痛,咳嗽等,常与桑叶、杏仁、连翘等同用,以增强疏散风热,宣肺止咳功效,如桑菊饮。

(2)用于肝阳上亢或风热、肝火目疾。肝阳上亢所致的头目眩晕,头痛等,常与石决明、钩藤、白芍等平肝潜阳药同用。风热或肝火所致的目赤肿痛,多泪等,常与桑叶、夏枯草、谷精草等同用。如属肝肾阴虚,眼目昏花等虚证目疾,亦可应用,常与枸杞子、山茱萸、熟地等补肝肾药同用,如杞菊地黄丸。

(3)用于热毒疮肿,常与紫花地丁、蒲公英、金银花等清热解毒药同用。

(四)用量用法

9～15克。入汤剂。

第七章　清热药

第一节　清热泻火药

一、石膏

（一）性味归经
辛、甘,大寒。归肺、胃经。

（二）功效
清热泻火,除烦止渴,收敛生肌(用煅石膏)。

（三）应用
(1)用于温热病邪在气分,高热,烦渴,汗出,脉洪大等,常与知母、粳米、甘草同用,共奏清热泻火作用,如白虎汤。若热邪渐入,高热发斑等气血两燔,则又常与知母、犀角、玄参等同用,以增强清热解毒,凉血化斑之功,如化斑汤、清瘟败毒饮等。

(2)用于肺热喘咳,心烦口渴,鼻翼扇动等,常与杏仁、麻黄、甘草同用,以清宣肺热,止咳平喘,如麻杏石甘汤。

(3)用于胃火上炎之头痛、牙龈肿痛,常与生地、知母、牛膝等同用,以增强泻火,滋阴凉血的作用,如玉女煎。

(4)用于湿疹、疮疡溃而不敛、水火烫伤等,可单用或配伍黄柏、煅龙骨等外用,以清热收湿敛疮。

（四）用量用法
15～60克。入汤剂。外用适量。

（五）使用注意
须打碎先煎久煎。

二、知母

（一）药性
味苦、甘,性寒。归肺、胃、肾经。

（二）功效
清热泻火,滋阴润燥,止渴除烦。

（三）应用

（1）用于外感热病,邪在气分,高热汗出,烦渴引饮,脉洪大有力。常与生石膏、甘草等同用,方如白虎汤。

（2）用于肺热咳嗽,咯痰黄稠,身热口干,咽喉疼痛。常与川贝母、桑白皮、黄芩、山栀等同用,方如二母宁嗽汤。若肺热阴伤,燥咳无痰,咽干喘逆,配石膏、桔梗、甘草等同用。

（3）用于阴虚火旺,骨蒸潮热,遗精,盗汗。配黄柏、生地黄等同用,方如知柏八味丸。若肾中真阴耗竭,则须加熟地、龟版、猪脂等,方如大补阴丸;若肾虚膀胱有火,小便闭塞不通,则须配黄柏、肉桂同用,方如通关丸。

（4）用于内热消渴。如肺胃燥热,津伤口渴,常与山药、葛根、黄芪、天花粉等配用,方如玉液汤;若胃热中消者,则配石膏、黄连、麦冬;若属肾虚下消者,配地黄,山药等;若气阴两虚之消渴,须配黄芪、山药、天花粉等同用。

（5）用于热病伤津,肠燥便秘。可配黄柏、玄参、生地等同用。

此外,本品还可用于阴血不足之虚烦不眠,多与酸枣仁等同用;用于妊娠子烦,胎动气不安,可与人参配伍,或以枣为丸服。

（四）用法用量

内服:煎汤,6～12g;或入丸、散。清热泻火,滋阴润燥宜生用;入肾降火滋阴宜盐水炒。

（五）使用注意

脾胃虚寒,大便溏泻者禁服。

三、栀子

（一）药性

味苦,性寒。归心、肺、三焦经。

（二）功效

泻火除烦,清热利湿,凉血解毒。

（三）应用

（1）用于热病发热。如热病邪在上焦气分,症见发热,胸闷懊恼,心烦失眠,常配豆豉同用,方如栀子豉汤;如实热火证,症见高热烦躁,神昏谵语,常配黄连、黄芩、大黄等同用,方如黄连解毒汤。

（2）用于肝经实火诸证。如肝郁化火,胸胁胀闷疼痛,口苦苔黄,多配丹皮、柴胡、芍药等同用,方如丹栀逍遥丸;若小儿肝火郁热,夜卧不安,搐搦,脉沉实者,常配大黄、防风等同用,方如泻青丸;若肝火上炎,目赤肿痛,常配大黄等同用,方如栀子汤。

（3）用于胃中郁热,口燥唇干,口疮口臭,烦热易饥。多配石膏、藿香等同用,方如泻黄散;如治胃热脘痛,可用栀子炒焦煎液,入生姜汁饮之。

（4）用于肺热咳嗽,咽喉干痛。多配黄芩、桔梗等同用,方如栀连清肺汤。

（5）用于湿热黄疸,血淋涩痛。治湿热蕴结肝胆而致的黄疸,常与茵陈、大黄或黄柏等同用,方如茵陈蒿汤、栀子柏皮汤,现多用于治疗急性传染性黄疸型肝炎及胆道疾病引起的黄疸;

治湿热下注而致小便淋痛、血淋等,常配木通、滑石等同用。

(6)用于血热吐衄、咯血、尿血。治血热妄行之吐衄,常与白茅根、大黄、侧柏叶等同用,方如十灰散;治鼻衄,配生地同用,或栀子炒焦吹鼻;治肺热咯血,常配青黛、白茅根、诃子等同用;治尿血、血淋,配生地、小蓟、蒲黄等同用。

(7)用于疮疡初期、丹毒、痔疮。外用可研末调敷;内服多配金银花、连翘、蒲公英等同用。

(四)用法用量

内服:煎汤,6～10g;或入丸、散。清热泻火多生用,止血多炒焦用(焦栀子)。外用:适量,研末掺敷。

(五)使用注意

脾虚便溏及胃寒者慎服。

四、天花粉

(一)药性

味甘、微苦,性微寒。归肺、胃经。

(二)功效

清热生津,润肺化痰,消肿排脓。

(三)应用

(1)用于热病烦渴。多配芦根、麦冬、生地黄、五味子同用。如温病邪在卫分,表证未解而口渴者,可于桑菊饮、银翘散中加入本品;温病热盛伤津而口渴者,配鲜生地、鲜石斛、麦门冬等同用;若伤寒邪热伤阴,寒热往来,胸胁苦满而见口渴者,可用小柴胡汤去半夏加入本品。

(2)用于内热消渴。如证属肺胃热盛者,配用黄连、生地、藕汁或麦门冬、生地等;若证属肺肾阴虚者,配麦门冬、熟地黄、山萸肉等;若证属气阴两伤者,配黄芪、五味子、知母、葛根等。

(3)用于肺热阴伤之燥咳痰稠、咳血。可配天门冬、麦门冬、生地黄等同用。

(4)用于疮痈肿毒,跌打瘀肿。单味捣烂外敷或配清热解毒、活血散结之药同用。若疮疡早期,多配以金银花、白芷、穿山甲等同用,方如仙方活命饮;若疮疡已溃,脓未排尽,可配生黄芪、生甘草同用。

现天花粉用于引产,并对治疗恶性葡萄胎、绒毛膜上皮癌也有一定疗效。

(四)用法用量

内服:煎汤,10～15g;或入丸、散。外用:适量,捣敷或研末调敷。

(五)使用注意

孕妇及脾胃虚寒、大便溏泄者慎用。禁与乌头同用。

五、夏枯草

(一)药性

味苦、辛,性寒。归肝、胆经。

(二)功效

清肝明目,散结解毒。

（三）应用

（1）用于肝火上炎或肝阳上亢而致的目赤肿痛,头痛眩晕。常配菊花、黄芩、石决明同用。若风热偏盛者,常配桑叶、连翘、草决明等;若阴血亏虚而致目痛流泪者,则配枸杞子、石斛等同用。现临床常用于治疗高血压病。

（2）用于痰火蕴结,肝胆气郁而致的瘰疬,瘿瘤,痈疮肿结。治瘰疬,瘿瘤,多配玄参、贝母、牡蛎、昆布、海藻等同用,方如夏枯草膏。

（3）用于热毒痈疽,乳痈。常与紫花地丁、忍冬藤、蒲公英等同用。

此外,本品常配茵陈、黄柏、栀子等,治疗急慢性肝炎。

（四）用法用量

内服:煎汤,9～15g;或熬膏;或入丸、散剂。外用:适量,煎水洗或捣敷。

（五）使用注意

脾胃虚弱者慎服。

第二节　清热燥湿药

一、黄连

（一）药性

味苦,性寒。归心、肝、胆、胃、大肠经。

（二）功效

清热燥湿,泻火解毒。

（三）应用

（1）用于湿温暑湿,胸脘痞满。若湿温病热重于湿,发热不退,脘腹痞满,舌苔黄腻,常与厚朴、白豆蔻同用,方如王氏连朴饮;若暑湿夹热,复感风寒,常与香薷、厚朴同用,方如黄连香薷散;若湿热夹痰,虚烦眩晕,常配半夏、竹茹、枳实同用,方如黄连温胆汤;若痰热互结,胸脘痞闷,按之则痛,常配半夏、瓜蒌同用,方如小陷胸汤。

（2）用于湿热泻痢。如治泄泻、下痢初起兼有身热者,常与葛根、黄芩同用,方如葛根黄芩黄连汤;治兼有气滞,里急后重,可配木香同用,方如香连丸;若热毒痢疾,泻下脓血,常配白头翁、秦皮、黄柏同用,方如白头翁汤;若久痢伤阴,口干,舌红,则配以当归、阿胶等同用,方如驻车丸。

（3）用于高热烦躁,神昏惊痫,热迫出血。如治火热炽盛,高热烦躁,神昏谵妄,可与黄芩、黄柏、栀子等配伍,方如黄连解毒汤;治小儿高热,惊风抽搐,常配龙胆草、青黛、钩藤同用,方如凉惊丸;治热盛迫血妄行之吐血、衄血,可配黄芩、大黄等同用,方如泻心丸。

（4）用于心、肝、胃三脏热盛诸证。如心火亢盛,心悸失眠,常配朱砂、生地黄等同用,方如朱砂安神丸;若心阴不足,虚火扰心而致心烦失眠,常配阿胶、鸡子黄等同用,方如黄连阿胶汤;

若肝火上炎,目赤肿痛,常与菊花、山栀、夏枯草、决明子配伍;治胃热呕吐,常配半夏、陈皮、竹茹同用,方如黄连橘皮竹茹汤;若肝经郁火,横逆犯胃之脘痛嘈杂,泛吐酸水,常配吴茱萸同用,方如左金丸;若胃火上炎,牙龈肿痛,常与生地、丹皮、升麻同用,方如清胃散;若胃火炽盛,消谷善饥,常配麦冬同用,方如消渴丸。

(5)用于咽喉疼痛,口舌生疮,热毒疮痛,痄腮,丹毒等。若治咽喉疼痛,口舌生疮,可配青黛、人中黄研末外掺,方如青黛散;治热毒痈疽,常配黄芩、连翘等同用,方如黄连解毒汤;治痄腮、丹毒、鼻疔、唇疔,可配黄柏、当归、姜黄研末调涂;治湿疹、黄水疮、烫伤,可单用黄连研末调敷,或熬膏涂;治耳内肿痛流脓,可用黄连与硼砂制成溶液滴耳。

(四)用法用量

内服:煎汤,2～5g;或入丸、散。外用:适量,研末调敷;或煎水洗;或熬膏涂;或浸汁用。治热病高热,湿热蕴蒸,热毒炽盛诸症,宜生用;肝火上炎,目赤肿痛,头痛,宜酒拌炒;胃热呕吐,用姜汁拌炒;肝火犯胃,脘痛吞酸,宜吴茱萸煎汤拌炒。

(五)使用注意

脾胃虚寒者慎服。

二、黄柏(关黄柏)

(一)药性

味苦,性寒。归肾、膀胱、大肠经。

(二)功效

清热燥湿,泻火解毒。

(三)应用

(1)用于湿热淋浊,带下,足膝痿痹。本品擅治下焦湿热,如湿热蕴结膀胱,小便赤涩淋痛,常配车前子、木通等同用;若为血淋,则宜配大小蓟、白茅根等同用;若湿热下注,带下色黄,可配白果、车前子、芡实同用,方如易黄汤;若湿热下注,脚膝红肿疼痛,下肢痿软无力,常与苍术同用,方如二妙散;如见下肢疼痛麻木、屈伸不利者,再加牛膝,方如三妙丸。

(2)用于湿热泻痢,黄疸。如治大肠湿热,热痢下重,可配黄连、白头翁、秦皮等同用,方如白头翁汤;治湿热黄疸,可与栀子同用,方如栀子柏皮汤。

(3)用于肾阴不足、相火偏旺而致的骨蒸潮热,遗精盗汗,腰膝酸软。常配知母、黄柏等同用,方如知柏地黄丸;或配熟地黄、龟甲等同用,方如大补阴丸。

(4)用于口舌生疮,目赤肿痛,疮疡肿毒。如治口疮,可用蜜炙黄柏配青黛、龙脑同研末,掺于疮上;治目赤肿痛,可配白蒺藜、甘菊花、生地黄煎汤内服;治疮疡肿毒,可单用黄柏末合鸡蛋清调敷,或与大黄、白及、白芷、陈米粉等研细末,蜂蜜调敷,方如六合围丹药;治臁疮,与白胶香、煅石膏、青黛共研末外掺。

(5)用于皮肤湿疹,水火烫伤。治湿疹,可配苦参等药,煎水洗渍;治水火烫伤,配地榆、白及研末调敷。

(四)用法用量

内服:煎汤,3～12g;或入丸、散。外用:适量,研末调敷,或煎水浸洗。清热泻火宜生用,清虚热宜盐水炒用,止血宜炒炭用。

(五)使用注意

脾虚泄泻、胃弱食少者禁服。

三、黄芩

(一)药性

味苦,性寒。归肺、心、肝、胆、大肠经。

(二)功效

清热燥湿,泻火解毒,止血,安胎。

(三)应用

(1)用于湿温暑湿,湿热痞闷,黄疸泻痢。如湿温暑湿,湿热郁阻,胸脘痞闷,恶心呕吐,身热不扬,舌苔黄腻,多与滑石、白豆蔻、通草等同用,方如黄芩滑石汤;若湿热中阻,痞满呕吐,常与黄连、干姜、半夏等配用,方如半夏泻心汤;若湿热黄疸,常与茵陈、栀子同用;如大肠湿热,泄泻痢疾,常与黄连、葛根等同用,方如葛根芩连汤。

(2)用于肺热咳嗽,热病烦渴,少阳证。如治肺火炽盛所致的咳嗽痰黄,可单用黄芩制丸服,即清金丸,或配瓜蒌、枳实同用,方如清气化痰丸;如阳明气分热盛,或温病高热,心烦口渴,甚则神昏谵语、吐血发斑,常与黄连、石膏、山栀同用;若少阳证寒热往来,可与柴胡同用,方如小柴胡汤;若寒热如疟,热重而寒轻,可与青蒿、竹茹等相伍,方如蒿芩清胆汤。

(3)用于血热妄行所致的吐血、衄血、便血、崩漏。常与生地、白茅根、三七、玄参等同用。

(4)用于热毒疮疡,咽喉疼痛,瘰疬,疥癣。如治热毒疮痈,咽喉疼痛,可配金银花、连翘、牛蒡子等同用;治瘰疬痰核,可配牡蛎、玄参、木鳖子等熬膏摊贴,方如绿云膏;治湿疮,疥癣,皮肤赤痒多水,常与黄连、苦参、蛇床子、枯矾等研末调敷。

(5)用于胎热不安、心烦呕恶,或泛吐苦水,不能饮食。常与白术、当归等同用,方如当归散;若虚热扰动,胎元不固,胎动胎漏,可配人参、熟地、川断同用,方如泰山磐石散。

(四)用法用量

内服:煎汤,3~10g;或入丸、散。外用:适量,研末调敷,或熬膏贴。清热多生用,安胎多炒用,止血炒炭用。枯芩轻虚上达,多用于上焦之火;子芩重实下达,多用于下焦之热。

(五)使用注意

脾胃虚寒及无实火者禁服。

四、龙胆

(一)药性

味苦,性寒。归肝、胆经。

(二)功效

清热燥湿,泻肝定惊。

(三)应用

(1)用于湿热黄疸,阴肿阴痒,湿疹瘙痒,带下,淋浊。治湿热黄疸,可配苦参同用,方如苦参丸,或与栀子、大黄、白茅根同用,方如龙胆散;治湿热下注,阴肿阴痒,带下黄臭,常配泽泻、木通、车前子等同用,如龙胆泻肝汤;治小便淋沥涩痛,可与木通、车前子等同用。

(2)用于肝胆实火,头痛目赤,胁痛口苦。可配柴胡、黄芩、栀子同用,方如龙胆泻肝汤;治肝经风热,目赤肿痛,翳肉障翳,可以本品配酒浸服;若目睑赤烂,热肿痒痛,多泪难开,则可与防风、生甘草、细辛煎水外洗。

(3)用于肝经热盛,热极生风所致的高热惊厥,手足抽搐。可配牛黄、青黛、黄连等同用,方如凉肝丸;若小儿惊痫,可配白芍、茯神、麦冬等同用。

此外,龙胆还可用于热毒壅滞之口舌生疮,咽喉肿痛。现临床常用于治疗肝阳上亢之高血压病,有一定的疗效。

(四)用法用量

内服:煎汤,3~6g,或入丸、散。外用:适量,煎水洗,或研末调搽。

(五)使用注意

脾胃虚弱者禁服,阴虚津伤者慎用。

五、秦皮

(一)药性

味苦、涩,性寒。归大肠、肝、胆经。

(二)功效

清热燥湿,解毒,明目。

(三)应用

(1)用于湿热泻痢,带下。治泄泻,常配黄连、葛根等同用;治痢疾,配白头翁、黄连、黄柏等同用,方如白头翁汤;治久痢,配椿皮、石榴皮等同用;治带下,常配椿皮、黄柏等同用。

(2)用于肝经郁火所致的目赤肿痛,目生翳障。可单用煎汁洗眼,或配黄连、竹叶等同用。

此外,本品还治小儿惊痫发热、痰热咳喘、风湿痹痛、牛皮癣。

(四)用法用量

内服:煎汤,6~12g。外用:适量,煎水洗眼或取汁点眼。

(五)使用注意

脾胃虚寒者禁服。

六、苦参

(一)药性

味苦,性寒。归心、肺、胃、大肠、膀胱经。

(二)功效

清热燥湿,祛风杀虫。

(三)应用

(1)用于湿热泻痢、黄疸、淋证、带下。治泄泻、痢疾,可单用取效,或配白头翁、黄芩等同用;若湿热灼伤肠络,出现肠风便血、痔漏下血等症,则宜配生地黄、侧柏叶、地榆等同用;治湿热黄疸,可配伍茵陈、山栀、虎杖等同用;治湿热淋证,小便不利,可与车前子、滑石、泽泻等配伍同用;治湿热带下,色黄气臭,阴部作痒,或宫颈糜烂者,常配黄柏、椿根皮等同服。

（2）用于麻风、疥癣、皮肤瘙痒,内服、外用均可。治麻风,可配大枫子浸酒内服,并以苦参煎汤外洗;治疥疮,单用苦参煎洗或配蛇床子、白矾、荆芥穗同煎洗;治皮肤瘙痒,脓疱疮,可用其煎汤外洗。

此外,苦参还可用于痈疮肿毒、口舌生疮、中耳炎等。现临床用本品治疗心律失常、因放化疗引起的白细胞减少等,有较好疗效。

（四）用法用量

内服:煎汤,4.5～9g;或入丸、散。外用:适量,煎水熏洗;或研末敷。

（五）使用注意

脾胃虚寒者禁服。反藜芦。

第三节　清热解毒药

一、金银花

（一）性味归经

甘,寒。归肺、心、胃、大肠经。

（二）功效

清热解毒(炒炭利于止血,制露剂长于解暑)。

（三）应用

（1）用于外感风热或温病初起,发热微恶风寒,咽痛,脉浮数等,常与连翘、薄荷、牛蒡子等清热解毒,疏散风热药同用,如银翘散。若温病热入气分,壮热,烦渴,脉洪大等,可与石膏、知母等清热泻火药同用。温病热入营血,斑疹隐隐,神烦少寐,舌绛而干等,又常与生地、牡丹皮、赤芍等清营凉血药同用。因本品既能清热解毒,又能轻宣疏散,故对温病各个阶段的症候均可配伍应用。

（2）用于热毒疮痈疔疖有红、肿、热、痛等症,可以大剂量单用,或与紫花地丁、蒲公英、野菊花等清热解毒药同用,如五味消毒饮。乳痈肿痛,常与蒲公英、青皮等清热解毒,疏肝散结药同用。治肠痈,又常与苡仁、当归等解毒消痈药同用,如清肠饮。本品为外科清热解毒之常用药。内服外用均可。

（3）用于热毒泻痢,便脓血,可单用煎服;重症可与黄连、白头翁等解毒、凉血止痢药同用。

金银花制露有清热解暑的功效,可用于小儿热疖和暑热心烦等。

此外,现代用本品配伍黄芩,制成银黄片,治疗上呼吸道感染、急性咽喉炎、扁桃体炎等有较好的疗效。

（四）用量用法

6～15克。入汤剂。外用适量。

二、连翘

（一）性味归经

苦,微寒。归肺、心、胆经。

（二）功效

清热解毒,消痈散结。

（三）应用

(1)用于外感风热或温病初起,发热微恶风寒,头痛,咽痛,脉浮数等,常与金银花、薄荷、牛蒡子等疏散风热,清热解毒药同用,如银翘散。若温病热邪入营,身热夜甚,烦躁不眠,时有谵语,或斑疹隐隐等,又常与生地、玄参、犀角等清营凉血解毒药同用,如清营汤。

(2)用于热毒所致的各种疮疡肿毒、乳痈或瘰疬结核等。疮疡肿毒,常与金银花、紫花地丁、蒲公英等清热解毒药同用。乳痈肿痛,常与蒲公英、栝楼等清热解毒,消肿散结药同用。瘰疬结核,常与夏枯草、浙贝母、牡蛎等同用,以增强软坚散结之功。本品在清热解毒方面,常与金银花相须为用。前人称连翘为疮家圣药。

（四）用量用法

6～15克。入汤剂。

三、大青叶

（一）性味归经

苦,寒。归心、肺、胃经。

（二）功效

清热解毒,凉血消斑。

（三）应用

(1)用于温热病邪入血分,壮热,神昏,发斑,烦躁等,常与犀角,栀子等同用,共奏凉血解毒之功,如犀角大青汤。亦可用于外感风热或温病初起,发热微恶风寒,头痛,咽痛等,可与辛凉解表,清热解毒之薄荷、牛蒡子、金银花等同用。

(2)用于热毒所致的丹毒、口疮、咽喉肿痛等。单用或与其他清热解毒药同用。

现代多用于上呼吸道感染、流行性感冒、流行性乙型脑炎、病毒性肺炎、病毒性肝炎、流行性腮腺炎及细菌性痢疾和急性肠炎等,有较好的疗效。

（四）用量用法

9～15克。入汤剂。

四、紫花地丁

（一）性味归经
苦、辛，寒。归心、肝经。

（二）功效
清热解毒。

（三）应用
用于痈疖疔疮、乳痈、肠痈和毒蛇咬伤等。痈疖疔疮，常与金银花、蒲公英、野菊花等清热解毒药同用，如五味消毒饮。乳痈肿痛，常与蒲公英、连翘、栝楼等解毒散结药同用。肠痈疼痛，常与败酱、红藤、赤芍等清热解毒，活血消肿药同用。毒蛇咬伤，则可单用鲜品取汁服，其渣加雄黄少许捣匀外敷。本品为治疗疮之常用要药。

此外，还具有清肝明目的功效，可用于肝火目赤肿痛，常与夏枯草、决明子、菊花等清肝明目药同用。

（四）用量用法
15～30克。入汤剂。外用适量。

五、青黛

（一）药性
味咸，性寒。归肝经。

（二）功效
清热解毒，凉血止血，清肝泻火。

（三）应用
（1）用于温病发斑，吐血衄血。如治温病病热毒炽盛，邪入营血，发热口渴，烦躁，发斑，常配犀角、生地、丹皮等同用；若治热迫血行之吐血、衄血、咯血等，则可配侧柏叶、黄芩、白茅根等同用。

（2）用于咽喉疼痛，痄腮丹毒，疱疹湿疮等热毒诸证，多作外用。如治咽喉肿毒，口舌生疮，牙龈肿烂，可配牛黄、冰片、朱砂等研末吹喉；治丹毒、腮腺炎、带状疱疹、天疱疮等，可配大黄末，用鸡蛋清调涂患处；治湿疮，可与煅石膏、黄柏、冰片等配伍制成软膏外涂；治烂弦风眼，则可与黄连泡汤洗眼。

（3）用于肝火犯肺，咳嗽胸痛，痰中带血。可配蛤蚧同用，方如黛蛤散；若痰黄色黏，不易咯出，可配瓜蒌皮、川贝、海浮石等同用。

（4）用于高热惊痫，惊风抽搐。如治高热炽盛，引动肝风，惊痫抽搐，常配钩藤、牛黄、全蝎等同用。

近年来用本品治疗慢性粒细胞性白血病、鼻咽癌、原发性肝癌等多种恶性肿瘤，取得一定效果，可单用或与雄黄、白花蛇舌草、半枝莲等同用。

（四）用法用量
内服：入丸、散，1～3g；入汤剂应布包煎，3～6g。外用：适量，干撒或调涂患处。

六、重楼

(一)药性

味苦,性微寒,有小毒。归肝经。

(二)功效

清热解毒,消肿止痛,息风定惊。

(三)应用

(1)用于痈肿疮毒,乳痈,咽喉肿痛,蛇虫咬伤。重楼为外科热毒病证之常用药物,凡一切痈肿疔疮及无名肿毒,均可内服和外用,多配金银花、黄连、赤芍、甘草等同用,方如夺命丹;治咽喉肿痛、白喉,可研末吞服,或配牛胆、苦瓜、冰片研末吹喉;治毒蛇咬伤,常配半边莲、半枝莲、白花蛇舌草等内服或外用。

(2)用于高热神昏抽搐,小儿发热惊痫。单用或配钩藤、蝉衣、全蝎等同用。现临床常用本品配金银花、白菊花、大青叶、麦冬等,治疗流行性脑膜炎、乙型脑炎、中暑等所致的高热抽搐。

此外,本品有抗肿瘤作用,故临床常配入复方用于治疗恶性肿瘤。

(四)用法用量

内服:煎汤,3～9g,研末,每次1～3g。外用:适量,磨汁涂搽、研末调敷或鲜品捣敷。

(五)使用注意

虚寒证、阴证疮疡及孕妇禁服。

第四节　清热凉血药

一、生地黄

(一)性味归经

甘、苦,寒。归心、肝、肾经。

(二)功效

清热凉血,养阴生津。

(三)应用

(1)用于温热病热入营血,身热口干,斑疹隐隐等,常与犀角、玄参、金银花等同用,共奏清营凉血解毒之功,如清营汤。亦用于温热病后期,低热不退以及慢性病的阴虚内热,常与青蒿、鳖甲、知母等同用,以增强滋阴清热之力,如青蒿鳖甲汤。

(2)用于血热妄行的吐血、衄血、便血、崩漏等,常与犀角、牡丹皮,赤芍同用,共奏清热凉血之力,如犀角地黄汤。

(3)用于热病伤津,口渴多饮或消渴等证。前者。常与麦门冬、沙参、玉竹等养阴生津药同用,如益胃汤;后者,常与葛根、天花粉、麦门冬等养阴生津止渴药同用,如玉泉散。

此外,还可用于热病伤阴肠燥便秘之证,常与麦门冬、玄参同用,以增强养阴润燥通便之功,如增液汤。

(四)用量用法

9～15克。入汤剂。

二、玄参

(一)性味归经

甘、苦、咸,寒。归肺、胃、肾经。

(二)功效

凉血养阴,清热解毒。

(三)应用

(1)用于温热病热入营分,身热口干,斑疹隐隐,常与犀角、生地、金银花等同用,共奏清营凉血解毒之功,如清营汤。又可用于温热病邪陷心包,神昏谵语等,常与犀角、连翘心、麦门冬等同用,以增强清热解毒,清心开窍之力,如清宫汤。此外,还有养阴润肠的作用,对温热病后期,阴亏津伤的肠燥便秘,常与生地、麦门冬养阴增液药同用。如增液汤。

(2)用于咽喉肿痛、瘰疬、痰核。咽喉肿痛由外感风热引起的,可与薄荷、牛蒡子、金银花等散风热、利咽喉药同用;由内热所致的,可与桔梗、麦门冬、甘草等清热利咽药同用,如玄麦甘桔汤。瘰疬、痰核,常与牡蛎、浙贝母同用,共奏软坚散结之功,如消瘰丸。

此外,现代还用于治疗血栓闭塞性脉管炎,常与金银花、当归、甘草配用,有一定疗效,如四妙勇安汤。

(四)用量用法

9～15克。入汤剂。

三、牡丹皮

(一)性味归经

苦、辛,微寒。归心、肝、肾经。

(二)功效

清热凉血,活血化瘀。

(三)应用

(1)用于温热病热入血分,吐衄发斑及其他疾病的血热吐血、衄血等,常与犀角、生地、赤芍同用,共奏清热凉血之功,如犀角地黄汤。

(2)用于温热病后期,夜热早凉及阴虚内热等,常与青蒿、鳖甲、知母等同用,以滋阴清热,如青蒿鳖甲汤。

(3)用于血瘀经闭、痛经或癥瘕等,常与桂枝、茯苓、桃仁等同用,以增强温经活血化瘀之力,如桂枝茯苓丸。亦可用于跌打损伤,瘀肿疼痛之证,则可与乳香、没药等活血止痛药同用。

(4)用于肠痈及痈肿疮毒。前者,常与大黄、桃仁、冬瓜仁等同用,共奏泻热化瘀,消肿排脓之力,如大黄牡丹汤;后者,常与金银花、连翘、紫花地丁等清热解毒药同用。

此外,现代还用于治疗高血压及动脉硬化,常与石决明、夏枯草、菊花等平肝、清肝药同用。

(四)用量用法

6～12克。入汤剂。

(五)使用注意

孕妇慎用。

四、赤芍

(一)性味归经

苦,微寒。归肝经。

(二)功效

清热凉血,祛瘀止痛。

(三)应用

(1)用于温热病热入血分,吐衄发斑及其他疾病的血热吐血、衄血等,常与犀角、生地黄、牡丹皮同用,共奏清热凉血之功,如犀角地黄汤。

(2)用于血瘀经闭、痛经及跌打伤痛。前者,常与当归、川芎、肉桂等活血通经药同用,如滋血汤;后者,常与乳香、没药、姜黄等同用,以增强活血止痛之力。

(3)用于疮痈红肿疼痛及肝火目赤肿痛,羞明流泪。前者,常与金银花、连翘、紫花地丁等清热解毒药同用;后者,常与石决明、夏枯草、菊花等清肝明目药同用。

(四)用量用法

6～12克。入汤剂。

(五)使用注意

不宜与藜芦同用。

五、紫草

(一)处方用名

紫草、新疆紫草、内蒙紫草。

(二)药性

甘、咸,寒。归心、肝经。

(三)功效

清热凉血,活血,解毒透疹。

(四)主治

(1)温病血热毒盛,斑疹色紫,麻疹不透。

(2)疮疡,湿疹,水火烫伤。

(五)配伍应用

1.紫草配牛蒡子

紫草入血,凉血活血,解毒透疹;牛蒡子疏散风热,透泄热毒。二药合用,清热解毒,消斑,用治血热毒盛,痘疹欲出不透,或斑疹因血热毒盛而色不红活等。

2.紫草配连翘

紫草凉血活血,解毒透疹;连翘清热解毒,疏散风热。二药合用,清热解毒,凉血消斑,用于疮痈肿毒、咽喉肿痛等。

3.紫草配黄连

紫草清热解毒,用于血热毒盛所致之痈肿疮疡;黄连清热燥湿,尤善清泄心经实火。二药合用,清热燥湿,泻火解毒,用治湿疹、水火烫伤、痈肿疮毒等。

4.紫草配红花

紫草凉血活血,解毒透疹;红花活血通脉以化滞消斑。二药合用,凉血活血消斑,治温毒发斑,血热毒盛,斑疹紫黯等。

(六)用法用量

内服:煎汤,5~10g。外用:适量,熬膏或用植物油浸泡涂搽。

(七)使用注意

本品性寒而滑利,脾虚便溏者忌服;胃肠虚弱、大便滑泄者慎服。

第八章　泻下药

第一节　攻下药

一、大黄

（一）药性
味苦,性寒。归胃、大肠、肝、脾经。

（二）功效
泻下攻积,清热泻火,凉血解毒,逐瘀通经,利湿退黄。

（三）应用

(1)用于实积便秘,脘腹胀满。如热病发热,大便秘结,脘腹胀痛,则须配枳实、厚朴、芒硝同用,方如大、小承气汤;如寒积便秘,脘腹冷痛,手足不温,苔白者,则配附子、细辛,方如大黄附子汤;如素体内热,津枯肠燥之慢性便秘,可与麻子仁、郁李仁等同用;如大便秘结,伴气血不足者,须配人参、当归等同用;如阴液亏损而致大便秘结者,配生地黄、玄参、麦冬等同用。如因肠寄生虫引起的肠道阻塞,可于驱虫药中配以大黄,借其攻下之力,促使肠道寄生虫排出。现常用大黄治疗急性肠梗阻和急性胰腺炎。

(2)用于火邪上炎诸症,如头痛,目赤肿痛,咽喉疼痛,齿龈肿痛,口舌生疮,伴大便秘结者尤宜,多配用黄芩、山栀、连翘等,方如凉膈散。若肝火上炎,目赤肿痛,可单用大黄泡水洗眼,或煎水当茶饮;治口舌生疮,可煎水含漱,或配黄连、青黛等研末涂敷。如治胃火上逆之呕吐,可配甘草同用,方如大黄甘草汤。

(3)用于湿热泻痢,黄疸,淋病,水肿。治湿热积滞泻痢,里急后重,可单用本品煎酒服,或配以黄连、芍药、木香、槟榔等同用,方如芍药汤;治湿热黄疸,常与茵陈、山栀配伍,方如茵陈蒿汤;治湿热淋病,小便短赤,灼热刺痛,常配木通、山栀、瞿麦、滑石等同用,方如八正散。

(4)用于血热妄行引起的各种出血证。如治吐血、鼻血、咯血,常与黄连、黄芩同用,方如泻心汤;治尿血、血淋,须配白茅根、血余炭等同用。现常用大黄治疗上消化道出血,单用研末,如配白及粉、乌贼骨粉内服,可增加止血效果;如鼻血或创伤出血,可用大黄研粉塞鼻或外敷伤口。

(5)用于妇女经闭,产后恶露不尽,瘀血腹痛,癥瘕积聚,跌打瘀肿。治妇女经闭瘀血腹痛,可与益母草、当归、红花、芍药等同用;若治癥瘕积聚,则配三棱、莪术、丹参、芍药等同用;治跌打瘀肿,可与当归、红花、桃仁、乳香等同用。

(6)用于热毒痈肿,丹毒,疮疡,烫伤。治热毒痈疮、丹毒,宜配连翘、白芷、紫花地丁、蒲公英等同用;若为肠痈,当配丹皮、桃仁、冬瓜子、芒硝,方如大黄牡丹皮汤。现临床常用大黄与金银花、蒲公英、红藤、败酱草等同用,治疗急性阑尾炎。

此外,现大黄也常用于治疗慢性肾功能不全及尿毒症,多单用大黄粉口服,或煎水保留灌肠,或生品煎服,能使非蛋白氮、血肌酐明显下降,二氧化碳结合力上升,尿量明显增加,自觉症状减轻,改善肾功能。

(四)用法用量

内服:煎汤,3～15g,用于泻下不宜久煎或宜泡水服;研末,0.5～2g;或泡水饮。外用:适量,研末调敷或煎水洗、涂;亦可煎水灌肠。大黄生用泻下力强,故若用于攻下通便,宜生用;制用泻力减弱,但活血泻火力强;酒制上行,多用于火邪上炎之证;制炭多用于出血证。

(五)使用注意

脾胃虚寒、体弱、妇女月经期及胎前产后均应慎服。本品大苦大寒,易伤胃气,胃弱者可能会引起食欲缺乏、恶心、呕吐等不良反应,一般停药后即可缓解。

二、芒硝

(一)药性

味咸、苦,性寒,归胃、大肠经。

(二)功效

泻下通便,润燥软坚,清火消肿。

(三)应用

(1)用于胃肠实热积滞,大便燥结,常与大黄、甘草配伍同用,方如调胃承气汤;若兼见腹胀痞满,可配枳实、厚朴同用,方如大承气汤。

(2)用于水热互结,心下至少腹硬满而痛,可配大黄、甘遂同用,方如大陷胸汤。

(3)用于目赤翳障,咽喉肿痛,口疮,痈疮,丹毒。治目赤肿痛兼有翳膜者,可用本品化水滴眼;治咽喉肿痛、口疮,配冰片、硼砂,研末吹患处,方如冰硼散;治乳痈初起,用纱布包裹外敷;治肠痈初起,配大黄、大蒜同捣烂外敷;治丹毒,配冰片外敷;治痔疮肿毒,可煎水外洗。

此外,芒硝还用于回乳,多外敷,常配麦芽等同用;可治痰热蒙心之癫狂,常与礞石、大黄、莱菔子等配用。

(四)用量用法

内服:研末,用药汁或开水冲服,6～12g;或入丸剂。外用:适量,研末外敷,或化水点眼。

(五)使用注意

脾胃虚寒及孕妇禁服。

三、玄明粉

(一)药性

味咸、苦,性寒。归胃、大肠经。

（二）功效

泻下通便，润燥软坚，消火消肿。

（三）应用

（1）用于实热积滞，大便燥结，或热结旁流，常配大黄相须为用，方如调胃承气汤；若兼见腹胀痞满，再加枳实、厚朴，方如大承气汤；如食积胃脘，嗳腐吞酸，可配大黄、连翘、山楂等同用。

（2）用于目赤肿痛，口疮咽肿，鼻衄。治目赤肿痛，可和人乳外敷；治咽喉肿痛，口舌生疮，常配冰片、硼砂等研末吹患处，方如冰硼散；治热迫血行之鼻衄，可临睡吞服。

（3）用于痈疽肿毒。若治痈肿初起，红肿热痛，尚未成脓者，可用纱布包裹上敷；治肛门脓肿、肛裂、肛瘘等，可煎水坐浴熏洗。

此外，玄明粉还有破血通经作用，与大黄、桃仁配用，可治妇女血瘀经闭，产后恶血不下；与大黄、金钱草、延胡索、郁金、木香、枳壳等配用，可治胆石症。

（四）用法用量

内服：玄明粉一般不入煎，用药汁或开水冲服，3～9g；或入丸、散。外用：适量，化水涂洗；或研细吹喉。

（五）使用注意

脾胃虚寒、胃肠无实热者及孕妇禁服。

四、番泻叶

（一）性味归经

甘、苦，寒。归大肠经。

（二）功效

泻热行滞，通便，利水。

（三）应用

（1）用于热结积滞，腹胀，不食等，单用泡服有效，也可与建曲、莱菔子、青皮等消食化滞药同用。

（2）用于热结便秘，脘腹胀满，单用小剂量泡服，可起缓下作用，若大剂量泡服，可致腹痛雷鸣而作水泻，也可与枳实、厚朴等同用，共奏泻热通便之功。

（3）用于水肿鼓胀，常与牵牛子、大腹皮等峻下逐水药同用。

（四）用量用法

3～9克。入汤剂。入汤剂宜后下，或用开水泡服。

（五）使用注意

妇女哺乳期、月经期、孕妇均应慎用。剂量过大有恶心、呕吐、腹痛等不良反应。

五、芦荟

（一）性味归经

苦，寒。归肝、胃、大肠经。

（二）功效

泻下，清肝，杀虫。

（三）应用

（1）用于热结便秘而见烦躁失眠者，常与安神药朱砂同用，如更衣丸。亦可用于习惯性便秘。

（2）用于肝经实火所致头晕头痛，烦躁易怒，惊痫，大便秘结等，常与龙胆草、栀子、青黛等同用，以达清肝泻火的目的，如当归龙荟丸。

（3）用于蛔虫腹痛及小儿疳积，多与苦楝根皮、使君子等驱虫药同用。亦可外用治疗癣疮，取其杀虫之效。

现代亦用于治疗白血病，多与青黛、当归等清热补血药同用，取得了一定的效果。

（四）用量用法

不入汤剂，入丸、散剂，每次 1～1.5 克。外用适量。

（五）使用注意

脾胃虚寒，食少便溏者及孕妇忌用。

第二节　润下药

一、火麻仁

（一）药性

味甘，性平。归脾、胃、大肠经。

（二）功效

润燥通便，利尿通淋。

（三）应用

（1）用于肠燥便秘。本品多适用于老人、产妇及体虚津血不足的肠燥便秘，可单用，或配当归、桃仁、阿胶、肉苁蓉等同用，方如润肠丸；如配大黄、厚朴、杏仁、枳实等同用，可加强通便作用，方如麻仁丸。

（2）用于热淋，小便短赤，茎中疼痛，可配冬葵子、米、葱白，煮粥食，方如冬麻子粥。

此外，本品炒香研末服，可用于风痹，取其润燥祛风而通血脉之功；单用捣敷，能治疖肿、丹毒，或配金银花、甘草同服。

（四）用法用量

内服：煎汤，10～15g；或入丸散。外用：适量，捣敷或煎水洗。

（五）使用注意

脾肾不足之便溏、阳痿、遗精、带下者慎服；不宜过服、久服。

二、郁李仁

（一）药性

味辛、苦、甘,性平。归脾、大肠、小肠经。

（二）功效

润燥滑肠,下气利水。

（三）应用

(1)用于肠燥便秘,常配桃仁、杏仁、松子仁等同用,方如五仁丸。如为血虚便秘,宜配生地、当归、何首乌等同用;如气滞便秘,配枳壳、槟榔、木香等;治肠胃燥热便秘,则可配鲜生地、芒硝等同用。

(2)用于水肿腹满,脚气浮肿,多配桑白皮、赤小豆、白茅根等同用,方如郁李仁汤。

（四）用法用量

内服:煎汤,6～10g;或入丸、散。

（五）使用注意

孕妇慎用。

三、松子仁

（一）处方用名

松子仁、松仁。

（二）药性

甘,温。归肺、肝、大肠经。

（三）功效

润肠通便,润肺止咳。

（四）主治

(1)肠燥便秘。

(2)肺燥干咳。

（五）用法用量

内服:煎汤,5～10g。或入膏、丸。

（六）炮制品

生松子仁用于肠燥便秘、肺燥干咳。

（七）使用注意

脾虚便溏、湿痰者禁用。

第三节　峻下逐水药

一、甘遂

（一）性味归经

苦，寒。有毒。归肺、肾、大肠经。

（二）功效

泻水逐饮，消肿散结。

（三）应用

（1）用于身面浮肿、大腹水肿、胸胁积水及风痰癫痫，单用有效，多与其他逐水药同用。治身面浮肿，可用甘遂末，填入猪腰子内，煨熟食之。水肿腹满，常与峻下逐水药牵牛子同用，如二气汤。胸腹积水，常与大戟、芫花、大枣同用，取其逐水扶正之功，如十枣汤。水饮与热邪结胸喘满，常与大黄、芒硝同用，共奏泻下逐饮的功效，如大陷胸汤。风痰癫痫，常与朱砂等同用，如遂心丹。

（2）用于湿热肿毒，以本品研末，水调敷患处，亦可与苦参研末撒布患处或蜜水调敷患处，内服甘草汁，效果更佳。若外敷脐中，内服浓煎甘草汁，治二便不通，取其相反，可达相成之功。

现代用于治疗重型肠梗阻、肠腔积液较多者，常与大黄、厚朴、桃仁等同用，以增强泻下导滞的作用，如甘遂通结汤。

（四）用量用法

不宜煎剂。丸、散剂，每次 0.5～1.5 克。醋制可减低毒性。外用生品适量。

（五）使用注意

虚弱者及孕妇忌用。反甘草。

二、巴豆

（一）性味归经

辛，热。有大毒。归胃、大肠、肺经。

（二）功效

峻下积滞，逐水消肿，豁痰利咽，外用蚀疮。

（三）应用

（1）用于寒积便秘，腹满胀痛，甚至气急暴厥者，常与大黄、干姜同用，以加强泻下祛寒的疗效，如三物备急丸。小儿痰食积滞、疳积等，常与胆南星、神曲等同用，共奏祛痰导滞之功，如万应保赤丹。

（2）用于腹水臌胀。如《补缺肘后方》治水臌，用巴豆、杏仁炙黄共捣作丸服。

（3）用于痰壅咽喉，气急喘促，喉闭肿塞，窒息欲死等，可用巴豆霜少量灌服，或用巴豆与白矾同炒，待矾枯，去巴豆，研矾为细末，水调灌服或将末吹入喉中，促使吐出痰涎，开通闭塞。寒痰气喘,以巴豆 1 粒,青皮 1 片,烧炭存性,研末姜汁调服。

(4)用于疮疡脓成而未溃者,以本品与乳香、没药、木鳖子等制成膏,外贴患处,能促使疮疡溃破,排出脓液,如咬头膏。

现代用巴豆霜吹喉,用于白喉和喉炎引起的喉梗阻。治血吸虫病肝硬化腹水,配绛矾,如含巴绛矾丸。

(四)用量用法

宜做丸、散剂,每次 0.1～0.3 克。外用适量。

(五)使用注意

孕妇忌用。畏牵牛子。内服制霜或炒焦黑,外用生品。如服本品泻下不止,可以黄连、绿豆煎汤冷服解之。服后如欲泻不泻者,可服热粥以助药力。

三、大戟

(一)性味归经

苦,寒。有毒。归脾、肺、肾经。

(二)功效

泻水逐饮,消肿散结(红芽大戟偏于消肿散结)。

(三)应用

(1)用于水饮泛溢的水肿喘满、胸腹积水、痰饮等,单用或与甘遂、芫花等峻下逐水药同用,如十枣汤。若痰饮停积于胸膈、胁下而致胸满、胁痛,或痰迷心窍之癫狂,或痰饮流于皮里膜外,肢体疼痛者,常与逐水祛痰之甘遂、白芥子同用,如控涎丹。水肿腹大如鼓,常与牵牛子、木香等同用,共奏逐水行气的作用。

(2)用于痈疽肿毒及瘰疬痰核等,用本品研末,调蜂蜜涂敷患处,亦可与雄黄、山慈姑等解毒消肿药同用,内服或外用,如紫金锭。

(四)用量用法

1.5～3 克。入汤剂。丸、散剂,每次 1 克。外用适量。醋制可减低毒性。

(五)使用注意

孕妇和月经期忌用。反甘草。

四、芫花

(一)性味归经

辛、苦,温。有毒。归肺、脾、肾经。

(二)功效

泻水逐饮,解毒杀虫。

(三)应用

(1)用于身面浮肿,大腹水肿,胸胁积水等。本品与大戟、甘遂相似,但以泻胸胁水饮为佳,并能祛痰止咳。治胸胁水饮,单用或与行气药枳壳等份研末为丸服,如枳壳丸。病重证急,常与大戟、甘遂等配伍,如十枣汤。

(2)用于头疮、白秃、顽癣、毒疮等,单用或与雄黄共研细末,猪脂调敷患处。与甘草煎汤洗冻疮也有较好的作用。

现代用于治疗寒湿型慢性气管炎。

(四)用量用法

1.5～3克。入汤剂。丸、散剂每次服0.6克。醋制以减低毒性。外用适量。

(五)使用注意

孕妇忌用。反甘草。

五、牵牛子

(一)药性

味苦,性寒,有毒。归肺、肾、大肠经。

(二)功效

利水通便,祛痰逐饮,消积杀虫。

(三)应用

(1)用于水肿,腹水,脚气肿胀。治水肿,腹水,可研末服,若体实者,常配大黄、甘遂、槟榔等;若肾虚水肿,则与杜仲、肉桂、补骨脂等同用,方如天真丹;治脚气肿胀,可用牵牛子制蜜丸服。

(2)用于痰壅咳喘,常与葶苈子、桑白皮、杏仁、厚朴等同用。若痰热壅盛之小儿肺胀喘满,胸高气急,两肋扇动,陷下作坑,两鼻窍张,闷乱嗽咳,声嘎不鸣,痰涎壅塞,俗云马脾风者,须与大黄、槟榔研末服,方如牛黄夺命散。

(3)用于小儿高热惊风,抽搐,面赤引饮,小便黄赤,常配青黛、天竺黄等同用,方如利惊丸。

(4)用于大便秘结,食滞不化,虫积腹痛。治大便秘结,单用或与大黄、槟榔等配用,方如大黄牵牛散;若伴心腹气闷,可加木香、青皮;若宿食不消,宜加莱菔子。治虫积腹痛,常配槟榔、使君子、芜荑等用。

此外,牵牛子还有清热解毒作用,研末撒患处,可治痈疽发背;治风热赤眼,可研末后调葱敷患处。现代临床还用牵牛子治疗癫痫、淋巴结核等,也能取得一定的疗效。

(四)用法用量

内服:煎汤,3～6g;或入丸、散,每次1.5～3g。炒用药性较缓。外用:适量,研末撒敷。

(五)使用注意

孕妇禁服,体质虚弱者慎服。不宜多服、久服。不宜与巴豆、巴豆霜同用。

儿科篇

第九章 新生儿常见疾病

第一节 新生儿窒息

新生儿窒息是指由于产前、产时或产后的各种病因,在生后1分钟内无自主呼吸或未能建立规律呼吸,导致低氧血症和高碳酸血症,若持续存在,可出现代谢性酸中毒。在分娩过程中,胎儿的呼吸和循环系统经历剧烈变化,绝大多数胎儿能够顺利完成这种从子宫内到子宫外环境的转变,从而建立有效的呼吸和循环,保证机体新陈代谢和各器官功能的正常,仅有少数患儿发生窒息。国外文献报道活产婴儿的围生期窒息发生率约为1%～1.5%,而胎龄大于36周仅为5‰。我国多数报道活产婴儿窒息发生率约为5%～10%。

一、病因

窒息的本质是缺氧,凡能造成胎儿或新生儿血氧浓度降低的因素均可引起窒息,一种病因可通过不同途经影响机体,也可多种病因同时作用。新生儿窒息多为产前或产时因素所致,产后因素较少。常见病因如下:

1.孕母因素

①缺氧性疾病:如呼吸衰竭、青紫型先天性心脏病、严重贫血及CO中毒等;②障碍胎盘循环的疾病:如充血性心力衰竭、妊娠高血压综合征、慢性肾炎、失血、休克、糖尿病和感染性疾病等;③其他:孕母吸毒、吸烟或被动吸烟、孕母年龄≥35岁或<16岁、多胎妊娠等,其胎儿窒息发生率增高。

2.胎盘异常

如前置胎盘、胎盘早剥和胎盘功能不全等。

3.脐带异常

如脐带受压、过短、过长致绕颈或绕体、脱垂、扭转或打结等。

4.分娩因素

如难产、高位产钳、臀位、胎头吸引不顺利;产程中麻醉药、镇痛药及催产药使用不当等。

5.胎儿因素

①早产儿、小于胎龄儿、巨大儿等;②各种畸形如后鼻孔闭锁、喉蹼、肺膨胀不全、先天性心脏病及宫内感染所致神经系统受损等;③胎粪吸入致使呼吸道阻塞等。

二、病理生理

大多数新生儿生后 2 秒钟开始呼吸,约 5 秒钟啼哭,10 秒钟～1 分钟出现规律呼吸。若由于上述各种病因导致窒息,则出现一系列病理生理变化。

(一)窒息后细胞损伤

缺氧可导致细胞代谢及功能障碍和结构异常甚至死亡,是细胞损伤从可逆到不可逆的演变过程。不同细胞对缺氧的易感性各异,其中脑细胞最敏感,其次是心肌、肝和肾上腺细胞,而纤维、上皮及骨骼肌细胞对缺氧的耐受性较强。

1.可逆性细胞损伤

细胞所需能量主要由线粒体生成的 ATP 供给。缺氧首先是细胞有氧代谢即线粒体内氧化磷酸化发生障碍,使 ATP 产生减少甚至停止。由于能源缺乏,加之缺氧,导致细胞代谢及功能异常:①葡萄糖无氧酵解增强:无氧酵解使葡萄糖和糖原消耗增加,易出现低血糖;同时也使乳酸增多,引起代谢性酸中毒。②细胞水肿:由于 ATP 缺乏,钠泵主动转运障碍,使钠、水潴留。③钙离子内流增加:由于钙泵主动转运的障碍,使钙向细胞内流动增多。④核蛋白脱落:由于核蛋白从粗面内质网脱落,使蛋白和酶等物质的合成减少。本阶段如能恢复血流灌注和供氧,上述变化可恢复,一般不留后遗症。

2.不可逆性细胞损伤

若窒息持续存在或严重缺氧,将导致不可逆性细胞损伤:①严重的线粒体形态和功能异常:不能进行氧化磷酸化、ATP 产生障碍,线粒体产能过程中断;②细胞膜严重损伤:丧失其屏障和转运功能;③溶酶体破裂:由于溶酶体膜损伤,溶酶体酶扩散到细胞质中,消化细胞内各种成分(自溶)。此阶段即使恢复血流灌注和供氧,上述变化亦不可完全恢复。存活者多遗留不同程度的后遗症。

3.血流再灌注损伤

复苏后,由于血流再灌注可导致细胞内钙超载和氧自由基增加,从而引起细胞的进一步损伤。

(二)窒息发展过程

1.原发性呼吸暂停

当胎儿或新生儿发生低氧血症、高碳酸血症和代谢性酸中毒时,由于儿茶酚胺分泌增加,呼吸和心率增快,机体血流重新分布即选择性血管收缩,使次要的组织和器官(如肺、肠、肾、肌肉、皮肤等)血流量减少,而主要的生命器官(如脑、心肌、肾上腺)的血流量增多,血压增高,心排血量增加。如低氧血症和酸中毒持续存在则出现呼吸停止,称为原发性呼吸暂停。此时肌张力存在,血压仍高,循环尚好,但发绀加重,伴有心率减慢。在此阶段若病因解除,经过清理呼吸道和物理刺激即可恢复自主呼吸。

2.继发性呼吸暂停

若病因未解除,低氧血症持续存在,肺、肠、肾、肌肉和皮肤等血流量严重减少,脑、心肌和肾上腺的血流量也减少,可导致机体各器官功能和形态损伤,如脑和心肌损伤、休克、应激性溃疡等。在原发性呼吸暂停后出现几次喘息样呼吸,继而出现呼吸停止,即所谓的继发性呼吸暂停。此时肌张力消失,苍白,心率和血压持续下降,出现心力衰竭及休克等。此阶段对清理呼吸道和物理刺激无反应,需正压通气方可恢复自主呼吸。否则将死亡,存活者可留有后遗症。

窒息是从原发性呼吸暂停到继发性呼吸暂停的发展过程,但两种呼吸暂停的表现均为无呼吸和心率低于 100 次/分,故临床上难以鉴别,为了不延误抢救时机,对生后无呼吸者都应按继发性呼吸暂停进行处理。

(三)窒息后血液生化和代谢改变

在窒息应激状态时,儿茶酚胺及胰高血糖素释放增加,使早期血糖正常或增高;当缺氧持续,动用糖增加、糖原贮存空虚,出现低血糖症。血游离脂肪酸增加,促进钙离子与蛋白结合而致低钙血症。此外,酸中毒抑制胆红素与清蛋白结合,降低肝内酶的活力而致高间接胆红素血症;由于左心房心钠素分泌增加,造成低钠血症等。

三、临床表现

发生宫内窒息时,首先出现胎动增加、胎心率增加,心率＞160 次/分;然后心率减慢,心率＜100 次/分,由于心律不规则,胎粪排出,羊水污染。

(一)Apgar 评分法

目前临床上多采用 Apgar 评分法来确定新生儿窒息程度,内容包括心率、呼吸、对刺激的反应、肌张力和皮肤颜色等五项,每项 0～2 分,总共 10 分;这样,Apgar 也与上述 5 个英文单词的字头对应。评估标准:评分越高,表示窒息程度越轻;0～3 分为重度窒息(苍白窒息),4～7 分为轻度窒息(青紫窒息),评分 8～10 分为无窒息。Apgar 评分须在生后 1 分钟内就评定,不正常者 5 分钟必须再评分,如仍低于 6 分,神经系统损伤较大,预后较差。

原发性呼吸暂停时肌张力存在,血压仍高,循环尚好,但发绀加重,伴有心率减慢。在此阶段若病因解除,经过清理呼吸道和物理刺激即可恢复自主呼吸。

若低氧血症持续存在,可导致机体各器官功能和形态损伤,如脑和心肌损伤、休克、应激性溃疡等。在原发性呼吸暂停后出现几次喘息样呼吸,继而出现呼吸停止,即所谓的继发性呼吸暂停。此时肌张力消失、苍白、心率和血压持续下降、出现心衰及休克等。此阶段对清理呼吸道和物理刺激无反应,需正压通气方可恢复自主呼吸。否则将死亡,存活者可留有后遗症。当缺氧持续时,出现低血糖症、高间接胆红素血症和低钠血症等。

(二)发展过程

窒息是从原发性呼吸暂停到继发性呼吸暂停的发展过程,但两种呼吸暂停的表现均为无呼吸和心率低于 100 次/分钟。

1.胎儿缺氧

早期有胎动增加(正常≥30 次/12 小时),胎心率≥160 次/分;晚期则胎动减少(＜20 次/12 小时),甚至消失,胎心率＜100 次/分;羊水混有胎粪或皮肤、脐窝及甲床有胎粪痕迹。

2.生后窒息

经过抢救,多数婴儿呼吸很快好转,哭声响亮、皮肤转红、四肢活动。少数严重者常呈休克状态、皮肤苍白、体温低下、四肢发冷、呼吸表浅而不规则、哭声微弱、呻吟、吸气性三凹征。深吸气时前胸隆起,膈肌下移。听诊偶闻及粗大湿啰音或捻发音;叩诊可有浊音、心音有力、心率增快;可闻及轻度收缩期杂音,四肢松弛、可有震颤样动作。

(三)各器官受损表现

窒患儿经复苏,多数能及时恢复呼吸,哭声洪亮,肤色转红。窒息、缺氧缺血造成多器官性损伤,部分患儿可根据窒息的程度发生全身各系统不同的衰竭表现,但发生的频率和程度则常有差异。

1.心血管系统

轻症时有传导系统和心肌受损;严重者出现心源性休克、持续胎儿循环、心肌炎和心力衰竭。

2.呼吸系统

易发生羊水或胎粪吸入综合征,肺出血和持续肺动脉高压,低体重儿常见肺透明膜病、呼吸暂停等。

3.肾脏损害

肾脏损害较多见,可出现血尿、蛋白尿,急性肾功能衰竭时有尿少、血尿素氮及肌酐增高,肾静脉栓塞时可见肉眼血尿。

4.中枢神经系统

中枢神经系统主要是缺氧缺血性脑病和颅内出血。

5.代谢方面

常见低血糖,电解质紊乱如低钠血症和低钙血症等。

6.消化系统

胃肠道有应激性溃疡和坏死性小肠结肠炎等,出现便血等表现。缺氧还导致肝葡萄糖醛酸转移酶活力降低,酸中毒更可抑制胆红素与白蛋白结合而出现严重黄疸。

四、检查

(一)实验室检查

1.血气分析

血气分析为最主要的实验室检查。患儿呼吸治疗时必须测定动脉血氧分压(PaO_2)、二氧化碳分压($PaCO_2$)和 pH 值。发病早期,$PaO_2 < 6.5kPa(50mmHg)$、$PaCO_2 > 8kPa(60mmHg)$,pH<7.20,BE$<-5.0mmol/L$,应考虑低氧血症、高碳酸血症、代谢性酸中毒,经吸氧或辅助通气治疗无改善,可转为气道插管和呼吸机治疗,避免发生严重呼吸衰竭。一般在开始机械通气后 1~3 小时,以及随后 2~3 天的每 12~24 小时,需要检查动脉血气值,以判断病情转归和调节呼吸机参数,以保持合适的通气量和氧供。

2.血清电解质测定

常有血清钾、钠、氯、钙、磷、镁和血糖降低。检测动脉血气、血糖、电解质、血尿素氮和肌酐等生化指标。根据病情需要还可选择性测血糖、血钠、钾、钙等。早期血糖正常或增高,当缺氧持续时,出现血糖下降,血游离脂肪酸增加,低钙血症,间接胆红素增高,血钠降低。

3.PG 和 SP-A

可以作为判断肺成熟的辅助指标,两者在接近出生前偏低,提示肺不成熟。在肺不成熟的胎儿,如果 US、PG、SP-A 均很低,发生 RDS 的危险性非常高。测定气道吸出液或出生后早期胃液的以上指标,也可以辅助判断 RDS 治疗效果及转归。也有研究应用显微镜微泡计数法,检测气道清洗液或胃液中微小气泡与大气泡比例,间接判断内源性肺表面活性物质含量与活性,可有助于床旁快速判断 RDS 疾病程度和治疗效果。

(二)其他辅助检查

1.X 线检查

胸部 X 线可表现为边缘不清,大小不等的斑状阴影,有时可见部分或全部肺不张,灶性肺气肿,类似肺炎改变及胸腔可见积液等。

2.心电图检查

P-R 间期延长,QRS 波增宽,波幅降低,T 波升高,ST 段下降。

3.头颅 B 超或 CT

头颅 B 超或 CT 能发现颅内出血的部位和范围。

4.羊膜镜检

羊膜镜检对宫内缺氧胎儿,可通过羊膜镜了解胎粪污染羊水的程度或在胎头露出宫口时取胎儿头皮血进行血气分析,以估计宫内缺氧程度。

五、诊断及鉴别诊断

(一)诊断

1.临床诊断

根据临床特征诊断,主要有以下几个方面:

(1)新生儿面部与全身皮肤青紫。

(2)呼吸浅表或不规律。

(3)心跳规则,强而有力,心率 80～120 次/分,

(4)对外界刺激有反应,肌肉张力好。

(5)喉反射存在。

(6)具备以上表现为轻度窒息,Apgar 评分 4～7 分。

(7)皮肤苍白,口唇暗紫。

(8)无呼吸或仅有喘息样微弱呼吸。

(9)心跳不规则,心率<80 次/分,且弱。

(10)对外界刺激无反应,肌肉张力松弛。

(11)喉反射消失。

(12)具备 7～11 条为重度窒息,Apgar 评分 0～3 分。

2.窒息程度判定

Apgar 评分是临床评价出生窒息程度的经典而简易的方法,生后 1 分钟评分可区别窒息度,5 分钟以后评分有助于预后判断。

(1)时间:分别于生后 1 分钟和 5 分钟进行常规评分,1 分钟评分与动脉血 pH 相关,但不完全一致,如母亲分娩时用麻醉药或止痛药使新生儿生后呼吸抑制,Apgar 评分虽低,但无宫内缺氧,血气改变相对较轻,若 5 分钟评分低于 8 分,应每分钟评分 1 次,直到连续 2 次评分大于或等于 8 分为止;或继续进行 Apgar 评分直至生后 20 分钟。

(2)Apgar 评分判断:1 分钟 Apgar 评分 8～10 为正常,4～7 分为轻度窒息,0～3 分为重度窒息。

(3)评估的意义:1 分钟评分反映窒息严重程度,5 分钟及 10 分钟评分除反映窒息的严重程度外,还可反映复苏抢救的效果。

(4)注意事项:应客观、快速及准确进行评估;胎龄小的早产儿成熟度低,虽无窒息,但评分较低。

(二)鉴别诊断

(1)新生儿肺透明膜病。

(2)新生儿湿肺。多见于足月剖宫产儿,有宫内窘迫史,常于生后 6 小时内出现呼吸急促和发绀,但患儿一般情况好,约在 2 天内症状消失,两肺可闻及中大湿啰音,呼吸音低,肺部 X 线显示肺纹理增粗,有小片状颗粒或结节状阴影,叶间胸膜或胸腔有积液,也常有肺气肿,然而肺部病变恢复较好,常在 3～4 天内消失。

(3)新生儿吸入综合征。

(4)新生儿食管闭锁。新生儿食管闭锁目前多用 Gross 五型分类:

Ⅰ型:食管闭锁之上下段为两个盲端。

Ⅱ型:食管上段末端与气管相连,下端为目端。

Ⅲ型:食管上段为盲端,下段起始部与气管相通。

Ⅳ型:食管上下两段皆与气管相通。

Ⅴ型:无食管闭锁,但有瘘管与气管相通,由此可见,食管闭锁除Ⅰ型外,其余各型食管与气管均有交通瘘。

当初生婴儿口腔分泌物增多,喂水喂奶后出现呛咳、发绀和窒息时,用硬软适中的导管,经鼻或口腔插入食管,若导管自动返回时,应怀疑本病,但明确诊断必须用碘油作食管造影。

(5)新生儿鼻后孔闭锁:出生后即有严重的吸气困难、发绀、张口或啼哭时则发绀减轻或消失,闭口和吸奶时又有呼吸困难。由于患者喂奶困难以致造成体重不增或严重营养不良,根据上述表现,怀疑本病时可用压舌板把舌根压下,患儿呼吸困难即解除或在维持患儿张口的情况下,用细导管自前鼻孔插入观察能否进入咽部或用听诊器分别对准新生儿的左右鼻孔,听有否空气冲出,亦可用棉花丝放在鼻前孔,观察是否摆动,以判断鼻孔是否通气,也可用少量龙胆紫或美兰自前鼻孔注入,观察可否流至咽部,必要时用碘油滴入鼻腔后作 X 线检查。

(6)新生儿颌下裂,腭裂畸形:婴儿出生时见下颌小,有时伴有裂腭,舌向咽后下垂以致吸气困难,尤其仰卧位呼吸困难显著,呼吸时头向后仰、肋骨凹陷、吸气伴有喘鸣和阵发性青紫,以后则出现胸部畸形和消瘦,有时患儿还伴有其他畸形,如先天性心脏病、马蹄足、并指(趾)、白内障或智力迟缓。

(7)新生儿膈疝:出生后即有呼吸困难及持续和阵发性发绀,同时伴有顽固性呕吐,体检时胸部左侧呼吸运动减弱,叩诊左侧呈鼓音或浊音,听诊呼吸音低远或消失,有时听到肠鸣音,心浊音界及心尖冲动移向右侧,呈舟状腹,X线胸腹透视或照片即能诊断。

(8)先天性喉蹼:出生后哭声微弱、声音嘶哑或失声,吸气时伴有喉鸣及胸部软组织内陷,有时吸气与呼气均有困难,确诊依靠喉镜检查,可直接见喉蹼。

(9)先天性心脏病。

(10)B族溶血性链球菌(GBS)肺炎:可见于早产、近足月和足月新生儿,母亲妊娠后期有感染及羊膜早破史,临床发病特点同早产儿RDS,可以有细菌培养阳性,胸部X线检查表现为肺叶或节段炎症特征及肺泡萎陷征,临床有感染征象,病程1~2周,治疗以出生后最初3天采用联合广谱抗生素,如氨苄西林加庆大霉素,随后应用7~10天氨苄西林或青霉素,剂量要求参考最小抑菌浓度,避免因剂量偏低导致失去作用。

(11)遗传性SP-B缺乏症:遗传性SP-B缺乏症又称为"先天性肺表面活性物质蛋白缺乏症",于1993年在美国发现,目前全世界有100多例经分子生物学技术诊断明确的患儿。发病原因为调控SP-B合成的DNA序列碱基突变,临床上表现为足月出生的小儿出现进行性呼吸困难,经任何治疗干预无效,可以有家族发病倾向。肺病理表现类似早产儿RDS,肺活检发现SP-B蛋白和SP-B mRNA缺乏,并可以伴前SP-C合成与表达的异常,其肺组织病理类似肺泡蛋白沉积症,外源性肺表面活性物质治疗仅能暂时缓解症状,患儿多依赖肺移植,否则多在1岁内死亡。

六、并发症

窒息时缺氧,并非只限心肺,而是全身性的多脏器受损,严重者往往伴有并发症。

(一)脑

缺氧缺血性脑病(HIE)是新生儿窒息后的主要并发症。由于窒息缺氧时血脑屏障受累,血浆蛋白和水分经血管外渗引起脑水肿,肿胀的细胞压迫脑血管,使血流量减少,造成组织缺血加重缺氧,最终导致脑组织神经元坏死。在缺氧时还常伴有高碳酸血症,导致pH下降,脑血管调节功能紊乱,动脉血压降低,引起供血不足,造成脑白质梗死。离心脏最远的脑室周围大脑前、中、后动脉供血终末端的白质如旁矢状区可发生血管梗死、白质软化,故HIE是缺氧、缺血互为因果的病变,临床诊断依据和分度标准为:

(1)具有明确的围生期缺氧史,特别是围生期重度窒息(Apgar评分1分钟<3分,5分钟<6分或经抢救10分钟后始有自主呼吸;或需用气管内插管正压呼吸2分钟以上者)。

(2)生后12小时内出现以下异常神经症状:意识障碍,如过度兴奋(肢体颤抖,睁眼时间长,凝视等)、嗜睡、昏睡甚至昏迷;肢体肌张力改变,如张力减弱、松软;原始反射异常,如拥抱反射过分活跃、减弱或消失,吸吮反射减弱或消失。

(3)病情较重时可有惊厥,应注意新生儿惊厥特点,如面部、肢体不规则、不固定的节律性抽动、眼球凝视、震颤伴有呼吸暂停、面色青紫。

（4）重症病例出现中枢性呼吸衰竭,瞳孔改变、间歇性伸肌张力增强等脑干损伤表现。

（二）心

由于缺氧时影响传导系统和心肌,轻症时房室传导延长,T波变平或倒置,重症时心律不齐或缓慢,常能听到收缩期杂音。酸中毒时心肌收缩力减弱而排血量减少,血压下降,进一步影响了冠状动脉和脑动脉的灌注,最后出现心力衰竭,上海医科大学儿科医院报告窒息后心衰发生率达22.5%,超声心动图见到心房水平右向左分流者是窒息后心衰的重要依据,多普勒测定心排出量则可观察心功能损害程度及其恢复情况。

（三）肺

肺主要表现为呼吸紊乱,在羊水吸入的基础上容易继发肺炎,经过积极复苏者尚需注意气胸,有肺水肿和肺血管痉挛可伴发通气弥散障碍。肺动脉压力增高可促使动脉导管重新开放恢复胎儿循环,加重缺氧可致肺组织受损,出现肺出血。

（四）肝

窒息缺氧可降低胆红素与白蛋白的联结力,使黄疸加深,时间延长,也可因肝脏受损和Ⅱ、Ⅴ、Ⅶ、Ⅸ及Ⅹ等凝血因子的减少而易发DIC。

（五）其他

重度窒患儿肾功能低下易引起低钠血症,胃肠道受血液重新分布的影响易产生坏死性小肠结肠炎,由于无氧代谢糖原消耗剧增,容易出现低血糖,钙调节功能减弱,易发生低血钙。

七、治疗

复苏必须分秒必争,由产科、儿科医生合作进行。

（一）复苏方案

采用国际公认的ABCDE复苏方案:A(airway,清理呼吸道)、B(breathing,建立呼吸)、C(circulation,恢复循环)、D(drugs,药物治疗)、E(evaluation and environment,评估和保温),其中评估和保温(E)贯穿于整个复苏过程中。

执行ABCD每一步骤的前后,应对评价指标即呼吸,心率(计数6秒心率然后乘10)和皮肤颜色进行评估,根据评估结果做出决定,执行下一步复苏措施,即应遵循:评估→决定→操作→再评估→再决定→再操作,如此循环往复,直到完成复苏。

严格按照A→B→C→D步骤进行复苏,其顺序不能颠倒,大多数经过A和B步骤即可复苏,少数则需要A,B及C步骤,仅极少数需要A,B,C及D步骤才可复苏,复苏过程中应用纯氧,也有用空气进行正压通气复苏成功的报道,复苏过程中应注意下述几点:

（1）清理呼吸道和触觉刺激后30秒仍无自主呼吸,应视为继发性呼吸暂停,即刻改用正压通气。

（2）复苏过程中禁用呼吸兴奋剂。

（3）复苏过程中禁用高张葡萄糖,因为应激时血糖已升高,给予高张葡萄糖可增加颅内出血发生的机会,同时糖的无氧酵解增加,加重代谢性酸中毒。

（4）通气改善前不用碳酸氢钠，避免 CO_2 产生增多，加重呼吸性酸中毒。

（二）复苏步骤

将出生新生儿置于预热的自控式开放式抢救台上，设置腹壁温度为 36.5℃，用温热毛巾揩干头部及全身，以减少散热；摆好体位，肩部以布卷垫高 2～3cm，使颈部轻微仰伸，然后进行复苏。

1.清理呼吸道（A）

清理呼吸道，如羊水清或稍浑浊，应立即吸净口和鼻腔的黏液，因鼻腔较敏感，受刺激后易触发呼吸，故应先吸口腔，后吸鼻腔，如羊水混有较多胎粪，于肩娩出前即开始吸净口腔和鼻腔，在肩娩出后，接生者双手紧抱其胸部，复苏者应立即气管插管，吸净气道内的胎粪，然后再建立呼吸。

2.建立呼吸（B）

建立呼吸包括触觉刺激和正压通气。

（1）触觉刺激：清理呼吸道后拍打或弹足底 1～2 次或沿长轴快速摩擦腰背皮肤 1～2 次，（切忌不要超过 2 次或粗暴拍打），如出现正常呼吸，心率＞100 次/分，肤色红润可继续观察。

（2）正压通气：触觉刺激后无规律呼吸建立或心率＜100 次/分，应用面罩正压通气，通气频率 40～60 次/分，吸呼比 1：2，压力 20～40cmH₂O，即可见胸廓扩张和听诊呼吸音正常为宜，面罩正压通气 30 秒后，如无规律呼吸或心率＜100 次/分，需进行气管插管，进行复苏气囊正压通气，其频率、吸呼比及压力同面罩正压通气。

3.恢复循环（C）

恢复循环即胸外心脏按压，如气管插管正压通气 30 秒后，心率＜60 次/分或心率在 60～80 次/分不再增加，应在继续正压通气的条件下，同时进行胸外心脏按压，其机制为：胸骨受双指法压，直接使心室射血、停止按压、静脉血流入心脏，即心泵机制。胸骨受压，胸膜腔内压增加、肺循环血经左心流向体循环、停止按压、胸膜腔内压减低，腔静脉血经右心流向肺循环，即胸泵机制，胸外心脏按压主要为胸泵机制，此方法是用双拇指或中示指按压胸骨体下 1/3 处，频率为 120 次/分（每按压 3 次，正压通气 1 次），按压深度为 1.5～2cm，按压或抬起过程中，双拇指或中四指指端不能离开胸骨按压部位，也不宜用力过大以免损伤。

4.药物治疗（D）

目的是改善心脏功能，增加组织灌流和恢复酸碱平衡。

（1）肾上腺素

①作用：可直接兴奋心肌起搏组织和传导系统的 β 受体，使心率加快、心排出量增加，同时兴奋血管 α 受体，使血管收缩、血压增高。

②指征：在保证通气的条件下，有代谢性酸中毒存在的证据（临床表现或血气分析证实）。

③方法：如无血气分析结果，可给予 5％碳酸氢钠 3～5mL/kg，加等量 5％葡萄糖液后缓慢（＞5 分钟）输入；若有血气分析结果，可根据公式：5％碳酸氢钠量（mL）＝BE 值×体重（kg）×0.5，先给半量。

④疗效：若心率≥100 次/分，提示效果良好。

（2）多巴胺

①作用：主要是兴奋心脏 β 受体，小剂量[$1\sim2\mu g/(kg\cdot min)$]可扩张脑、肾、肠系膜和冠状血管，对心脏无明显作用；中等剂量[$2\sim10\mu g,(kg\cdot min)$]直接兴奋心脏 β 受体，使心率加快、心排出量增加；大剂量[$>10\mu g,(kg\cdot min)$]兴奋血管 α 受体，使血管收缩，血压增高。

②指征：应用肾上腺素、扩容剂和碳酸氢钠后，仍有循环不良者。

③方法：开始剂量为 $2\sim5\mu g/(kg\cdot min)$，以后根据病情可增加剂量，最大剂量为 $15\sim20\mu g/(kg\cdot min)$ 连续静脉点滴（其半衰期极短）。

④疗效：有效者血压增加，心率稳定（有时可出现心动过速）。

（3）纳洛酮

①作用：纳洛酮是半合成吗啡拮抗药，阻断吗啡样物质与其受体结合，从而拮抗所有吗啡类镇痛药的呼吸抑制、缩瞳、胆总管痉挛及致幻作用，并降低镇痛效应，半衰期为 $1\sim1.5$ 小时，无习惯性和成瘾性，无明显不良反应。

②指征：生后有呼吸抑制表现，其母亲产前 4 小时内用过吗啡类麻醉镇痛药者。

③方法：应给予纳洛酮，每次 $0.1mg/kg$，静脉或肌内注射或气管内注入，均应快速输入。

④疗效：有效者自主呼吸恢复，如呼吸抑制重复出现，可反复给药。

5.复苏后的监护与转运（E）

复苏后需监测肤色、体温、呼吸、心率、血压、尿量、血气、血糖和电解质等，如并发症严重，需转运到 NICU 治疗，转运中需注意保温，监护生命指标和予以必要的治疗。

第二节　新生儿呼吸窘迫综合征

新生儿呼吸窘迫综合征（RDS），也称为肺透明膜病（HMD）。主要发生在早产儿，尤其是胎龄小于 $32\sim33$ 周。其基本特点为肺发育不成熟、肺表面活性物质缺乏而导致的肺泡不张、肺液转运障碍、肺毛细血管-肺泡间高通透性渗出性病变。以机械通气和肺表面活性物质替代疗法治疗为主的呼吸治疗和危重监护技术，已经能够使 90% 以上的 RDS 患儿存活。

一、临床流行病学

RDS 主要发生在早产儿，其发生率和严重程度与胎龄及出生体重呈反比。2006 年，EuroNeoStat 的数据显示 RDS 发病率在胎龄 $23\sim25$ 周早产儿为 91%，$26\sim27$ 周 88%，$28\sim29$ 周 74%，$30\sim31$ 周 52%。RDS 发病率占所有新生儿的 1%，尤其多见于胎龄 32 周以下的早产儿。美国资料显示，在胎龄 29 周内出生的早产儿中 RDS 的发病率可以高达 60%，但在胎龄 40 周时基本不发生。发生 RDS 的高危因素包括男性、双胎，前一胎有 RDS 病史、母亲患糖尿病、剖宫产且无产程发动等。低龄怀孕、孕期吸烟、吸毒、药物、妊娠高血压等也与 RDS 发生相关。羊膜早破（分娩前 $24\sim48$ 小时）则会降低 RDS 发生的危险性，可能为胎儿处于应激下，肾上腺激素分泌，促进了肺成熟；但一般认为胎儿宫内窒迫与 RDS 的发生没有直接关系，但会影响到早产儿生后早期的呼吸适应,如呼吸费力和肺液清除延缓等,其发生可以达50%。肺表面活性物质可以降低RDS病死率。Curosurf(固尔苏)临床研究中对照组病死率为50%,治疗组为30%,使RDS净存活率提高20%。20世纪90年代初的临床研究表明,肺表面活性物质治疗使RDS的生存率提高到75%,在多剂量治疗时可以提高到80%~90%。美国在20世纪80年代末开始常规应用肺表面活性物质治疗RDS,在1989—1990年间1岁以下婴儿病死率由8.5%下降为6.3%,主要为RDS死亡率的下降。

二、病因及发病机制

(1)因肺发育不成熟,过低的表面活性物质使肺泡气液界面表面张力升高,肺泡萎陷,使功能余气量下降,肺顺应性曲线下移,顺应性下降,无效腔通气,呼吸做功显著增加,能量耗竭,导致全身脏器功能衰竭。

(2)不成熟肺的肺泡数量和通气面积太少,肺泡间隔宽,气体弥散和交换严重不足。

(3)呼气末肺泡萎陷,通气困难,出现低氧血症,使肺泡上皮细胞合成表面活性物质能力下降。

(4)持续低氧导致肺血管痉挛,出现肺动脉高压,肺血流减少,肺外右向左分流,肺内动静脉分流,使通气-灌流比例失调,影响气血交换。

(5)持续低氧和酸中毒可以造成心肌损害,心排血量下降,全身性低血压、低灌流,最后出现以呼吸衰竭为主的多脏器衰竭。

三、病理组织学

大体解剖时,肺多为实变,外观显暗红色,水中下沉。机械通气后的肺泡可以局部扩张,未经机械通气的RDS患儿肺主要表现为不张、充血和水肿。显微镜下肺泡萎陷,上皮细胞多立方状、少扁平状,肺泡间隔宽、充气少,细小支气管、肺泡导管和肺泡扩张,上皮细胞脱落坏死,有呈嗜伊红色膜内衬,为透明膜形成。已经通过气的肺则主要为小气道损伤,为肺泡不张的继发性改变。肺微血管和毛细血管中可以有血栓形成、出血。

四、病理生理

由于肺表面活性物质的分泌合成作用下降,肺表面活性物质再循环途径的阻断或者因肺泡腔内液体过多(转运障碍、高渗出),均可以使肺表面活性物质不足。病理性渗出液含大量血浆蛋白,在肺泡腔内干扰和抑制肺表面活性物质功能。出生时吸入、肺炎、肺发育不良、肺出血以及窒息缺氧性损害等出生早期病况均可与上述病理生理相关。早产儿肺内肺表面活性物质的磷脂总量只有足月儿的10%~30%或更低,且缺乏SP-A、B、C等主要肺表面活性物质蛋白,因而在数量和质量上均劣于足月儿,是发生RDS的主要原因。应用外源性肺表面活性物质制剂可以迅速提高肺内的肺表面活性物质含量。将肺表面活性物质经气道滴入RDS患儿肺内后,肺表面活性物质磷脂会立即被肺泡上皮细胞摄取,并逐渐强化内源性肺表面活性物质的功能活性,特别是促使SP-A、B、C的合成分泌。这一过程与用药后的临床反应和转归密切相关。

五、临床表现

主要表现为突发性、进行性呼吸窘迫、气促、发绀,常伴有烦躁、焦虑表情、出汗等,其呼吸窘迫的特点不能用通常的疗法使之改善,亦不能用其他原发心肺疾病(如气胸、肺气肿、肺不张、肺炎、心力衰竭)解释。

六、辅助检查

(一)实验室检查

1.生化方法

一般采用薄层层析法(TLC),在孕末期(3rdtrimaster)的开始 PC 和 S 的量约相等,至胎龄 34 周时 PC 迅速增加,而 S 却相对稳定或略减少,因此 L/S 比值升高,此后不久(约胎龄 35 周时)开始出现 PG,一旦出现即迅速上升,因此胎龄 34~36 周是实验检查的最佳阶段。

(1)L/S 比值:L/S≥表示"肺成熟",1.5~2 表示过渡值或可疑,<1.5 表示"肺未成熟"。羊水如胎粪污染不严重或系从阴道流出,对检测值影响不大,糖尿病孕妇的 L/S 值常偏高,有时虽>2,但婴儿仍可发生 RDS,因此对糖尿病孕妇不能单靠一种检查,需和其他检查结果(如 PG)相互对照,更为可靠。

(2)PG:PG 在 PS 中达到 3% 时薄层层析即可表达,只要有 PG 存在即表示"肺已成熟",它的敏感性很高,但特异性较差(约 75%)。

(3)DPPC 值:测定值>500mg/dL 时表示肺已成熟,但约有 10% 的受检者虽 DPPC 已达 500~1000mg/dL,仍发生 NRDS。

2.泡沫法

泡沫法属于生物物理测定方法,原理是 PS 有助于泡沫的形成和稳定,而纯酒精则阻止泡沫的形成。方法:取羊水或支气管分泌物 0.5~1.0mL,加等量 95% 酒精,用力摇荡 15 秒,静立 15 分钟后观察试管液面周围泡沫的形成,无泡沫为(一),≤1/3 试管周有小泡沫为(+),>1/3 试管周至整个试管周有一层小泡沫(++),试管上部有泡沫层为(+++),(一)表示 PS 少,可诊断为缺乏征(+)或(++)为可疑,(+++)表示 PS 多,本方法为泡沫法中的一管法,还可用 4 个试管做泡沫法。

3.胃液振荡试验

胃液 1mL 加 95% 酒精 1mL,振荡 15 秒后静置 15 分钟,如果沿管壁仍有一圈泡沫为阳性,可初步除外 HMD,阴性则提示本病,假阳性只有 1%,但假阴性可达 10%,抽胃液时间越晚,假阴性越多,因羊水已进入肠道。

4.血液检查

血 pH 值,PaO_2,HCO_3^- 降低而 PCO_2,BE 增高,呈代谢性酸中毒,血钾早期常增高,恢复期利尿后可降低。

(二)X 线检查

肺部 X 线检查应在用正压呼吸前进行,否则萎陷不久的肺泡可以重新张开使胸片无阳性表现,显示 RDSN 早期的肺部网状细颗粒影和后期的毛玻璃状(白肺)征象,以及相对增强的支气管充气征,伴早产儿胸廓和肺容积偏小特征,按病情轻重可分四级:

1.第一级表现

第一级表现为细粟粒状毛玻璃样阴影,两肺透亮度减低。

2.第二级表现

第二级表现除粟粒阴影外可见超出心影的空支气管影。

3.第三级表现

第三级表现除上述影像外,心缘与膈缘模糊。

4.第四级表现

第四级表现为广泛的白色阴影称"白色肺",其中有黑色的秃叶树枝状空支气管树影由肺门向外周放射伸展至末梢气道,形成"支气管充气征",用高压氧通入肺内,X 线变化可获改善。

七、诊断及鉴别诊断

(一)诊断

根据病史、临床症状和辅助检查资料可以诊断。

(二)鉴别诊断

1.B 族 β 溶血性链球菌感染

宫内或娩出过程中感染的 B 族溶血性链球菌肺炎或败血症极似肺透明膜病,不易区别。如孕妇有羊膜早破史或妊娠后期的感染史需考虑婴儿有发生 B 族 β 溶血性链球菌感染的可能,及时采血作培养以资鉴别,在诊断未明确前宜当作感染性疾病治疗,给青霉素。

2.湿肺

湿肺多见于足月儿,症状轻、病程短,不易和轻型肺透明膜病区别,但湿肺的 X 线表现不同,可资鉴别。

3.颅内出血

缺氧引起的颅内出血多见于早产儿,表现呼吸抑制和不规则,伴呼吸暂停。发生 NRDS 后因缺氧也可引起颅内出血,颅内 B 超检查可做出颅内出血的诊断。

4.横膈神经的损伤

横膈神经的损伤(或横膈运动功能不正常)及膈疝,都可出现呼吸困难,但心肺体征和 X 线表现可资鉴别。

八、并发症

肺透明膜病的并发症多发生在氧气治疗过程中或在治疗后的恢复期,重症常并发肺动脉高压,呼吸与心力衰竭。

(一)气漏

由于肺泡壁的损伤,气体溢至肺间质或由于机械通气时吸气峰压或平均气道压(MAP)过高引起间质性肺气肿、气体沿血管至纵隔、引起纵隔气肿、间质气肿也可引起气胸、气漏时呼吸更为困难。

（二）氧中毒

当吸入氧浓度（FiO_2）过高或供氧时间过长，可能发生氧中毒、以支气管肺发育不良（BPD）和眼晶体后纤维增生最常见，前者为肺本身病变，使呼吸机不易撤除，后者表现晶体后视网膜增生或视网膜剥离，使视力减退，甚至失明。

（三）恢复期的动脉导管开放

本症经机械呼吸和供氧治疗后，在恢复期约 30％ 病例出现动脉导管未闭，早产儿动脉导管的组织未成熟，不能自发关闭。但在肺透明膜病的早期肺血管阻力增加，不但不发生左向右分流，有时却相反发生右向左分流，至恢复期肺血管阻力下降，即可出现左向右分流。此时，因肺动脉血流增加而致肺水肿，出现间歇性呼吸暂停和充血性心力衰竭，甚至危及生命。在心前区胸骨左缘可听到收缩期杂音，以第 2～3 肋间最响，如肺血管阻力下降幅度大，甚至可出现连续性杂音，胸部 X 线片显示心脏影扩大，肺野充血，B 型超声心动图可直接探得未闭的动脉导管。

九、治疗

（一）一般治疗

1.保温

放置在自控式暖箱内或辐射式抢救台上，保持皮肤温度在 36.5℃。

2.监测

体温、呼吸、心率、血压和血气。

3.保证液体和营养供给

第 1d/5％ 或 10％ 葡萄糖液 65～75mL/（kg·d）以后逐渐增加到 120～150mL/（kg·d）并补充电解质，病情好转后改为经口喂养，热能不足使辅以部分静脉营养。

4.纠正酸中毒。

5.关闭动脉导管

应严格限制入液量，并给予利尿剂，如仍不关闭者，可静脉注射吲哚美辛、剂量为每次 mg/kg，首次用药后 12 小时、36 小时各用 1 次，共 3 次。其机理为：前列腺素 E 是胎儿及生后初期维持动脉导管开放的重要物质，而前列腺素合成酶抑制剂（吲哚美辛）可减少前列腺素 E 的合成。有助于导管关闭。用药物无效时可考虑手术结扎。

6.抗生素

根据肺内继发感染的病原菌（细菌培养和药敏）应用相应抗生素治疗。

（二）氧疗和辅助通气

1.吸氧

根据发绀程度选用鼻导管、面罩或头罩吸氧，因早产儿易发生氧中毒，故以维持 PaO_2 50～70mmHg（6.7～9.3kPa）和 $TcSO_2$ 85％～92％ 为宜。

2.持续呼吸道正压及常频机械通气。

3.其他

近年大样本、多中心的研究表明当 CMV 治疗难以奏效时,改用高频振荡或高频喷射呼吸机,可减少常频呼吸机的副作用,以取得较好的疗效。ECMO 对呼吸机治疗无效的病例有一定疗效。

(三)PS 替代疗法

可明显降低 RDS 病死率及气胸发生率,同时可改善肺顺应性和通换气功能,降低呼吸机参数,PS 目前已常规用于预防或治疗 RDS。

1.PS

PS 包括天然、半合成及人工合成三种。

2.使用方法

一旦确诊应尽早使用(生后 24 小时内),经气管插管分别取仰卧位、右侧卧位、左侧卧位和再仰卧位各 1/4 量缓慢注入气道内,每次注入后应用复苏囊加压通气 1～2 分钟,PS 制剂不同,其剂量及间隔给药时间各异,视病情予以 2～4 次。

第三节　新生儿胎粪吸入综合征

胎粪吸入综合征(MAS)也称为胎粪吸入性肺炎,多见于足月儿和过期产儿。胎粪最早可见于 32 周早产儿,但一般在 38 周后出生的新生儿为明显;自出生后第一天排泄出,胎粪为墨绿色、无味、黏稠的肠道排泄物,由胎儿消化道和皮肤脱落细胞、分泌物、胎脂等组成,不含细菌。在胎儿接近成熟时,胎粪可以受肠道蠕动作用,在副交感神经和肠动素影响下,排出到羊水中。胎儿在宫内的呼吸运动,在促使肺液分泌时,也可以将胎粪污染的羊水吸入气道和肺内。在脐带受压、胎儿窘迫、低氧血症、分娩时窒息等病理条件下,胎儿出现肛门括约肌松弛及强烈呼吸运动,可以将胎粪污染的羊水大量吸入。

一、临床流行病学

胎粪污染羊水可见于 1/10～1/4 的活产足月和过期产新生婴儿,其中约 1/3 可以出现临床呼吸困难的症状。发生严重呼吸衰竭、依赖气道插管和机械通气者仅占小部分。中国香港资料显示胎粪污染羊水占 13％的活产婴儿,其中 12％诊断为 MAS,依赖气道插管和机械通气者占 MAS 的 15％或者为胎粪污染羊水活产婴儿的 1.4％。发生 MAS 危险性随胎龄而增大,在胎龄 37 周为 2％,但到 42 周时可以高达 44％。

二、病因和病理生理学

大量羊水胎粪吸入可以在产程未发动时、产程启动和分娩阶段。一般认为 MAS 与胎儿宫内窘迫相关,但目前资料并不完全支持。胎儿心率变化、Apgar 评分、胎儿头皮血 pH 等指标与羊水胎粪污染并不相关。但根据 MAS 随胎龄危险性增高看,提示宫内胎粪排出与胎儿副交感神经发育成熟及对于脐带受压迫后的反射性调节有关,而且胎粪排出也反映了胎儿消化道的发育成熟带来的自然现象。在胎儿受到刺激时(受挤压、脐带纽结、窒息、酸中毒等),胎儿肛门括约肌松弛并排出胎粪入羊水中,同时反射性开始深呼吸,将污染的羊水及胎粪吸入气道和肺内。由于正常情况下,肺内分泌液保持肺液向羊膜囊流动,胎儿宫内呼吸运动的实际幅度非常小,即使出现少量胎粪进入羊水并不会被大量吸入肺内。但在妊娠后期随羊水减少、产程发动开始刺激胎儿等因素,可能表现为胎儿出现窘迫的征象。

进入气道的胎粪颗粒可以完全阻塞支气管,导致肺叶或肺段不张。当气道部分阻塞时,因气道压力高,使气体进入外周肺泡较容易,而排出气体压力较低,使气道部分阻塞成为完全阻塞,外周肺泡气体滞留导致肺气肿。肺组织过度膨胀时表现为肋间饱满、下压横膈等征象。在大小气道内的胎粪,可以刺激黏膜,产生炎症反应和化学性肺炎。出生后复苏抢救时,如果气道内的胎粪没有及时吸引清除,会逐渐向小气道及外周肺组织内移动,进入肺泡的胎粪则可以抑制肺表面活性物质,导致局部肺泡萎陷。肺部在以上原因的综合影响下,通气和换气功能出现障碍,表现为持续低氧血症、高二氧化碳血症和酸中毒等,严重时出现肺动脉高压。进入肺泡的胎粪颗粒可以立即被肺泡巨噬细胞吞噬和消化。

由于 MAS 往往伴有产前、产时和产后的缺氧,可能在生后早期肺部的病理损伤方面起更大的影响。气道和肺泡上皮细胞可以因缺氧而变性、坏死、脱落,肺泡内有大量渗出和透明膜形成。

三、临床表现

(一)吸入混有胎粪的羊水

吸入混有胎粪的羊水是诊断的必要条件:

(1)分娩时可见羊水胎粪污染。

(2)患儿生后见皮肤有胎粪污染的痕迹,指(趾)甲、脐带呈黄、绿色。

(3)口鼻腔吸引物中含有胎粪。

(4)气管插管时声门处或气管内吸引物可见胎粪。

(二)呼吸系统表现

早期呼吸系统表现常是肺液吸收延迟伴肺血管阻力增高而非胎粪吸入本身所致。此后逐渐出现呼吸道梗阻的症状和体征,但症状轻重与吸入羊水的性质(混悬液或块状胎粪等)和量的多少密切相关。如吸入少量或混合均匀的羊水,可无症状或症状较轻;如吸入大量或黏稠胎粪者,可致死胎或出生后不久即死亡。患儿常于出生后建立自主呼吸后不久即出现呼吸窘迫,表现为呼吸急促、浅快(通常>60 次/分)、青紫、鼻翼扇动和吸气性三凹征等,少数患儿也可出现呼气性呻吟。当气体滞留于肺部时,因肺部过度充气可见胸廓前后径增加呈桶状胸,查体早期可闻及粗湿啰音或鼾音,之后可出现中、细湿啰音。如呼吸困难突然加重,持续烦躁不安,青紫明显,听诊呼吸音明显减弱,心音低钝,应警惕气胸可能,需及时复查胸片。上述症状和体征于出生后 12~24 小时随胎粪进一步吸入远端气道而更为明显。由于胎粪最终需通过吞噬细胞清除,患儿呼吸困难表现常持续至出生后数天至数周,多数于 7~10 天恢复。

（三）PPHN

重症 MAS 患儿常并发 PPHN,发生率为 15%～20%,常发生于出生后 24 小时内。有文献报道,PPHN 患儿中,约 75% 的原发病为 MAS。PPHN 主要表现为全身性、持续性发绀,严重低氧血症,其特点为当 $FiO_2>0.6$,发绀仍不能缓解;哭闹、哺乳或躁动时发绀加重;发绀程度与肺部体征不平行(发绀重,体征轻),部分患儿胸骨左缘第 2 肋间可闻及收缩期杂音,为二尖瓣或三尖瓣反流所致,严重者可出现休克和心力衰竭,心功能不全时可闻及奔马律、末梢循环灌注不良及血压下降等。

PPHN 临床表现类似青紫型先天性心脏病或严重肺部疾病所导致的发绀,可行以下试验进行鉴别:

1.高氧试验

吸入纯氧 15 分钟,如动脉氧分压 PaO_2 或经皮血氧饱和度($TcSO_2$)较前明显增加,且呼吸困难程度较明显,有辅助呼吸肌活动及肺部体征和胸片改变等,提示为肺实质病变;PPHN 和青紫型先天性心脏病则无明显改善。

2.动脉导管前、后血氧差异试验

同时取动脉导管前(右桡或颞动脉)和动脉导管后(左桡、脐或下肢动脉)的血标本,若动脉导管前、后 PaO_2 差值>15mmHg(2kPa)或 $TcSO_2$ 差值>10%,表明动脉导管水平存在右向左分流。若无差值也不能除外 PPHN,因为也可有卵圆孔水平的右向左分流。

3.高氧-高通气试验

经气管插管纯氧复苏囊或呼吸机通气,频率为 60～80 次/分,通气为 10～15 分钟,使动脉二氧化碳分压下降至 25～30mmHg($PaCO_2$),血 pH 上升至 7.45～7.55,若 PaO_2 较通气前>30mmHg(4kPa)或 $TcSO_2$>8%,则提示 PPHN 存在,因为肺血管扩张,阻力降低,右向左分流逆转,PaO_2 上升,可作为 PPHN 的诊断试验,但高通气因需要较高吸气峰压,有时会导致肺气压伤,故目前较少应用。而青紫型先天性心脏病常有心脏增大,脉搏细弱,上下肢血压及脉搏有差异,可有肺水肿表现,高氧或高氧-高通气试验均不能使 PaO_2 升高,PaO_2 持续<40mmHg,胸片及超声心动图可以协助诊断。

因此,足月儿或过期产儿有围生期窒息、胎粪吸入史,如于出生后数小时内出现严重全身性发绀,呼吸增快,发绀程度与肺部体征不平行时应高度警惕 PPHN,需行超声心动图检查。

（四）其他

出生时有严重窒息者可有皮肤苍白和肌张力低下,由于严重缺氧可造成心功能不全、心率减慢、末梢循环灌注不足及休克表现。此外,严重 MAS 可并发红细胞增多症、低血糖、缺氧缺血性脑病(HIE)、多器官功能障碍及肺出血等。

四、辅助检查

（一）实验室检查

动脉血气分析显示 pH 下降(代酸或混合性酸中毒)、低氧血症、高碳酸血症;还应行血常规、CRP、血糖、血钙及相应血生化检查,气管内吸引物及血液的细菌学培养。

（二）X线检查

轻型：肺纹理增粗，轻度肺气肿，横膈轻度下降，心影正常，诊断需结合病史及临床。

中型：肺野有密度增加的粗颗粒状阴影或片状、团块状、云絮状阴影；或有节段性肺不张及透亮充气区，心影常缩小。

重型：双肺有广泛粗颗粒状阴影或斑片状阴影及肺气肿征象，有时可见大片肺不张和炎症融合形成大片状阴影，继发性肺损伤或继发性 PS 缺乏所致的肺萎陷，常并发纵膈气肿、气胸等气漏；由于围生期缺氧，心影可增大。上述 X 线片表现在出生后 12～24 小时更为明显。临床统计发现，部分 MAS 患儿胸片改变与临床表现的严重程度没有一致性，即胸片严重异常者症状却很轻，胸片轻度异常或基本正常，症状反而很重，需警惕 PPHN 的可能。

（三）超声心动图

如低氧血症很明显，与肺部病变或呼吸困难的程度不成比例时，需行超声心动图检查，发现有心脏卵圆孔或（和）动脉导管水平的右向左分流，有助于 PPHN 的诊断。

五、诊断

(1)根据足月儿或过期产儿，有宫内窘迫或出生窒息史，Apgar 评分常＜6 分。

(2)有羊水胎粪污染的证据，轻者呈黄色或绿色，重者呈深绿色或墨绿色；新生儿娩出后指（趾）甲、脐带、皮肤被胎粪浸泡而发黄，气管内吸出胎粪。

(3)出生后早期出现呼吸困难、三凹征。

(4)有典型的胸片表现，并发肺气肿者胸廓隆起呈桶状胸，呼吸音减低或有啰音，严重病例伴有气漏。

如患儿胎龄小于 34 周或羊水清澈时，胎粪吸入可能性小。

六、鉴别诊断

（一）新生儿感染性肺炎

MAS 在出生后即出现临床症状，应与早发性感染性肺炎相鉴别。原发性感染性肺炎如在出生后早期（一般指＜3 天）发病，常为先天或经产道感染所致，多于出生时即有感染征象。肺部感染经胎盘血行获得时，母亲常有相应的感染病史和临床表现，常见病原体有梅毒、李斯特菌、病毒等；肺部感染经产道获得时，为上行性感染，母亲可有羊膜炎病史，有发热、羊水混浊并有臭味，病原体常为衣原体、B 组溶血性链球菌（GBS）、大肠埃希菌等，也可由病毒引起。新生儿早发性感染性肺炎可有感染的临床表现及相关的实验室检查证据；胎盘血行获得的感染性肺炎胸片表现为弥漫均一的肺密度增加，而经产道获得的上行性感染时则表现似支气管肺炎。

MAS 发生继发性感染时应与原发性感染肺炎鉴别。患儿有 MAS 的典型病史和临床表现，在并发感染时原有的症状加重，胸片可见斑片影或渗出等；在呼吸机辅助通气下可见氧需要量增加、呼吸道分泌物增多等。通过痰培养可明确感染的病原菌以指导治疗。

（二）足月儿呼吸窘迫综合征

足月儿 RDS 可见于母亲宫缩尚未发动而进行的选择性剖宫产儿。近年来由于选择性剖宫产的增加而导致发病率增加。患儿常无羊水胎粪污染的证据,临床表现与早产儿 PS 缺乏的 RDS 相同,X 线片有典型的 RDS 表现,但临床症状可能更重,并发 PPHN 的机会也更多。对于选择性剖宫产的足月儿,出生后早期发生呼吸困难时应警惕该病的发生可能。

七、治疗

(一)MAS 的预防

近年 MAS 发生率降低与过期产儿的减少、对异常胎心的监测管理及低 Apgar 评分的新生儿数量减少有关。

1.产前阶段

14 个多中心随机对照试验 Meta 分析显示对妊娠 41 周或超过 41 周的孕妇进行选择性催产能显著降低 MAS 的发生率,同时新生儿死亡率也明显下降。对母亲有胎盘功能不全、先兆子痫、高血压、慢性心肺疾病和过期产等,应密切进行产程的监护,必要时进行胎儿头皮血 pH 监测。

2.产时胎儿监测

产时监测推荐用于监测胎儿早期缺氧征兆(MAS 的一个高危因素)。没有证据显示电子胎心率监测或胎儿血气酸碱评估能减少胎儿或新生儿 MAS 的发生率或死亡率。胎儿头皮 pH 监测及胎儿脉氧测定能有助于判定分娩时间,可减少 MSAF 及 MAS 的发生率。

3.羊膜腔内灌注

产妇分娩时并发羊水过少和羊水含黏稠胎粪时可采用经子宫颈生理盐水羊膜腔注射,以减少胎儿窒迫和胎粪吸入。由于经生理盐水羊膜腔注射后黏稠胎粪被稀释,能减少机械性及炎症性损伤;此外,羊膜腔内灌注还能缓冲脐带,纠正脐带受压避免胎儿酸中毒。该方法在 20 世纪 80～90 年代开始应用,目的是预防羊水胎粪污染进展为 MAS,然而近年来的临床观察并未显示对预防 MAS 有效,相反,生理盐水羊膜腔注射可使胎儿心律失常及新生儿感染的机会增加,因此,目前不推荐采用羊膜腔内灌注用于预防 MAS。

4.分娩时吸引

过去推荐在分娩中见 MSAF 时,应在头部娩出而胎肩和胸尚未娩出前以洗耳球或 De Lee 管清理口咽及鼻部胎粪。但在一个 2514 例 MSAF 足月儿的大型多中心 RCT 研究中发现,分娩时对口咽部进行吸引组与未吸引组比较,MAS 的发生率、死亡率、需要机械通气的例数及需氧时间并无差异。

5.分娩后鼻咽部吸引

多个随机对照研究 Meta 系统评价均显示对有活力新生儿(包括心率＞100 次/分,有自主呼吸和肌张力正常)进行鼻咽部吸引,并未减少 MAS 发生率。美国儿科学会和美国心脏协会制定的 2015 年最新《新生儿窒息复苏指南》中指出,羊水粪染并表现出无活力(肌张力低、呼吸较差)的新生儿,应放置在辐射台上启动初步复苏步骤,如果处理后新生儿无呼吸或心率＜100 次/分,则开始正压通气(PPV);如果新生儿有活力,自主呼吸及肌张力好,仅需要常规护理,然后和母亲在一起。常规气管插管气管内胎粪吸引因缺乏足够证据,不再推荐(无论有无活力)。但是我国的新生儿复苏指南(2016 年北京修订)根据我国国情和实践经验指出,当羊水有胎粪污染时,仍首先评估新生儿有无活力(指有自主呼吸,心率＞100 次/分,有自主活动或四肢屈曲),有活力时,继续初步复苏;无活力时,应在 20 秒内完成气管插管及胎粪吸引管吸引胎粪。如果不具备气管插管条件,而新生儿无活力时,应快速清理口鼻后立即开始正压通气。

(二)MAS 治疗

1.一般处理及监护

应注意保温,保持中性环境温度(＜7 天的裸体足月儿的环境温度为 31～33℃)。对 MAS 患儿应密切监护,观察呼吸系统症状和体征,并进行血氧监测,及时处理低氧血症,减少不必要的刺激,同时监测血糖、血钙等,发现异常均应及时纠正。对严重窒息者应密切监测血压,当有低血压、灌注不良或心排血量不足等表现时,可使用生理盐水扩容,必要时使用血浆或 5％白蛋白;心功能不全者应使用正性肌力药物;精确记录出入量,为防止脑水肿、肺水肿及肾衰竭,应适当限制液体,出生后第 1 天液体量为 60mL/kg,第 2 天根据尿量可增加至 60～80mL/kg;有代谢性酸中毒者应以碳酸氢钠纠酸。常规摄胸片,应注意有许多患儿无临床表现而胸部 X 线片可见异常。

2.氧疗

主要目的是防止节段性肺泡低氧所导致的低氧性肺血管收缩和 PPHN 的发生。当 PaO_2＜50mmHg 或 $TcSO_2$＜90％时,应根据患儿缺氧程度选用鼻导管、头罩、面罩等吸氧方式,提供有湿度的氧,随时调整吸入氧浓度,使其血 PaO_2 维持在 80～90mmHg 或以 $TcSO_2$ 为 90％～95％为宜,有些临床医生会选择将 PaO_2 维持在更高的水平,因为足月儿发生视网膜病变的可能性非常小。部分患儿很不稳定,降低氧浓度时需非常缓慢,甚至有时需要每次减少 1％。防止肺泡低氧还包括高度怀疑气漏诊断的指征,同时尽量减少对患儿的操作。胸部物理治疗和头罩或面罩给予温湿化用氧有助于将气道胎粪排出。

3.机械通气

当 FiO_2＞0.4 时可用 CPAP 治疗。一般用 4～5cmH$_2$O 压力能使部分萎陷的气道开放、使通气/血流值的失调得到部分纠正,但某些情况下 CPAP 可引起肺内气体滞留,尤其在临床及胸片提示肺过度充气时应特别注意,如有气胸则为 CPAP 禁忌证。当 FiO_2＞0.6,而 PaO_2＜50mmHg,$PaCO_2$＞60mmHg 时常是 MAS 机械通气指征。对于 MAS 常用相对较高的吸气峰压,如 30～35cmH$_2$O,应有足够的呼气时间,不建议太高呼吸末正压,如 2～4cmH$_2$O,以免气体进一步滞留。MAS 呼吸机治疗时最好进行肺力学监测,常常由于胎粪的阻塞引起气道梗阻,使呼吸时间常数延长,此时需要较长的呼气时间。当肺顺应性正常时,机械通气以慢频率、中等的压力为主,开始常用吸气时间为 0.4～0.5 秒,频率为 20～25 次/分。当肺炎明显时,可用相对快的呼吸频率。呼吸机应用过程中如有烦躁需同时使用镇静剂,减少人机对抗。MAS 患儿在机械通气时,应随时警惕气胸的发生。

对于常频呼吸机治疗无效或并发气漏,如气胸、间质性肺气肿者,改用高频振荡通气可能有较好的效果。一般在 MAS 治疗中,高频呼吸的频率为 8～10Hz。

4.肺表面活性物质(PS)的应用

体外研究发现,胎粪灭活 PS 有以下方式:使具有浓度依赖性的 PS 功能失活;对肺泡Ⅱ型上皮细胞的直接毒性作用；使 PS 从肺泡移位；降低 SP-A、SP-B 水平。自 20 世纪 90 年代初，人们就尝试使用 PS 治疗 MAS。研究发现多数患儿在应用第 2 剂及第 3 剂 PS 后临床才出现显著改善。以后多采用较大剂量，相对较长的给药时间（20 分钟），显示了较好的临床效果。PS 应用后患儿气胸的发生及需 ECMO 应用的机会减少。国内 16 家儿童医院进行的 PS 治疗 MAS 多中心 RCT 结果表现，应用 200mg/kg PS 后有较多的病例在 6 小时及 24 小时的血氧合状态显著提高。MAS 也可将 PS 结合高频通气、吸入一氧化氮等联合应用，可取得更好的疗效。

5.抗生素应用

仅凭临床表现和胸部 X 线片鉴别 MAS 和细菌感染性肺炎比较困难。胎粪有利于细菌生长，故当胸部 X 线片显示肺部有浸润变化时应选择广谱抗生素进行治疗，同时积极寻找病原菌，行痰培养检查，以协助决定抗生素治疗疗程。但也有研究显示预防性使用抗生素不能减少感染的发生，且证实 MSAF 与败血症的发生发展并无相关性，因此不推荐在无围生期高危因素患儿中预防性使用抗生素，如有确切的感染高危因素时才可使用，且一旦血培养阴性则停用抗生素。

6.对胎粪引起的肺部炎症损伤的治疗

暴露在胎粪数小时后肺即可出现严重的炎症反应，在肺泡、大气道和肺实质中可见大量中性粒细胞和吞噬细胞。研究显示胎粪可通过抑制中性粒细胞的氧化暴发和吞噬作用而影响其功能，也有研究显示胎粪可通过激活肺泡巨噬细胞使超氧阴离子增加，导致肺损伤。MAS 后炎症细胞因子增多，可直接对肺实质造成损伤，使血管出现渗漏，其表现形式类似 ARDS。细胞因子还参与肺动脉高压的病理生理过程。对于肺的炎症损伤治疗，糖皮质激素虽具有良好的抗炎作用，但其用于治疗 MAS 的时机、药物的选择（种类、剂量及用法）、疗效（包括不良反应）仍存在争议，因此不推荐使用。小剂量一氧化氮吸入（如 5ppm）对肺组织中性粒细胞趋化有抑制作用，能降低肺血管阻力，还能减轻肺病理损伤，显示出潜在的抗感染作用。其他抗氧化治疗，如重组人超氧化物歧化酶对肺损伤的治疗已显示出一定的疗效，今后是否可应用于临床治疗新生儿 MAS 尚需作进一步的评估。

7.并发症的治疗 MAS 并发症如气漏和 PPHN 的治疗

（1）气漏：并发气胸而又需要正压通气时应先做胸腔闭式引流；紧急状态下可行胸腔穿刺排气减压，能立即改善症状。并发严重纵隔气肿，可从胸骨旁第 2、3 肋间抽气做纵隔减压，如无改善可考虑胸骨上切开引流或剑突下闭式引流。

（2）PPHN 治疗：严重低氧血症患儿经上述处理不能改善低氧血症时，常并发 PPHN，死亡率高。去除病因至关重要，同时积极处理低氧逆转低氧血症，改善体、肺循环的灌注，尽量减少低氧血症所导致的其他脏器损害，以合适的呼吸支持达到正常氧合血，一旦患儿好转后并处于相对稳定的状态时，再逐项撤离心、肺支持，撤离时必须非常谨慎，每一项撤离步骤均不能过快，必须密切观察患儿的心肺耐受情况及氧合状态。

①氧支持：低氧可导致肺血管收缩，因此 PPHN 患儿需吸氧以达到正常氧合状态，同时监测 SpO_2、动脉血气分析。

②碱化血液：是治疗 PPHN 经典而有效的方法之一。过去推荐高通气，因其能使肺血管

阻力下降,但近年研究发现低碳酸血症可减少心搏量和脑血流量,且可能增加早产儿发生脑室周围白质软化的概率,因此 PPHN 治疗中应避免过度通气造成 $PaCO_2$ 过低。目前多主张 pH7.35～7.45,$PaCO_2$ 35～45mm,PaO_2 80～100mmHg 或 $TcSO_2$ 95%～98%。此外,静脉应用碱性药物如碳酸氢钠,对降低肺动脉压也有一定疗效。

③插管及机械通气:如无肺泡疾病时,高胸腔压力可限制心脏搏出,并使肺血管阻力上升,因此建议机械通气时,采用快速、低压力、短吸气时间的通气,以减少对肺静脉血回流及对心排血量的影响。PPHN 伴有肺实质疾病时,则推荐使用高频振荡通气。

④一氧化氮吸入(iNO):一氧化氮是血管舒张因子,由于 iNO 的局部作用,使动脉血压不受影响,近年的临床试验证实 iNO 对部分病例有较好的疗效,但也有 30%～50%患儿对 iNO 无效。

⑤血管扩张剂:磷酸二酯酶抑制剂西地那非可选择性扩张肺血管,每次剂量0.6～1mg/kg,每6 小时可重复使用。

⑥ECMO:患儿对最大限度的常规治疗和或一氧化氮治疗无效者,如为足月儿或近足月儿,条件允许时,可考虑 ECMO 治疗。ECMO 指征为每间隔 30 分钟的两次血气分析检查得出的肺泡-动脉氧分压差＞600mmHg 或氧合指数(OI)30 持续 5～6 小时。但在进行 ECMO 前,应先行高频通气加一氧化氮吸入治疗,观察是否有效。

⑦纠正代谢异常:如同时存在低血糖、低血钙等内环境紊乱,必须及时纠正。PPHN 同时伴有多血症时,需采用部分换血治疗,使血细胞比容维持在50%～55%。

第四节　新生儿感染性肺炎

新生儿感染性肺炎是新生儿常见疾病,也是引起新生儿死亡的重要病因。据统计,围生期感染性肺炎病死率约为 5%～20%。可发生在宫内、分娩过程中或生后,由细菌、病毒、霉菌等不同的病原体引起。

一、病因

(一)宫内感染性肺炎(又称先天性肺炎)

主要的病原体为病毒,如风疹病毒、巨细胞病毒、单纯疱疹病毒等。常由母亲妊娠期间原发感染或潜伏感染复燃,病原体经血行通过胎盘感染胎儿。孕母细菌(大肠杆菌、克雷白菌、李斯特菌)、原虫(弓形虫)或支原体等感染也可经胎盘感染胎儿,但较少见。

(二)分娩过程中感染性肺炎

(1)胎膜早破 24 小时以上或孕母产道内病原体上行感染羊膜,引起羊膜绒毛膜炎,胎儿吸入污染的羊水,发生感染性肺炎。

(2)胎儿分娩时通过产道吸入污染的羊水或母亲的宫颈分泌物。常见病原体为大肠杆菌、肺炎链球菌、克雷伯菌、李斯特菌和 B 组溶血性链球菌等,也有病毒、支原体。早产、滞产、产道检查过多更易诱发感染。

(三)出生后感染性肺炎

1.呼吸道途径

呼吸道途径是与呼吸道感染患者接触。

2.血行感染

血行感染常为败血症的一部分。

3.医源性途径

由于医用器械如吸痰器、雾化器、供氧面罩、气管插管等消毒不严或呼吸机使用时间过长或通过医务人员手传播等引起感染性肺炎。病原体以金黄色葡萄球菌、大肠杆菌多见。近年来机会致病菌如克雷伯菌、假单胞菌、表皮葡萄球菌、枸橼酸杆菌等感染增多。病毒则以呼吸道合胞病毒、腺病毒多见;沙眼衣原体、解脲支原体等亦应引起重视。广谱抗生素使用过久易发生念珠菌肺炎。

二、临床表现

新生儿肺炎的临床表现可能轻微,初发时不典型,呼吸道感染的症状和体征可能不明显。病情进展时,出现呼吸困难的症状,呼吸增快(见于 60%~89% 的病例)、呼吸暂停、发绀、呻吟、咳嗽(见于 60%~70% 的病例)、鼻翼扇动、呼吸不规则、三凹征(见于 80% 的病例),伴有肺部啰音和呼吸音减弱。全身症状也有可能出现,如体温升高或降低、黄疸、肝脾大、反应差、易激惹、呕吐和腹胀。病情进一步加重时,可能出现呼吸暂停、休克和呼吸衰竭。胸腔渗出和积液可能在金黄色葡萄球菌、链球菌、大肠埃希菌以及其他的革兰氏阴性杆菌感染中出现。

三、辅助检查

(一)影像学检查

肺炎新生儿的胸片可能有不同的表现,包括斑片密度增高影、片状渗出影和支气管周围增厚。一些表现与特殊的微生物相关。胸腔脓性渗出、脓腔和肺囊肿常出现在金黄色葡萄球菌感染,也可见于 A 族链球菌、大肠埃希菌或肺炎克雷白杆菌感染。与 B 族链球菌相关的肺炎可见到肺部弥漫性颗粒网状影或支气管充气征,与新生儿呼吸窘迫综合征类似。低剂量 CT 对于诊断肺脓肿、脓胸、肺囊肿或支气管胸膜瘘有益处。胸部 B 超用于膈疝和气胸的诊断。

(二)确定病原微生物(表 9-1)

新生儿肺炎的细菌病原可以通过下呼吸道分泌物的培养确定。喉、咽部细菌的培养由于定植细菌的影响,可能会产生误导。一些新生儿有全身性的感染,血培养或脑脊液培养可能确定肺炎的病原。气管分泌物培养是有意义的,但注意取样时,可能在通过鼻腔或口腔时被污染。

对支气管灌洗液进行革兰氏染色和培养有一定意义,而胃液培养对于肺炎的病原诊断无意义。

表 9-1　新生儿肺炎的特殊表现和可能病原

表现	微生物
呼吸窘迫或肺透明膜病	B 族链球菌和流感嗜血杆菌
脓胸	
多发性脓气胸	金黄色葡萄球菌
肺脓肿	肺炎克雷白杆菌
支气管炎	呼吸道合胞病毒
白肺(肺闭塞性纤维化)	梅毒螺旋体
	百日咳杆菌
喘息或持续咳嗽	沙眼衣原体

四、诊断和鉴别诊断

对于有呼吸困难表现的新生儿,都应评估其是否患有肺炎。X 线对诊断和治疗都有帮助。宫内感染性肺炎很难与新生儿呼吸窘迫综合征鉴别,尤其 B 族链球菌肺炎,二者临床表现相同,X 线胸片也类似,孕周和首发症状可能提供线索。但是当呼吸窘迫综合征发生在近足月儿时,也很难截然区分。

五、治疗

成功的治疗在于识别危险因素,快速诊断,应用抗生素治疗和支持治疗,甚至可能需要肺表面活性物质的替代治疗、PPHN 的 NO 吸入等。尽管关于宫内感染性肺炎应用肺表面活性物质的替代治疗证据有限,但肺表面活性物质替代治疗可能降低死亡率,尤其是超低出生体重儿的死亡率。氨苄西林常用于宫内感染性肺炎的治疗。由于革兰氏阴性杆菌很容易对头孢类抗生素耐药,三代头孢不常规用于肺炎的治疗,除非是治疗 24 小时后临床迅速改善或者高度怀疑肺炎链球菌肺炎。一旦确定为何种病原,抗生素应当根据药敏结果调整。

第十章　呼吸系统常见疾病

第一节　急性上呼吸道感染

急性上呼吸道感染简称上感,为外鼻孔至环状软骨下缘包括鼻腔、咽或喉部急性炎症的概称。主要病原体是病毒,少数是细菌。发病不分年龄、性别、职业和地区,免疫功能低下者易感。通常病情较轻、病程短、可自愈,预后良好。但由于发病率高,不仅影响工作和生活,有时还可伴有严重并发症,并具有一定的传染性,应积极防治。值得注意的是,急性上呼吸道感染并不等同于感冒,感冒只是上感的一部分而已。

一、流行病学

上感是人类最常见的传染病之一,多发于冬春季节,多为散发,且可在气候突变时小规模流行。主要通过患者喷嚏和含有病毒的飞沫经空气传播或经污染的手和用具接触传播。可引起上感的病原体大多为自然界中广泛存在的多种类型病毒,同时健康人群亦可携带,且人体对其感染后产生的免疫力较弱、短暂,病毒间也无交叉免疫,故可反复发病。市场上有些非法医疗机构劝说患者注射所谓的感冒疫苗,其实用处不大,因为病毒间无交叉免疫,致病病毒类型繁多,疫苗根本不可能都覆盖,所以即使打了疫苗还是会得上感。

二、病因和发病机制

急性上感约有 70%～80% 由病毒引起,包括鼻病毒、冠状病毒、腺病毒、流感病毒和副流感病毒以及呼吸道合胞病毒、埃可病毒和柯萨奇病毒等。另有 20%～30% 的上感为细菌引起,可单纯发生或继发于病毒感染之后发生,以口腔定植菌溶血性链球菌为多见,其次为流感嗜血杆菌、肺炎链球菌和葡萄球菌等,偶见革兰阴性杆菌。但接触病原体后是否发病,还取决于传播途径和人群易感性。淋雨、受凉、气候突变、过度劳累等可降低呼吸道局部防御功能,致使原存的病毒或细菌迅速繁殖或者直接接触含有病原体的患者喷嚏、空气以及污染的手和用具诱发本病。老幼体弱,免疫功能低下或有慢性呼吸道疾病如鼻窦炎、扁桃体炎者更易发病。

三、病理

组织学上可无明显病理改变,亦可出现上皮细胞的破坏。可有炎症因子参与发病,使上呼吸道黏膜血管充血和分泌物增多,伴单核细胞浸润,浆液性及黏液性炎性渗出。继发细菌感染者可有中性粒细胞浸润及脓性分泌物。

四、临床表现

病情轻重程度相差很大，一般年长儿较轻，婴幼儿时期则重症较多。

（一）潜伏期

多为 2～3 天或稍久。

（二）轻症

只有鼻部症状，如流清鼻涕、鼻塞、喷嚏等，也可有流泪，轻咳或咽部不适，可在 3～4 天内自然痊愈，如感染涉及鼻咽部，常有发热、咽痛、扁桃体炎及咽后壁淋巴组织充血和增生，有时淋巴结可轻度肿大，发热可持续 2～3 天至 1 周左右，在婴幼儿常易引起呕吐和腹泻。

（三）重症

体温可达 39℃～40℃或更高，伴有冷感、头痛、全身无力、食欲锐减、睡眠不安等，可因为鼻咽部分泌物引起较频繁的咳嗽，咽部微红，发生疱疹和溃疡时称为疱疹性咽炎，有时红肿明显波及扁桃体，出现滤泡性脓性渗出物，咽痛和全身症状加重，鼻咽部分泌物从稀薄变成稠厚，颌下淋巴结显著肿大，压痛明显。如果炎症波及鼻窦、中耳或气管，则发生相应症状，全身症状也较严重，要注意高热惊厥和急性腹痛，并与其他疾病作鉴别诊断。急性上呼吸道感染所致高热惊厥多见于婴幼儿，于起病后 1 天内发生，很少反复发生，急性腹痛有时很剧烈，多在脐部周围，无压痛，早期出现，多为暂时性，可能与肠蠕动亢进有关；也可持续存在，有时与阑尾炎的症状相似，多因并发急性肠系膜淋巴结炎所致。

（四）急性扁桃体炎

急性扁桃体炎是急性咽炎的一部分，其病程和并发症与急性咽炎不尽相同，因此可单独作为一个病，也可并入咽炎，由病毒所致者有时可在扁桃体表面见到斑点状白色渗出物，同时软腭和咽后壁可见小溃疡，双侧颊黏膜充血伴散在出血点，但黏膜表面光滑，可与麻疹鉴别。由链球菌引起者，一般在 2 岁以上，发病时全身症状较多，有高热、冷感、呕吐、头疼、腹痛等，以后咽痛或轻或重，吞咽困难，扁桃体大多呈弥散性红肿或同时显示滤泡性脓性渗出物，患者舌红苔厚，如治疗不及时，容易发生鼻窦炎、中耳炎和颈部淋巴结炎。

（五）病程

轻型病例发热时间自 1～2 天至 5～6 天不等，但较重者高热可达 1～2 周，偶有长期低热达数周者，由于病灶未清除，需较长时间才能痊愈。

五、检查

1.血象

白细胞计数分类对区分病毒或细菌感染有一定意义，前者白细胞计数正常或偏低，后者白细胞总数大多增高，本病多为病毒感染，一般白细胞偏低或在正常范围，但在早期白细胞和中性粒细胞百分数较高；细菌感染时白细胞总数多增高，严重病例也可减低，但中性粒细胞百分数仍增高。

2.血生化检查。

3.心电图

必要时做心电图检查,以明确有无心肌损害。

4.X 线检查

做胸部 X 线检查,明确有无并发支气管炎或肺炎等。

六、诊断及鉴别诊断

(一)诊断

应注意下列几方面。

1.流行情况

了解当地疾病的流行情况对诊断和鉴别诊断均有帮助,患某种急性上呼吸道感染时,不但患者症状相似,其并发症也大致相同。

2.临床特点

全面体格检查以排除其他疾病,观察咽部包括扁桃体、软腭和咽后壁,如扁桃体及咽部黏膜明显红肿,咽后壁淋巴滤泡增生,婴幼儿时期的急性上呼吸道感染往往以突然高热,甚至发生高热惊厥为突出表现,同时有呕吐、腹泻等,较长儿童以鼻咽炎症状为主,表现接近成人,但常伴有腹痛。

3.血象

发热较高,白细胞较低时应考虑常见的急性病毒性上呼吸道感染,并根据当地流行情况和患儿的接触史排除流感、麻疹、疟疾、伤寒、结核病等,白细胞持续增高时,一般考虑细菌感染,但在病毒感染早期也可以高达 $15×10^9/L$ 左右,但中性粒细胞很少超过 75%,白细胞特别高时,应排除细菌性肺炎、传染性单核细胞增多症和百日咳等,急性咽炎伴有皮疹、全身淋巴结肿大及肝脾肿大者,应检查异常淋巴细胞,排除传染性单核细胞增多症。

(二)鉴别诊断

1.急性传染病

根据临床表现和体征一般均可做出诊断,但某些急性传染病如幼儿急疹、麻疹、百日咳、猩红热、流行性脑膜炎等,前驱症状与急性上呼吸道感染相似,因此应仔细询问病史,注意当地流行情况,结合流行病学、体征及观察病情发展才能及时做出诊断,如扁桃体上有较大的膜性渗出物或超出扁桃体范围,需认真排除白喉,当扁桃体上有脓性分泌物时应考虑链球菌感染,一般以咽涂片检查细菌,必要时培养。

2.败血症和脑膜炎

如在急性咽炎同时还有出血性皮疹,则必须排除败血症和脑膜炎。

3.与流感鉴别

流感有明显的流行病史,多有全身症状如高热、四肢酸痛、头痛等,可有衰竭状态,一般鼻咽部症状如鼻分泌物多和咳嗽等较全身中毒症状为轻。

4.与消化系统疾病鉴别

婴幼儿时期的急性上呼吸道感染往往有消化道症状,如呕吐、腹痛、腹泻等,可误诊为原发性胃肠病,上呼吸道感染伴有腹痛,可由于蛔虫骚动,肠系膜淋巴结炎引起,需与急腹症,急性阑尾炎相鉴别。

5.过敏性鼻炎

有些"感冒"患儿的全身症状不重,常为喷嚏、流涕、鼻黏膜苍白水肿,病程较长且反复发作,则应考虑过敏性鼻炎,在鼻拭子涂片检查时,如见到嗜酸性粒细胞增多,可助诊断,此病在学龄前和学龄儿多见。

6.传染性单核细胞增多症

急性咽炎伴有皮疹,全身淋巴结肿大及肝脾肿大者应检查血象,如白细胞特别高,异常淋巴细胞高时,应除外传染性单核细胞增多症。

七、并发症

急性上呼吸道感染如不及时治疗,可引起很多并发症,在婴幼儿时期常并发急性心肌炎、支气管炎、肺炎等,较长儿童可并发肾炎、风湿热、鼻窦炎等,并发症分三大类:

(一)感染蔓延至附近器官

感染自鼻咽部蔓延至附近器官,较为常见的有急性结膜炎、鼻窦炎、口腔炎、喉炎、中耳炎和颈淋巴结炎,其他如咽后壁脓肿、扁桃体周围脓肿、上颌骨骨髓炎、支气管炎和肺炎等。

(二)感染播散到全身

病原通过血液循环播散到全身,细菌感染并发败血症时,可导致化脓性病灶,如皮下脓肿、脓胸、心包炎,腹膜炎、关节炎、骨髓炎、脑膜炎、脑脓肿和泌尿系感染等。

(三)变态反应性疾病

由于感染和变态反应对机体的影响,可发生风湿热、肾炎、肝炎、心肌炎、紫癜、类风湿病及其他结缔组织病等。

八、治疗

以充分休息、对症、预防并发症为主,并重视一般护理和支持疗法。

(一)药物疗法

可分去因疗法和支持疗法。去因疗法中对病毒感染多采用中药治疗。有人从初乳中提取分泌型 IgA 滴鼻,0.3～0.5mg/(kg·d),分 6～8 次,连续 2～3 天,疗效较好。细菌性感染则用青霉素和其他抗生素。大多数急性上呼吸道感染为病毒感染,抗生素非但无效,还可引起机体菌群失调,必须避免滥用。当合并细菌感染时,如 β 溶血性链球菌 A 组引起的咽炎或扁桃体炎,青霉素有效,如 2～3 天后无效,应考虑其他病原体感染。高热时可用退热药如对乙酰氨基酚(扑热息痛)或布洛芬,根据病情可 4～6 小时重复一次,1 天不超过 4 次。但避免用量过大以免体温骤降、多汗,甚至虚脱。对轻症咳嗽的小儿,尤其是小婴儿,不宜用大量止咳的中西药品。

(二)局部治疗

如有鼻炎,为了使呼吸道通畅,保证休息,应在进食和睡前用小儿滴鼻药,4～6 次/天,每次每鼻孔 2 滴。婴儿忌用油剂滴鼻,恐吸入下呼吸道而致类脂性肺炎。年长儿患咽喉炎或扁桃体炎时,可用淡盐水或复方硼酸溶液漱口。

(三)对并发症的治疗

对常见并发症的治疗,是处理急性上呼吸道感染的一个重要环节,必须根据轻重缓急而采取适当措施。

(四)一般护理

注意休息和护理,发热期宜给流食或软食,多饮水;吃奶婴儿应少量多次喂奶,以免导致吐泻等消化不良症状。室温宜恒定,保持一定湿度,有喉炎症状时更要注意。为了减轻咽痛及颈淋巴结疼痛,年长儿可用冷敷或热敷。鼻咽分泌物过多时,可取俯卧位。

第二节 急性支气管炎

急性支气管炎是由于各种病原引起的支气管黏膜炎症所致。常继发于上呼吸道感染或为急性传染病的一种临床表现。气管常同时受累,故又称急性气管支气管炎。婴幼儿多见,且症状较重。主要是感染引起,病原为各种病毒、细菌、肺炎支原体或为混合感染。大多先有上呼吸道症状,之后以咳嗽为主要症状,开始为干咳,以后有痰。婴幼儿症状较重。一般无全身症状。

一、病因

(一)病毒(30%)

肺炎支原体或细菌或为其合并感染,病毒感染中,以流感、腺病毒、3 型副流感及呼吸道融合胞病毒等占多数,肺炎支原体亦不少见,凡可引起上呼吸道感染的病毒都可成为支气管炎的病原体,在病毒感染的基础上,致病性细菌可引起继发感染,较常见的细菌是肺炎球菌、β 溶血性链球菌 A 组、葡萄球菌及流感杆菌,有时为百日咳杆菌、沙门氏菌属或白喉杆菌。

(二)营养不良(20%)

常继发于一些医学和外科的原因,如慢性腹泻、短肠综合征和吸收不良性疾病。营养不良的非医学原因是饮食习惯不良、缺乏营养知识、家长忽视科学喂养方法等。对于营养不良者通常可以通过治疗原发病、提供适当的膳食,对家长进行教育和仔细的随访而治疗。

(三)其他因素(10%)

佝偻病、变态反应以及慢性鼻炎、咽炎等皆可为本病的诱因。

二、临床表现

发病可急可缓,大多先有上呼吸道感染症状,也可忽然出现频繁而较深的干咳,以后渐有支气管分泌物,在胸部可听到干、湿啰音,以中等肺泡音为主,偶可限于一侧,婴幼儿不会咯痰,多经咽部吞下,症状轻者无明显病容,重者发热 38~39℃,偶达 40℃,多 2~3 天即退,感觉疲劳,影响睡眠食欲,甚至发生呕吐、腹泻、腹痛等消化道症状,年长儿再诉头痛及胸痛,咳嗽一般延续 7～10 天,有时迁延 2～3 周或反复发作,如不经适当治疗可引起肺炎,白细胞正常或稍低,升高者可能有继发细菌感染。

三、诊断及鉴别诊断

(一)诊断

胸部啰音或粗或细,大多是中等湿啰音,主要散在下胸部,咳出分泌物后,啰音可暂时减少,偶因支气管内积痰太多,呼吸音可减低,但咳出痰液后,呼吸音即恢复正常,重症支气管炎与肺炎早期难以鉴别,如听到较深啰音或捻发音,咳嗽后啰音无明显减少时,应考虑肺炎做胸部 X 线检查以确诊。

(二)鉴别诊断

1.病情较轻者

须与上呼吸道感染作鉴别。上呼吸道感染症状,体征:发热、鼻塞、流涕、喷嚏、咳嗽;乏力、食欲缺乏、呕吐、腹泻,儿童可诉头痛、腹痛、咽部不适,咽部充血,有时扁桃体充血、肿大,颈淋巴结可肿大并压痛,肺部听诊多正常。

2.支气管异物

当有呼吸道阻塞伴感染时,其呼吸道症状与急性气管炎相似,应注意询问有无呼吸道异物吸入史,经治疗后,疗效不好,迁延不愈,反复发作,胸部 X 线检查表现有肺不张、肺气肿等梗阻现象。

3.肺门支气管淋巴结核

根据结核接触史,结核菌素试验及胸部 X 线检查。

4.毛细支气管炎

多见于 6 个月以下婴儿,有明显的急性发作性喘憋及呼吸困难,体温不高,喘憋发作时肺部啰音不明显,缓解后可听到细湿啰音。

5.支气管肺炎

急性支气管炎症状较重时,应与支气管肺炎作鉴别。

四、并发症

身体健壮的小儿少见并发症,但在营养不良、免疫功能低下、先天性呼吸道畸形、慢性鼻咽炎、佝偻病等小儿则易并发肺炎、中耳炎、喉炎及副鼻窦炎。

副鼻窦炎:表现在鼻塞,轻重不等,多因鼻黏膜充血肿胀和分泌物增多所致,鼻塞常可致暂时性嗅觉障碍。

头痛:慢性化脓性鼻窦炎一般有明显局部疼痛或头痛。

五、治疗

（一）一般治疗

（1）房间注意清洁、安静，保持光线充足、通风。但避免对流风直接吹患儿。

（2）高热时卧床休息。婴儿须经常调换卧位，使呼吸道分泌物易于排出。

（3）咳嗽频繁时可给镇咳药，但避免给药过量以致抑制分泌物的咳出。

（4）给予易消化物，供给足够水分。

（5）注意口腔、鼻及眼的局部清洁。并注意呼吸道隔离。

（6）发生痉挛而致呼吸困难时，轻者参考以下中医疗法"实热喘"处理，重者参考毛细支气管炎及支气管哮喘的治疗处理。

（二）其他治疗

（1）10％氯化铵溶液，使痰液易于咳出。剂量为每次 0.1～0.2mL/kg。

（2）用适量的吐根糖浆，使痰液易于咳出。婴幼儿每次 2～15 滴，年长儿每次 1～2mL，每日 4～6 次。

（3）并发细菌感染时，可选用适当抗菌药物。

（4）迁延性支气管炎可加用超短波或紫外线照射。

第三节　毛细支气管炎

支气管炎系指支气管发生炎症，小儿最常见且较严重的是毛细支气管炎。好发于冬春季，可引起局部流行。毛细支气管炎的病变主要发生在肺部的细小支气管，也就是毛细支气管，所以病名为"毛细支气管炎"。通常是由普通感冒、流行性感冒等病毒性感染引起的并发症，是小儿常见的一种急性下呼吸道感染。

一、病因

（一）病毒感染（45％）

毛细支气管炎可由不同的病毒所致，呼吸道合胞病毒（RSV）是最常见的病原。在中国医科院儿科研究所所见病例，分离出合胞病毒者占 58％。此外，副流感病毒（3 型较常见）、腺病毒、流感病毒、偏肺病毒与鼻病毒均可引致毛细支气管炎。过去，偶自本病患儿分离出流感杆菌，可能在极个别情况下为病原菌，但也可能为带菌或病毒与细菌混合感染。

（二）粉尘刺激（25％）

当气温骤降、呼吸道小气管痉挛缺血、防御功能下降等利于致病，烟雾、粉尘、污染大气等慢性刺激亦可发病。

（三）过敏（10％）

过敏因素也有一定关系。

二、发病机制

病变主要侵及直径 $75\sim300\mu m$ 的毛细支气管,黏液分泌增加,有细胞破坏产物,纤维素堵塞,出现上皮细胞坏死及支气管周围淋巴细胞浸润,炎症可波及肺泡、肺泡壁及肺间质,肺不张,肺气肿较为明显。

三、临床表现

常在上呼吸道感染以后 $2\sim3$ 天出现持续性干咳和喘息,可以出现发作性呼吸困难。咳与喘憋同时发生为本病特点,症状轻重不等,重者呼吸困难发展甚快,咳嗽略似百日咳。初起时呼吸症状远较中毒症状严重,出现发作性喘憋。体温高低不一,低热(甚至无热)、中等度发热及高热约各占三分之一,体温与一般病情并无平行关系。一般虽有呕吐,但不严重,也多无严重腹泻。由于肺气肿及胸腔膨胀压迫腹部,常易影响吃奶及进食。喘憋发作时呼吸快而浅,常伴有呼气性喘鸣,呼吸频率可达 $60\sim80$ 次/分,甚至 100 次/分以上。脉快而细,常达 $160\sim200$ 次/分,有明显鼻扇及三凹征。

四、检查

(一)血象
白细胞总数及分类多在正常范围,中性粒细胞常不增加,嗜酸性细胞正常。

(二)血气分析
病情较重的小婴儿血气分析检查可有代谢性酸中毒,约 1/10 的病例可有呼吸性酸中毒,血气检查可见血 pH 降低,PaO_2 及 SaO_2 下降,$PaCO_2$ 可降低(过度换气)或增高(CO_2 潴留)。

(三)病原学检查
病毒快速诊断用免疫荧光技术、酶标抗体染色法或 ELISA 等法进行。有条件的单位可进行病毒分离及双份血清检查,以确定各种病毒感染。鼻、咽拭子细菌培养与健康儿无明显不同(二者均可有带菌情况)。

(四)X 线检查
可见全肺有不同程度的梗阻性肺气肿,摄片可显现支气管周围炎征象或有肺纹理粗厚。不少病例肺泡亦明显受累,有小的点片状阴影,但无大片实变,与腺病毒肺炎不同。故与其他急性肺炎较易区别。

(五)心电图
心率增快,少数病例可有心肌受损表现。

五、诊断及鉴别诊断

(一)诊断
重症病儿有明显的梗阻性肺气肿,苍白及发绀,胸部体征常有变异,叩诊呈鼓音。当毛细支气管接近于完全梗阻时,呼吸音明显减低或听不见,在喘憋发作时往往听不到湿啰音。当喘憋稍缓解时,可有弥散性细湿啰音或中湿啰音,喘鸣音往往很明显。发作时每有肋间增宽,肋骨横位,横膈及肝、脾因肺气肿推向下方。由于过度换气引起的不显性失水量增加和液体摄入量不足,部分患儿可发生比较严重的脱水。在小婴儿还可能有代谢性酸中毒,重度喘憋者可有二氧化碳潴留,出现呼吸性酸中毒,动脉血氧分压降低。经过正确治疗后,发展成心力衰竭者已较少见。本症患者年龄偏小,多见于 2 岁以内,尤以 6 个月内婴儿为多。发热一般不高或正常,在发病初期可有发作性呼吸困难,喘憋明显。体检两肺满布哮鸣音,结合 X 线胸片检查可明确诊断。

(二)鉴别诊断

本病有时须与以下几种疾病鉴别:

1.婴幼儿哮喘

婴儿的第一次感染性喘息发作,多数是毛细支气管炎。如有反复多次喘息发作,亲属有变态反应史,则有婴幼儿哮喘的可能。可试用肾上腺素或氨茶碱,哮喘者可迅速有效,而本症则效果不明显。

2.喘息性支气管炎

与轻型毛细支气管炎有时不易区别,但本症无明显肺气肿存在。因而咳喘表现不重,亦无中毒症状,且以后有反复发作为其特点。

3.腺病毒肺炎

多见于 6~24 个月婴幼儿,高热、热程长,有明显中毒症状,且喘憋症状出现较晚,肺炎体征较明显,在胸片检查中,多可见到大片状融合性病灶。

4.粟粒型肺结核

有时呈发作性喘憋,但一般听不到啰音。尚有其他结核病症状,结核菌素试验阳性及X线所见,均有助于结核的诊断。

5.其他疾病

百日咳、充血性心力衰竭、心内膜弹力纤维增生症、异物,都可发生喘憋,有时也需鉴别。

六、治疗

1.促进排痰

增加空气内的湿度极为重要,一般可使用室内加湿器。重症病例合理应用雾化治疗对患儿有一定帮助,一般雾化器可结合给氧进行雾化,超声雾化只在有呼吸道痰堵时应用,每次20分钟,3~4 次/天,吸雾后要拍背吸痰。应用加温湿化有时可使患儿安静下来。至于直接冲洗咽喉部及从喉支气管吸出痰液的办法,只能对个别病例在耳鼻喉科配合下应用喉镜进行。

2.纠正缺氧

对喘憋重者首先要抬高头部与胸部,以减少呼吸困难;遇有明显缺氧时,最好应用雾化器给氧,应连接口罩或用头罩,对轻度缺氧病例,有条件的地方可试用冷空气疗法,也可采用鼻管给氧,导管尖端放在鼻前庭即可。

3.止喘

在喘憋发作期间,宜用异丙嗪缓解支气管痉挛,一般口服约 1mg/(kg·次),3 次/天,也可应用支气管扩张药雾化吸入。例如,烦躁明显,可与等量的氯丙嗪(冬眠灵)合用(即冬眠Ⅱ号)肌内注射,并可加用水合氯醛加强镇静作用。如效果仍不明显,可以氢化可的松或地塞米松静脉点滴,于数小时内输入。如喘憋非常严重,一般方法难以控制时,可试行徐徐静脉推入 5%碳酸氢钠 3~5mL/kg,有时可见显著效果。也可试用酚妥拉明加间羟胺(阿拉明)静脉滴注或缓慢静脉推入或试用东莨菪碱静脉滴注。最近有人报告用硫酸镁静脉滴注,维生素 K_3 雾化吸入,小剂量异丙肾上腺素静脉滴注治疗毛细支气管炎喘憋发作,也可审慎试用。

4.水、电解质平衡

争取多次口服液体以补充快速呼吸时失去的水分,不足时可以静脉点滴补液,一般用 10%葡萄糖溶液,加入少量(约 1/5 容量)生理盐水,遇有代谢性酸中毒,可静脉输入 1/6g 分子浓度(1.4%)碳酸氢钠。如有血气测定条件,可按[0.3×体重(kg)×剩余碱(负值)=输给的碳酸氢钠毫当量数]的公式计算,先输给总量的 1/2,视情况再输其余的 1/2。

5.呼吸道通畅

对呼吸性酸中毒宜用雾化吸痰等方法使呼吸道通畅。对个别极端严重呼吸衰竭病例可进行气管插管及应用加压人工呼吸。

6.纠正心力衰竭

并发心力衰竭时应及时应用洋地黄类药物,对疑似心力衰竭病例,也可及早试用。

7.肾上腺素

对疑似哮喘患儿,可试用小剂量肾上腺素,无效时不再重复。

8.其他

最近有人试用干扰素雾化疗法,对本病及喘息性支气管炎均有疗效。对能服用汤药的患儿,中医治疗效果较好,一般可用射干麻黄汤、定喘汤或小青龙汤加减,遇有苔黄、舌红等热象明显者可用麻杏石甘汤加减。本症系病毒引起,故一般不需用抗生素。但隔离条件较差时,可酌用青霉素控制继发细菌感染。如发现葡萄球菌或流感杆菌等继发感染,应积极进行抗菌治疗。抗病毒治疗利巴韦林(三氮唑核苷)雾化吸入疗效较好,国内研究证明,双黄连雾化吸入效果亦较明显,也可以加用干扰素 α。

七、预后

病程一般为 5~15 天,平均为 10 天,治疗恰当时可缩短。在咳喘发生后 2~3 天以内病情常较为严重,经过正确治疗后大多迅速恢复,并在数天内见愈。近期预后多数良好,在住院的毛细支气管炎患者中,病死率约为 1%,原有心肺疾病和其他先天畸形的婴儿以及新生儿、未成熟儿的死亡危险性高。死亡多由于喘憋时间过长,呼吸暂停、呼吸衰竭,非代偿性呼吸性酸中毒以及严重脱水酸中毒等原因所致。患儿易于病后数年间反复发生喘鸣,长期随访观察,22.1%~53.2%患小儿哮喘。

第四节　肺炎

支气管肺炎是小儿的一种主要常见病,尤多见于婴幼儿,也是婴儿时期主要死亡原因。支气管肺炎又称小叶肺炎,肺炎多发生于冬春寒冷季节及气候骤变时,但夏季并不例外。甚至有些华南地区反而在夏天发病较多,患病后免疫力不持久,容易再受感染。支气管肺炎由细菌或病毒引起。

一、病因及发病机制

1.好发因素(35%)

婴幼儿时期容易发生肺炎是由于呼吸系统生理解剖上的特点,如气管、支气管管腔狭窄、黏液分泌少、纤毛运动差、肺弹力组织发育差、血管丰富易于充血、间质发育旺盛、肺泡数少、肺含气量少、易为黏液所阻塞等。在此年龄阶段免疫学上也有弱点,防御功能尚未充分发展,容易发生传染病、营养不良、佝偻病等疾患,这些内在因素不但使婴幼儿容易发生肺炎,并且比较严重。1岁以下婴儿免疫力很差,故肺炎易于扩散,融合并延及两肺,年龄较大及体质较强的幼儿,机体反应性逐渐成熟,局限感染能力增强,肺炎往往出现较大的病灶,如局限于一叶则为大叶肺炎。

2.病原菌感染(35%)

凡能引起上呼吸道感染的病原均可诱发支气管肺炎,但以细菌和病毒为主,其中肺炎链球菌、流感嗜血杆菌、RSV最为常见。20世纪90年代以后美国等发达国家普遍接种b型流感嗜血杆菌(Hib)疫苗,因而流感嗜血杆菌所致肺炎已明显减少,一般支气管肺炎大部分由于肺炎球菌所致,占细菌性肺炎的90%以上。其他细菌,如葡萄球菌、链球菌、流感杆菌、大肠埃希杆菌、肺炎杆菌、铜绿假单胞菌则较少见,肺炎球菌至少有86个不同血清型,都对青霉素敏感,所以目前分型对治疗的意义不大,较常见肺炎球菌型别是第14、18、19、23等型。

有毒力的肺炎球菌均带荚膜,含有型特异性多糖,因而可以抵御噬菌作用。而无症状的肺炎球菌致病型的携带者在散播感染方面起到比肺炎患者更重要的作用,此病一般为散发,但在集体托幼机构有时可有流行。β溶血性链球菌往往在麻疹或百日咳病程中作为继发感染出现,凝固酶阳性的金黄色葡萄球菌是小儿重症肺炎的常见病原菌,但白色葡萄球菌肺炎近几年来有增多趋势,流感杆菌引起的肺炎常继发于支气管炎,毛细支气管炎或败血症,3岁以前较为多见。大肠埃希杆菌所引起的肺炎主要见于新生儿及营养不良的婴儿,但在近年来大量应用抗生素的情况下,此病与葡萄球菌肺炎一样,可继发于其他重病的过程中,肺炎杆菌肺炎及铜绿假单胞菌肺炎较少见,一般均为继发性,间质性支气管肺炎大多数由于病毒所致,主要为腺病毒、呼吸道合胞病毒、流感病毒、副流感病毒、麻疹病毒等,麻疹病程中常并发细菌性肺炎,但麻疹病毒本身亦可引起肺炎,曾自无细菌感染的麻疹肺炎早期死亡者肺内分离出麻疹病毒,间质性支气管肺炎也可由于流感杆菌、百日咳杆菌、草绿色链球菌中某些型别及肺炎支原体所引起。

3.发病机制

由于气道和肺泡壁的充血,水肿和渗出,导致气道阻塞和呼吸膜增厚,甚至肺泡填塞或萎陷,引起低氧血症和(或)高碳酸血症,发生呼吸衰竭,并引起其他系统的广泛损害,如心力衰竭、脑水肿、中毒性脑病、中毒性肠麻痹、消化道出血、稀释性低钠血症、呼吸性酸中毒和代谢性酸中毒等。一般认为,中毒性心肌炎和肺动脉高压是诱发心力衰竭的主要原因,但近年来有研究认为,肺炎患儿并无心肌收缩力的下降,而血管紧张素Ⅱ水平的升高,心脏后负荷的增加可能起重要作用,重症肺炎合并不适当抗利尿激素分泌综合征亦可引起非心源性循环充血症状。

二、临床表现

(一)一般症状

肺炎起病多为急性,有些病例先有上呼吸道感染症状。多数肺炎病例都有发热,但新生儿、体弱婴儿、患严重营养不良或全身极度衰竭的患儿可不发热,甚至体温低于正常。婴儿还可见拒食、呛奶、呕吐、嗜睡或烦躁、呼吸困难等症状。

(二)呼吸系统症状及体征

1.咳嗽及咽部痰声

咳嗽及咽部痰声是最常见的症状,新生儿及体弱婴儿可没有明显咳嗽。呼吸增快,呼吸和脉搏的比例自 $1:4$ 上升为 $1:2$ 左右。常见呼吸困难,出现呼吸肌代偿通气表现,如呼气呻吟声、鼻翼扇动、三凹征、点头或张口呼吸,还可因低氧血症出现口周或甲床发绀,患儿往往出现烦躁不安。胸部体征早期不明显,可仅有呼吸音变粗或稍减低,以后可听到固定的中、细湿啰音。大叶性肺炎时可听到管状呼吸音,并有叩诊浊音,合并胸腔积液则有相应肺部叩诊实音和呼吸音减弱消失。

2.诊断依据

世界卫生组织(WHO)在儿童急性呼吸道感染防治规划中强调呼吸增快可作为肺炎判定的诊断依据,简单可行,便于发展中国家和经济欠发达地区基层卫生工作人员推广使用。呼吸急促:小于 2 月龄婴儿,呼吸 $\geqslant 60$ 次/分;12 月龄以内,呼吸 $\geqslant 50$ 次/分;5 岁以下,呼吸 $\geqslant 40$ 次/分,>5 岁,呼吸 >20 次/分。

3.其他系统症状

多见于重症肺炎。婴幼儿常伴呕吐、腹泻等消化道症状,剧烈咳嗽之后常发生呕吐。神经系统症状常有烦躁不安、嗜睡,有时可伴发惊厥,应注意区分是高热所致,还是并发中毒性脑病、缺氧性脑病或中枢神经系感染。

三、实验室检查

(一)血常规检查

细菌性肺炎时白细胞计数可增高,中性粒细胞比例可达 $60\%\sim90\%$。在一些严重感染时白细胞可不增高反而减低。急性期反应物,如 C 反应蛋白、降钙素原增高可提示细菌感染,但均不能作为单一证据区别细菌感染或病毒感染。

（二）血气分析

对重症肺炎伴呼吸窘迫或衰竭者,应该行血气分析检查,了解缺氧程度、电解质与酸碱失衡类型及程度。

（三）病原学检查

细菌性肺炎应当进行痰涂片和痰培养检查。虽然两者并不是理想的病原检查手段,但作为一种无创的检查,高质量的痰培养可以为临床医生提供准确的诊断信息。痰培养之前应当做细胞学筛查,一份合格的痰标本应当是鳞状上皮细胞<10个/低倍视野,而白细胞>25个/低倍视野。细菌性肺炎经过抗生素治疗没有改善和继续恶化的需要进行血培养检查,住院患儿怀疑有细菌性肺炎的应该行血培养、胸腔积液培养及肺泡灌洗液等无菌体液检查和培养;金黄色葡萄球菌肺炎应该监测血培养以了解菌血症是否转阴。支原体、衣原体及病毒的病原检查目前临床上多采用抗原、抗体的筛查。越来越多的医院开展了病毒的聚合酶链式反应(PCR)检查。肺穿刺活检在儿科的应用也越来越广泛。

（四）影像学检查

住院的肺炎患儿应行胸片检查;接受抗感染治疗后48~72小时内无明显好转或有病情恶化均可复查胸片;肺炎旁胸腔积液安置了闭式引流管且情况稳定的患儿无须复查胸片;在同侧或同一肺叶、肺段发生的复发性肺炎应在4~6周后复查胸片明确是否有发育异常、异物或肿瘤。

四、治疗

最重要的治疗是病因治疗,详见肺炎分类详述。对症支持治疗包括氧疗,重症肺炎呼吸衰竭时应予以辅助通气,同时需保持内环境平衡,防治并发症。国外资料显示低氧血症的肺部疾病液体疗法应当使用等张液体。其他的对症治疗还有平喘祛痰等治疗。

住院原则由于儿童肺炎的发病人数众多,每年我国的儿童专科医院都有大量肺炎儿童在门诊观察治疗,值得注意的是以下推荐住院的情况:年龄3~6月龄患儿怀疑细菌性肺炎应当住院;有呼吸窘迫、低氧血症的患儿应当住院;感染细菌为毒力较强的细菌者应当住院;不能在门诊完成治疗或随访的患儿应当住院。

五、预防

各年龄段儿童应当完成免疫接种计划,包括目前国家计划免疫和补充免疫。流感病毒疫苗、百日咳疫苗、麻疹疫苗、流感嗜血杆菌疫苗和肺炎链球菌疫苗等可有效地减少肺炎的发生率及病死率。充足的营养是提高儿童自身免疫力的关键,半岁以内的婴儿纯母乳喂养不仅可有效预防肺炎的发生,而且能缩短儿童肺炎的病程。补锌及减少室内空气污染也被认为可以减少肺炎的发生。

第五节　支气管扩张症

支气管扩张症系支气管因反复感染及分泌物阻塞或先天性发育缺陷等因素，造成管壁破坏、变形和扩张的一种慢性化脓性疾病。病变一般为不可逆性，进展较慢。约 50％ 的成人患者，症状常起自小儿时期。主要表现为经常发热、咳嗽、多痰，甚至咯血。近年由于加强呼吸道感染疾病的防治，以及抗生素的及时应用，发病率已有所减少，症状也较过去为轻。

一、病因

支气管扩张症是由多种疾病引起的一种病理性改变，明确原发病因不但有助于采取针对性的诊疗措施，而且还可避免不必要的侵袭性、昂贵或费时的辅助检查，是临床评估的重要组成部分。关于各种病因引起的支气管扩张症的发生率，文献报道不一，但多数儿童和成人支气管扩张症继发于肺炎或其他呼吸道感染（如结核）。儿童支气管扩张症常见免疫功能缺陷，但在成人少见。其他原因均属少见甚至罕见。

1.下呼吸道感染

为儿童及成人支气管扩张症最常见的病因，特别是细菌性肺炎、百日咳、支原体及病毒感染（麻疹病毒、腺病毒、流感病毒和呼吸道合胞病毒等），占 41％～69％。询问病史时应特别关注感染史，尤其是婴幼儿时期呼吸道感染病史。

2.结核和非结核分枝杆菌

支气管和肺结核是我国支气管扩张症的常见病因，尤其是肺上叶支气管扩张，应特别注意询问结核病史或进行相应的检查。非结核分枝杆菌感染也可导致支气管扩张。支气管扩张症患者（尤其是中老年女性）气道中易分离出非结核分枝杆菌，但并不表明一定合并非结核分枝杆菌感染，须由结核专科或呼吸科医师进行评估和随访，以明确是定植还是感染。

3.异物和误吸

下气道异物吸入是儿童气道阻塞最常见的原因，成人也可因吸入异物或气道内肿瘤阻塞导致支气管扩张，但相对少见。文献报道，吸入胃内容物或有害气体后可出现支气管扩张，心肺移植后合并胃食管反流及食管功能异常的患者中支气管扩张症的患病率也较高，因此，对于支气管扩张症患者均应注意询问有无胃内容物误吸史。

4.大气道先天性异常

对于所有支气管扩张症患者都要考虑是否存在先天性异常，可见于先天性支气管软骨发育不全、巨大气管-支气管症、马方综合征及食管气管瘘。

5.免疫功能缺陷

对于所有儿童和成人支气管扩张症患者均应考虑是否存在免疫功能缺陷，尤其是抗体缺陷。病因未明的支气管扩张患者中有 6％～48％ 存在抗体缺陷。免疫功能缺陷者并不一定在婴幼儿期发病，也可能在成人后发病。最常见的疾病为普通变异型免疫缺陷病、X 连锁无丙种球蛋白血症及 IgA 缺乏症。严重、持续或反复感染，尤其是多部位感染或机会性感染者，应怀疑免疫功能缺陷的可能,对于疑似或明确合并免疫功能缺陷的支气管扩张患者,应由相关专科医师共同制订诊治方案。

6.纤毛功能异常

原发性纤毛不动综合征患者多同时合并其他有纤毛部位的病变,几乎所有患者均合并上呼吸道症状(流涕、嗅觉丧失、鼻窦炎、听力障碍、慢性扁桃体炎)及男性不育、女性宫外孕等。上呼吸道症状多始于新生儿期。儿童支气管扩张症患者应采集详细的新生儿期病史;儿童和成人支气管扩张症患者,均应询问慢性上呼吸道病史,尤其是中耳炎病史。成人患者应询问有无不育史。

7.其他气道疾病

对于支气管扩张症患者应评估是否存在变应性支气管肺曲霉病;支气管哮喘也可能是加重或诱发成人支气管扩张的原因之一;弥漫性泛细支气管炎多以支气管扩张为主要表现,虽然在我国少见,但仍需考虑。欧美国家的支气管扩张症患者,尤其是白色人种,均应排除囊性纤维化,此病在我国则相对罕见。

8.结缔组织疾病

(2)9%～5.2%的类风湿关节炎患者肺部高分辨率 CT 检查可发现支气管扩张,因此对于支气管扩张症患者均要询问类风湿关节炎病史,合并支气管扩张的类风湿关节炎患者预后更差。其他结缔组织疾病与支气管扩张症的相关性研究较少,有报道干燥综合征患者支气管扩张的发生率为 59%,系统性红斑狼疮、强直性脊柱炎及复发性多软骨炎等疾病也有相关报道。

9.炎性肠病

支气管扩张与溃疡性结肠炎明确相关,炎性肠病患者出现慢性咳嗽、咳痰时,应考虑是否合并支气管扩张症。

10.其他疾病

α_1-抗胰蛋白酶缺乏与支气管扩张症的关系尚有争议,除非影像学提示存在肺气肿,否则无须常规筛查是否存在 α_1-抗胰蛋白酶缺乏。应注意是否有黄甲综合征的表现。

二、病理

1.支气管扩张的发生部位

通常情况下,支气管扩张发生于中等大小的支气管。支气管扩张可呈双肺弥漫性分布,亦可为局限性病灶,其发生部位与病因相关。由普通细菌感染引起的支气管扩张以弥漫性支气管扩张常见,并以双肺下叶多见。后基底段是病变最累及的部位,这种分布与重力因素引起的下叶分泌物排出不畅有关。支气管扩张左肺多于右肺,其原因为左侧支气管与气管分叉角度较右侧为大,加上左侧支气管较右侧细长,并由于受心脏和大血管的压迫,这种解剖学上的差异导致左侧支气管引流效果较差。左舌叶支气管开口接近下叶背段,易受下叶感染波及,因此临床上常见到左下叶与舌叶支气管扩张同时存在。另外,右中叶支气管开口细长,并有 3 组淋巴结环绕,引流不畅,容易发生感染并引起支气管扩张。上叶支气管扩张一般以尖、后段常见,多为结核所致。变应性支气管肺曲霉病患者常表现为中心性支气管扩张。

2.形态学改变

支气管扩张存在着几个分类系统,大多数都是以支气管镜和尸检所见到的支气管的解剖异常为基础。目前常用的是 Reid 在 1950 年提出的分类系统。Reid 对 45 个尸检所得的支气管扩张肺叶的病理和支气管造影的结果进行了对比,根据支气管镜和病理解剖形态不同,分为3 种类型:①柱状支气管扩张:支气管管壁增厚,管腔均匀平滑扩张,并延伸至肺周边;②囊柱状支气管扩张:柱状支气管扩张基础上存在局限性缩窄,支气管外观不规则,类似于曲张的静脉;③囊状支气管扩张:越靠近肺的外周,支气管扩张越明显,最终形成气球样结构,末端为盲端,表现为成串或成簇囊样病变,可含气液面。

支气管扩张常常是位于段或亚段支气管管壁由于慢性炎症而遭到破坏,受累管壁的结构,包括软骨、肌肉和弹性组织破坏被纤维组织替代,导致支气管持久扩张、变形。扩张的支气管内可积聚稠厚的脓性分泌物,其外周气道也往往被分泌物阻塞或被纤维组织闭塞所替代。黏膜表面常有慢性溃疡,柱状纤毛上皮鳞状化生或萎缩,杯状细胞和黏液腺增生,支气管周围结缔组织常受损或丢失,并有微小脓肿。炎症可致支气管壁血管增多或支气管动脉和肺动脉的终末支扩张与吻合,形成血管瘤,压力较高的小支气管动脉破裂可造成咯血,多数为少量咯血,少数患者可发生致命性大咯血,出血量可达数百甚至上千毫升,出血后血管压力降低而收缩,出血可自动停止。咯血量与病变范围和程度不一定成正比。支气管扩张易发生反复感染,炎症可蔓延到邻近肺实质,引起不同程度的肺炎、小脓肿或肺小叶不张,以及伴有慢性支气管炎的病理改变。

因气道炎症和管腔内黏液阻塞,多数支气管扩张症患者肺功能检查提示不同程度阻塞性通气功能受损。当病变严重而广泛,且累及胸膜时,则表现为以阻塞性为主的混合性通气功能障碍。病程较长的支气管扩张,因支气管和周围肺组织纤维化,可引起限制性通气功能障碍,伴有弥散功能减低。通气不足、弥散障碍、通气-血流失衡和肺内分流的存在,导致部分患者出现低氧血症,引起肺动脉收缩,同时存在的肺部小动脉炎症和血管床毁损,导致肺循环横截面积减少并导致肺动脉高压,少数患者会发展成为肺心病。

三、临床表现

支气管扩张可发生于任何年龄,但以青少年为多见。大多数患者在幼年曾有麻疹、百日咳或支气管肺炎迁延不愈病史,一些支气管扩张患者可能伴有慢性鼻窦炎或家族性免疫缺陷病史。

(一)症状

典型的症状为慢性咳嗽、大量脓痰和反复咯血。

1.慢性咳嗽、大量脓痰

咳嗽是支气管扩张症最常见的症状($>90\%$),且多伴有咳痰($75\%\sim100\%$),系支气管扩张部位分泌物积储,改变体位时分泌物刺激支气管黏膜所致。故与体位改变有关,常在晨起或夜间卧床转动体位时咳嗽、咳痰量增多。痰液可为黏液性、黏液脓性或脓性。合并感染时咳嗽和咳痰量明显增多,可呈黄绿色脓痰,重症患者痰量可达每天数百毫升。引起感染的常见病原体为铜绿假单胞菌、金黄色葡萄球菌、流感嗜血杆菌、肺炎链球菌和卡他莫拉菌。如痰有臭味，提示合并有厌氧菌感染。感染时痰液收集于玻璃瓶中静置后出现分层的特征：上层为泡沫，下层为脓性成分，中层为混浊黏液，下层为坏死组织沉淀物。但目前这种典型的痰液分层表现较少见。

2.反复咯血

50%～70%的患者有程度不等的咯血，可从痰中带血至大量咯血，咯血量与病情严重程度、病变范围并不完全一致。部分患者以反复咯血为唯一症状，平时无咳嗽、咳脓痰等症状，临床上称为"干性支气管扩张"，其支气管扩张多位于引流良好的部位。

3.反复肺部感染

其特点是同一肺段反复发生肺炎并迁延不愈。常由上呼吸道感染向下蔓延所致，出现发热、咳嗽加剧、痰量增多、胸闷、胸痛等症状。约三分之一的患者可出现非胸膜性胸痛。

4.慢性感染中毒症状

反复继发感染可有全身中毒症状，如发热、乏力、食欲减退、消瘦、贫血等。由于支气管持续的炎症反应，部分患者可出现可逆性的气流阻塞和气道高反应性，表现为喘息、呼吸困难和发绀。72%～83%患者伴有呼吸困难，这与支气管扩张的严重程度相关及痰量相关。重症支气管扩张患者由于支气管周围肺组织化脓性炎症和广泛的肺组织纤维化，可并发阻塞性肺气肿、肺心病、右心衰竭，继而出现相应症状。

（二）体征

早期或干性支气管扩张可无异常肺部体征，病变重或继发感染时常可闻及下胸部、背部固定而持久的局限性粗湿性啰音，是支气管扩张症的特征性表现，多自吸气早期开始，吸气中期最响亮，持续至吸气末。约三分之一的患者可闻及哮鸣音或粗大的干性啰音。部分慢性患者伴有杵状指（趾），出现肺气肿、肺心病等并发症时有相应体征。

四、辅助检查

（一）胸部影像学检查

怀疑支气管扩张症时应首先进行胸部影像学检查。绝大多数支气管扩张症患者胸片影像学异常，可表现为灶性肺炎、散在不规则高密度影、线性或盘状不张，也可有特征性的气道扩张和增厚，表现为类环形阴影或轨道征。胸部影像学检查同时还可确定肺部并发症（如肺源性心脏病等），并与其他疾病进行鉴别。

1.X线平片

平片对支气管扩张的敏感性较差。早期轻症患者常无特殊发现，以后可显示一侧或双侧下肺纹理局部增多及增粗，而典型的X线表现为粗乱肺纹理中有多个不规则的蜂窝状透亮阴影或沿支气管的卷发状阴影，感染时阴影内出现液平面。所有患者均应有基线胸部平片，通常不需要定期复查。

2.CT扫描

普通CT扫描诊断支气管扩张的敏感性和特异性分别是66%和92%，而高分辨CT

（HRCT）诊断的敏感性和特异性均可达到 90%以上，已成为支气管扩张的主要诊断方法。支气管扩张症的 HRCT 主要表现为支气管内径与其伴行动脉直径比例的变化，正常值为 0.62±0.13，老年人及吸烟者可能差异较大，所显示的支气管扩张的严重程度与肺功能气流阻塞程度相关。其特征性表现为管壁增厚的柱状扩张或成串成簇的囊样改变；此外还可见到气道壁增厚（支气管内径＜80%外径）、黏液阻塞、树枝发芽征及马赛克征。当 CT 扫描层面与支气管平行时，扩张的支气管呈"双轨征"或"串珠"状改变；当扫描层面与支气管垂直时，扩张的支气管呈环形或厚壁环形透亮影，与伴行的肺动脉形成"印戒征"；当多个囊状扩张的支气管彼此相邻时，则表现为"蜂窝"状改变；当远端支气管较近段扩张更明显且与扫描平面平行时，则呈杵状改变。

根据 CT 所见支气管扩张症可分为 4 型，即柱状型、囊状型、静脉曲张型及混合型。支气管扩张症患者 CT 表现为肺动脉扩张时，提示肺动脉高压，是预后不良的重要预测因素。HRCT 检查通常不能区分已知原因的支气管扩张和不明原因的支气管扩张。但当存在某些特殊病因时，支气管扩张病变的分布和 CT 表现可能对病因有提示作用，如变应性支气管肺曲霉病患者的支气管扩张通常位于肺上部和中心部位，远端支气管通常正常。尽管 HRCT 可能提示某些特定疾病，但仍需要结合临床及实验室检查综合分析。一般无须定期复查 HRCT，但体液免疫功能缺陷的支气管扩张症患者应定期复查，以评价疾病的进展程度。

3.支气管碘油造影

是确诊支气管扩张的主要依据。可确定支气管扩张的部位、性质、范围和病变的程度，为外科决定手术指征和切除范围提供依据。但由于这一技术为创伤性检查，现已被 CT 取代。

（二）其他检查

有助于支气管扩张的病情或病因诊断。

1.血常规

白细胞总数和分类一般在正常范围，当细菌感染所致的急性加重时，白细胞计数和分类升高。白细胞和中性粒细胞计数、血沉、C 反应蛋白可反映疾病活动性及感染导致的急性加重。

2.免疫功能检查

支气管扩张症患者气道感染时各种血清免疫球蛋白（IgG、IgA、IgM）均可升高，合并免疫功能缺陷时则可出现免疫球蛋白缺乏。不推荐常规测定血清 IgE 或 IgG 亚群，可酌情筛查针对破伤风类毒素和肺炎链球菌、B 型流感嗜血杆菌荚膜多糖（或其他可选肽类、多糖抗原）的特异性抗体的基线水平。在以下情况可考虑检测类风湿因子、抗核抗体、抗中性粒细胞胞质抗体及其他免疫功能检查：免疫球蛋白筛查显示缺乏时；免疫球蛋白筛查正常但临床怀疑免疫缺陷时（合并身材矮小、颜面异常、心脏病变、低钙血症、腭裂、眼皮肤毛细血管扩张症、湿疹、皮炎、瘀斑、内分泌异常、无法解释的发育迟缓、淋巴组织增生或缺失、脏器肿大、关节症状等）；确诊或疑似免疫性疾病家族史；虽经正规的抗菌药物治疗，仍存在反复或持续的严重感染（危及生命、需外科干预），包括少见或机会性微生物感染或多部位受累（如同时累及支气管树和中耳或鼻窦）。

3.微生物学检查

支气管扩张症患者均应行下呼吸道微生物学检查，应留取深部痰标本或通过雾化吸入获得痰标本;标本应在留取后1小时内送至微生物室,如既往的培养结果均阴性,应至少在不同日留取3次以上的标本,以提高阳性率;急性加重时应在应用抗菌药物前留取痰标本。痰液检查常显示含有丰富的中性粒细胞以及定植或感染的多种微生物,持续分离出金黄色葡萄球菌和(或)儿童分离出铜绿假单胞菌时,需除外变应性支气管肺曲霉病或囊性纤维化。痰培养及药敏试验对抗菌药物的选择具有重要的指导意义。

4.血气分析

可用于评估患者的肺功能受损状态,判断是否合并低氧血症和(或)高碳酸血症。

5.纤维支气管镜

可发现支气管扩张症患者出血、扩张或阻塞部位,但支气管镜下表现多无特异性,较难看到解剖结构的异常和黏膜炎症表现,故支气管扩张症患者不需常规行支气管镜检查。以单叶病变为主的儿童支气管扩张症患者及成人病变局限者可行支气管镜检查,除外异物堵塞;多次痰培养阴性及治疗反应不佳者,可经支气管镜保护性毛刷或支气管肺泡灌洗获取下呼吸道分泌物;HRCT提示非典型分枝杆菌感染而痰培养阴性时,应考虑支气管镜检查;支气管镜标本细胞学检查发现含脂质的巨噬细胞提示存在胃内容物误吸。

6.肺功能测定

建议所有患者均应行肺通气功能检查(FEV_1、FVC、呼气峰流速),至少每年复查1次,免疫功能缺陷或原发性纤毛运动障碍者每年至少复查4次。可证实由弥散性支气管扩张或相关的阻塞性肺病导致的气流受限,以阻塞性通气功能障碍较为多见(>80%);33%~76%患者的气道激发试验证实存在气道高反应性;多数患者弥散功能进行性下降,且与年龄及FEV_1下降相关;对于合并气流阻塞的患者,尤其是年轻患者应行舒张试验,评价用药后肺功能的改善情况,40%患者可出现舒张试验阳性;运动肺功能试验应作为肺康复计划的一部分;静脉使用抗菌药物治疗前后测定FEV_1和FVC可以提供病情改善的客观证据;所有患者口服或雾化吸入抗菌药物治疗前后均应行通气功能和肺容量测定。

7.其他特殊检测

囊性纤维化是西方国家常见的常染色体隐性遗传病,由于我国罕见报道,因此不需作为常规筛查,但在临床高度可疑时可进行以下检查:2次汗液氯化物检测及囊性纤维化跨膜传导调节蛋白基因突变分析。成人患者在合并慢性上呼吸道疾病或中耳炎时可用糖精试验和(或)鼻呼出气一氧化氮测定筛查纤毛功能,特别是自幼起病、以中叶支气管扩张为主、合并不育或右位心时尤其需检查,疑诊者需取纤毛组织进一步详细检查。

五、诊断

(一)病史采集和评估

诊断支气管扩张症时应全面采集病史.包括既往史(特别是幼年时下呼吸道感染性疾病的病史)、误吸史、呼吸道症状和全身症状、有害物质接触史等。对于确诊支气管扩张症的患者应记录痰的性状、评估24小时痰量、每年因感染导致急性加重次数以及抗菌药物使用情况,还应查找支气管扩张病因,并评估疾病的严重程度。

（二）支气管扩张症的诊断

根据反复咳脓痰和（或）咯血等临床表现，结合幼年有诱发支气管扩张的呼吸道感染病史，一般临床可做出初步诊断。HRCT可显示支气管扩张的异常影像学改变，是确诊支气管扩张症的主要手段。当患者出现下述表现时需进行胸部HRCT检查，以除外支气管扩张：持续排痰性咳嗽、咯血或痰中有铜绿假单胞菌定植，且年龄较轻，症状持续多年，无吸烟史；无法解释的咯血或无痰性咳嗽；下呼吸道感染治疗反应不佳，不易恢复，反复急性加重。

（三）病因诊断

（1）继发于下呼吸道感染，如结核、非结核分枝杆菌、百日咳、细菌、病毒及支原体感染等，是我国支气管扩张症最常见的原因，对所有疑诊支气管扩张的患者需仔细询问既往病史。

（2）所有支气管扩张症患者均应评估上呼吸道症状，合并上呼吸道症状可见于纤毛功能异常、体液免疫功能异常、囊性纤维化、黄甲综合征及杨氏综合征（无精子症、支气管扩张、鼻窦炎）。

（3）对于没有明确既往感染病史的患者，需结合病情特点完善相关检查。

六、鉴别诊断

支气管扩张是一种不可逆性的肺损害，需与其鉴别的疾病主要为慢性支气管炎、肺脓肿、肺结核、先天性肺囊肿、支气管肺癌和心血管疾病等，仔细研究病史和临床表现，参考胸片、HRCT、纤维支气管镜和支气管造影的特征常可做出明确的鉴别诊断。

（一）慢性支气管炎

多发生于中老年吸烟患者，多为白色黏液痰，一般在感染急性发作时才出现脓性痰，且多在冬、春季多发，反复咯血少见，两肺底可闻及部位不固定的干湿性啰音。

（二）肺脓肿

起病急，起病初期多有吸入因素，表现为反复不规则高热、咳嗽、大量脓臭痰，消瘦、贫血等全身慢性中毒症状明显。X线检查可见厚壁空洞，形态可不规则，内可有液平面，周围有慢性炎症浸润及条索状阴影团片状阴影，经有效抗生素治疗后炎症可完全吸收消散。

（三）肺结核

所有年龄均可发病，常有低热、盗汗等结核性中毒症状及慢性咳嗽、咳痰、咯血和胸痛等呼吸系统症状，约半数有不同程度咯血，可以咯血为首发症状，出血量多少不一，病变多位于双上肺野，X线胸片提示肺浸润性病灶或结节状空洞样改变，痰结核菌检查可确诊。

（四）先天性肺囊肿

多在体检或合并急性感染时发现，X线检查肺部可见多个边界纤细的圆形或椭圆形阴影，壁较薄，周围组织无炎症浸润，胸部CT检查和支气管街景可助诊断。

（五）支气管肺癌

多见于40岁以上患者，可伴有咳嗽、咳痰、胸痛。咯血小量到中量，多为痰中带血，持续性或间断性，大咯血者较少见，影像学检查、痰涂片细胞学检查、气管镜等有助于诊断。

（六）心血管疾病

多有心脏病病史，常见疾病包括风湿性心脏病二尖瓣狭窄、急性左心衰竭、肺动脉高压等。

体检可能有心脏杂音,咯血量可多可少,肺水肿时咳大量浆液性粉红色泡沫样血痰为其特点。

七、治疗

支气管扩张症的治疗目的包括:确定并治疗潜在病因以阻止疾病进展,维持或改善肺功能,减少急性加性,减少日间症状和急性加重次数,改善患者的生活质量。支气管扩张症的治疗以内科控制感染和促进痰液引流为主,必要时应考虑外科手术切除。

(一)内科治疗

一般而言,支气管扩张是解剖上的破坏性改变、是不可逆的,因此内科治疗的目标是控制症状以及延缓疾病的进展。支气管扩张通常继发于其他疾病,故应对原发病及时进行治疗,对合并的鼻窦炎等应进行彻底治疗。此处,应根据病情,加强支持治疗、合理安排休息,应避免受凉,劝导戒烟,预防呼吸道感染。

1.控制感染

是支气管扩张症急性感染期的主要治疗措施。

支气管扩张症患者出现急性加重、并发症状恶化,即咳嗽、痰量增加或性质改变、脓痰增加和(或)喘息、气急、咯血及发热等全身症状时,应考虑应用抗菌药物。仅有脓性痰液或仅痰培养阳性不是应用抗菌药物的指征。许多支气管扩张症患者频繁应用抗菌药物,易于造成细菌对抗菌药物耐药,且气道细菌定植部位易于形成生物被膜,阻止药物渗透,因此推荐对大多数患者进行痰培养,急性加重期开始抗菌药物治疗前应送痰培养,在等待培养结果时即应开始经验性抗菌药物治疗。

支气管扩张症患者急性加重时的微生物学研究资料很少,目前认为急性加重由定植菌群所致。60%～80%的稳定期支气管扩张症患者存在潜在致病菌的定植,最常分离出的细菌为流感嗜血杆菌和铜绿假单胞菌,其他革兰阳性菌如肺炎链球菌和金黄色葡萄球菌也可定植于患者的下呼吸道。应对支气管扩张症患者定期进行支气管细菌定植状况的评估。痰培养和经支气管镜检查均可用于评估支气管扩张症患者细菌定植状态,两者的评估效果相当。急性加重期初始经验性治疗应针对这些定植菌,根据有无铜绿假单胞菌感染的危险因素及既往细菌培养结果选择抗菌药物。

铜绿假单胞菌感染的危险因素须至少符合以下 4 条中的 2 条:①近期住院;②频繁(每年 4 次以上)或近期(3 个月以内)应用抗生素;③重度气流阻塞($FEV_1 < 30\%$);④口服糖皮质激素(最近 2 周每天口服泼尼松 > 2 周)。无铜绿假单胞菌感染高危因素的患者应立即经验性使用对流感嗜血杆菌有活性的抗菌药物,轻症者可选用口服氨苄西林或阿莫西林 6.7～13.3mg/kg,最大剂量不超过 0.5g,每天 4 次或第一、二代头孢菌素;重症患者,常需静脉联合用药。对有铜绿假单胞菌感染高危因素的患者,应选择有抗铜绿假单胞菌活性的抗菌药物(表 10-1)。如有厌氧菌混合感染,可加用甲硝唑或替硝唑。

表 10-1　支气管扩张症急性加重期初始经验性治疗推荐使用的抗菌药物

高危因素	常见病原体	初始经验性治疗的抗菌药物选择
无假单胞菌感染高危因素	肺炎链球菌、流感嗜血杆菌、卡他莫拉菌、金黄色葡萄球菌、肠道菌群（肺炎克雷白杆菌、大肠埃希菌等）	氨苄西林/舒巴坦、阿莫西林/克拉维酸、第二代头孢菌素、第三代头孢菌素（头孢三嗪、头孢噻肟）、莫西沙星、左氧氟沙星
有假单胞菌感染高危因素	上述病原体＋铜绿假单胞菌	具有抗假单胞菌活性的 β-内酰胺类抗生素（如头孢他啶、头孢吡肟、哌拉西林/他唑巴坦、头孢哌酮/舒巴坦、亚胺培南、美罗培南等）、氨基糖苷类、喹诺酮类（环丙沙星或左氧氟沙星）可单独应用或联合应用

应及时根据病原体检测及药敏试验结果和治疗反应调整抗菌药物治疗方案，并尽可能应用支气管穿透性好且可降低细菌负荷的药物。若存在一种以上的病原菌，应尽可能选择能覆盖所有致病菌的抗菌药物。临床疗效欠佳时，需根据药敏试验结果调整抗菌药物，并即刻重新送检痰培养。若因耐药无法单用一种药物，可联合用药，但没有证据表明两种抗菌药物联合治疗对铜绿假单胞菌引起的支气管扩张症急性加重有益。采用抗菌药物轮换策略有助于减轻细菌耐药，但目前尚无临床证据支持其常规应用。急性加重期不需常规使用抗病毒药物。

急性加重期抗菌药物治疗的最佳疗程尚不确定，建议所有急性加重治疗疗程均应为 14 天左右。支气管扩张症稳定期患者长期口服或吸入抗菌药物的效果及其对细菌耐药的影响尚需进一步研究。

2.祛除痰液

包括体位引流等排痰技术、药物稀释脓性痰等，必要时还可经纤维支气管镜吸痰，以提高通气的有效性，维持或改善运动耐力，缓解气短、胸痛症状。

(1)常见的排痰技术：①体位引流：即把病变部位抬高，利用重力作用将某一肺叶或肺段中分泌物引流至肺门处，再行咯出，排除积痰，减少继发感染及中毒症状。有效清除气道分泌物是支气管扩张症患者，特别是慢性咳痰和（或）HRCT 表现为黏液阻塞者长期治疗的重要环节。痰量不多的患者也应学习排痰技术，以备急性加重时应用。按病变部位采取合适体位，使之处于高位引流，每天 2～4 次，每次 15～30 分钟。胸部 CT 结果有助于选择合适的体位。体位引流时，间歇做深呼吸后用力咳痰，轻拍患部；痰液黏稠不易引流者，可先雾化吸入稀释痰液，易于引流；对痰量较多的患者，要防止痰量过多涌出而发生窒息；喘憋患者进行体位引流时可联合应用无创通气。引流治疗时可能需要采取多种体位，患者容易疲劳，每天多次治疗一般不易耐受，但通常对氧合状态和心率无不良影响。体位引流应在饭前或饭后 1～2 小时内进行。禁忌证包括无法耐受所需体位、无力排出分泌物、正接受抗凝治疗、胸廓或脊柱骨折、近期大咯血和严重骨质疏松者。②震动拍击：腕部屈曲，手呈碗形在胸部拍打或使用机械震动器使聚积的分泌物易于咳出或引流，可与体位引流配合应用。③主动呼吸训练：一项随机对照研究结果表明，主动呼吸训练联合体位引流效果优于坐位主动呼吸训练。每次胸部扩张练习应包含三部分，即深呼吸、用力呼气放松、呼吸控制。深吸气，可使气流通过分泌物进入远端气道；用力呼气可使呼气末等压点向小气道一端移动，从而有利于远端分泌物清除；呼吸控制，即运动膈肌缓慢呼吸,可避免用力呼气加重气流阻塞。合并呼吸困难且影响到日常活动的支气管扩张症患者可进行吸气肌训练。两项小规模随机对照研究结果表明,与无干预组相比,吸气肌训练可显著改善患者的运动耐力和生活质量。④雾化治疗:包括气道湿化(清水雾化)、雾化吸入盐水、短时雾化吸入高张盐水、雾化吸入特布他林。祛痰治疗前雾化吸入灭菌用水、生理盐水或临时吸入高张盐水并预先吸入 β_2 受体激动剂,可提高祛痰效果;首次吸入高张盐水时,应在吸入前和吸入后 5 分钟测定 FEV_1 或呼气峰流速,以评估有无气道痉挛;气道高反应性患者吸入高张盐水前应预先应用支气管舒张剂。⑤其他:如无创通气,正压呼气装置通过呼气时产生震荡性正压,防止气道过早闭合,有助于痰液排出。无创通气可改善部分合并慢性呼吸衰竭的支气管扩张症患者的生活质量;长期无创通气治疗可缩短部分患者的住院时间,但尚无确切证据证实其对病死率有影响。此外也可采用胸壁高频震荡技术等。

患者可根据自身情况选择单独或联合应用上述祛痰技术,每天 1~2 次,每次持续时间不应超过 20~30 分钟,急性加重期可酌情调整持续时间和频度。

(2)药物稀释脓性痰:①祛痰剂:气道黏液高分泌及黏液清除障碍导致黏液潴留是支气管扩张症的特征性改变。急性加重时可口服溴己新 8~16mg,每天 3 次或口服盐酸氨溴索片 30mg,每天 3 次。应用羟甲半胱氨酸可改善气体陷闭。②支气管舒张剂:支气管扩张症患者常常合并气流阻塞及气道高反应性,引起支气管痉挛,影响痰液排出,因此在不咯血情况下,可应用支气管舒张剂,如口服氨茶碱 0.1g,每天 3~4 次或其他缓释茶碱制剂,必要时可加用支气管舒张剂喷雾吸入。合并气流阻塞的患者应进行支气管舒张试验,以评价气道对 β_2 受体激动剂或抗胆碱能药物的反应性,指导治疗;不推荐常规应用甲基黄嘌呤类药物。

(3)纤维支气管镜下吸痰:如体位引流痰液仍难排出,可经纤维支气管镜吸痰,并用生理盐水冲洗稀释痰液。

3.抗炎症治疗

慢性气道炎症是支气管扩张的一个重要致病机制。抗炎症治疗可减轻气道炎症,帮助受损气道黏膜和纤毛功能的修复。目前对于小剂量大环内酯类药物的抗炎症作用研究较多,其中红霉素、罗红霉素、克拉霉素和阿奇霉素等对于弥散性泛细支气管炎和支气管扩张有一定的效果,可以减轻气道黏液分泌,破坏铜绿假单胞菌的生物膜,减少发作次数。吸入糖皮质激素可拮抗气道慢性炎症。少数随机对照研究结果显示,吸入激素可减少排痰量,改善生活质量,有铜绿假单胞菌定植者改善更明显,但对肺功能及急性加重次数并无影响。目前证据不支持常规使用吸入性激素治疗支气管扩张(合并支气管哮喘者除外)。

4.咯血的治疗

(1)大咯血的紧急处理:大咯血是支气管扩张症致命的并发症,一次咯血量超过 200mL 或 24 小时咯血量超过 500mL 为大咯血,严重时可导致窒息。预防咯血窒息可视为大咯血治疗的首要措施,应首先保证气道通畅,改善氧合状态,稳定血流动力学状态。咯血量少时应安抚患者,缓解其紧张情绪,嘱其患侧卧位休息。出现窒息时采取头低足高的 45°俯卧位,用手取出患者口中的血块,轻拍健侧背部促进气管内的血液排出。若采取上述措施无效时,应迅速进行气管插管,必要时行气管切开。

(2)药物治疗:①垂体后叶素:为治疗大咯血的首选药物,一般静脉注射后 3~5 分钟起效,可维持 20～30 分钟。用法:垂体后叶素 5～10U 加 5％葡萄糖注射液 20～40mL,稀释后缓慢静脉注射,约 15 分钟注射完毕,继之以 10～20U 加生理盐水或 5％葡萄糖注射液 500mL 稀释后以每小时 0.1U/kg 的速度静脉滴注,出血停止后再继续使用 2～3 天以巩固疗效。支气管扩张伴有冠状动脉粥样硬化性心脏病、高血压、肺源性心脏病、心力衰竭者以及孕妇均忌用。②促凝血药:为常用的止血药物,可酌情选用抗纤维蛋白溶解药物,如氨基己酸 4～6g 加入生理盐水 100mL,15～30 分钟内静脉滴注后以 1g/h 维持或氨甲苯酸 100～200mg 加入 5％葡萄糖注射液或生理盐水 40mL 内静脉注射,2 次/天;亦可应用增加毛细血管抵抗力和血小板功能的药物,如酚磺乙胺 250～500mg,肌内注射或静脉滴注,2～3 次/天;还可给予血凝酶 1～2kU 静脉注射,5～10 分钟起效,可持续 24 小时。③其他药物:如普鲁卡因皮内试验阴性(0.25％普鲁卡因溶液 0.1mL 皮内注射)者可予 150mg 加生理盐水 30mL 静脉滴注,1～2 次/天;酚妥拉明 5～10mg 以生理盐水 20～40mL 稀释静脉注射,然后以 10～20mg 加于生理盐水 500mL 内静脉滴注,不良反应主要为直立性低血压、恶心、呕吐、心绞痛及心律失常等。

(3)介入治疗或外科手术治疗:支气管动脉栓塞术和(或)手术是大咯血的一线治疗方法。①支气管动脉栓塞术:经支气管动脉造影像病变血管内注入可吸收的明胶海绵行栓塞治疗,对大咯血的治愈率为 90％左右,随访 1 年未复发的患者可达 70％;对于肺结核导致的大咯血,支气管动脉栓塞术后 2 周咯血的缓解率为 93％,术后 1 年为 51％,2 年为 39％。最常见的并发症为胸痛(34.5％),脊髓损伤发生率及致死率低。②经气管镜止血:大量咯血不止者,可经气管镜确定出血部位后,用浸有稀释肾上腺素的海绵压迫或填塞于出血部位止血或在局部应用凝血酶或气囊压迫控制出血。③手术:反复大咯血用上述方法无效、对侧肺无活动性病变且肺功能储备尚佳又无禁忌证者,可在明确出血部位的情况下考虑肺切除术。适合肺段切除的人数极少,绝大部分要行肺叶切除。

(二)外科治疗

目前大多数支气管扩张症患者应用药物治疗有效,不需要手术治疗。

手术适应证包括:①急性下呼吸道感染反复发作,积极药物治疗仍难以控制症状者;②大咯血危及生命或经药物、介入治疗无效者;③局限性支气管扩张者,病变范围局限于一侧肺、不超过 2 个肺叶,术后最好能保留 10 个以上肺段。患者若全身情况良好,可根据病变范围作肺段或肺叶切除术。如病变较轻,且症状不明显;非柱状支气管扩张;痰培养铜绿假单胞菌阳性;病变较广泛累及双侧肺;切除术后残余病变;伴有严重呼吸功能损害者,则不宜手术治疗。

术后并发症的发生率为 10％～19％,老年人并发症的发生率更高,术后病死率＜5％。

第十一章　循环系统常见疾病

第一节　肺动脉狭窄

肺动脉狭窄是由于右心室流出道异常导致血液由右心室向肺动脉泵血出现梗阻的一类疾病。肺动脉狭窄可以发生在肺动脉瓣、瓣下或者瓣上的任何部位。伴或不伴其他病变的肺动脉狭窄的发生率约占所有先天性心脏病患儿的 25%～30%。其中，单纯肺动脉瓣狭窄最为常见，约占先天性心脏病患儿的 8%～10%，占所有右室流出道梗阻性病变的 80%～90%。

一、肺动脉瓣狭窄

肺动脉瓣狭窄占所有右室流出道梗阻性病变的 80%～90%。1761 年 John Baptist Morgagni 首先描述了肺动脉瓣狭窄，最初认为该病罕见，但随着诊断能力的提高，目前发现肺动脉瓣狭窄约占先天性心脏病患儿的 8%～10%。

肺动脉瓣狭窄的发生有家族倾向。Campbell 发现在肺动脉瓣狭窄患儿的同胞中心脏病的发生率为2.1%，通常为肺动脉瓣狭窄或法洛四联症。先天性心脏病第二自然史的研究发现在 449 个肺动脉瓣狭窄患儿的 1356 个同胞中明确或可能患有先天性心脏病的百分率分别为1.1%和2.1%。

(一)病理

肺动脉瓣的三个瓣缘互相融合，形成圆顶样或漏斗样的结构，仅有中央的小孔可通，全身循环的血流必须通过此一隘口。在肺动脉面上可见三瓣融合的嵴线向肺动脉壁放射，瓣叶可短缩、增厚和僵直，有时仅有两瓣，年长儿和成年患者于狭窄的瓣口可有疣状的赘生物或钙化。严重病例瓣口直径可仅 1～2mm。中度狭窄者于瓣叶联合有部分粘连，瓣叶的中心部仍能启闭自如。偶有病例瓣叶并无粘连，只因瓣叶特厚，启闭不灵活，瓣环可能亦偏小，致使右心室泵出受阻，称肺动脉瓣发育不良，往往有家族性。Noonan 综合征大多有此病变。

本病的继发病变为右心室向心性的肥厚，室腔可能偏小，心内膜下心肌可有缺血性病变，甚至有右心室心肌梗死。肥厚在圆锥部尤著，使右心室流出道狭窄。右心房有继发的增大，已闭的卵圆孔可能因此被撑开或者器质性房间隔缺损的伴发，右心房压如超过左心房，可产生右向左的分流而引起中央性青紫。

肺动脉主干常扩张，内壁常有"射流"现象。扩张自瓣环以上开始，有时可延伸到左肺动脉。扩张的程度与狭窄的严重性并不成比例，轻度的狭窄可能有明显的肺动脉扩张，而极严重的狭窄可以没有扩张。有人提出狭窄后扩张与肺动脉本身的缺陷可能亦有关。

（二）病理生理

右心室向肺动脉射血遇到瓣口狭窄的困阻，右心室必须提高收缩压方能向肺动脉泵血，其收缩压提高的程度与狭窄的严重性成比例。因室间隔无缺损，所以严重狭窄时右心室的压力高度可以超过左心室。右心室的血流进肺虽有困难，但无室缺的旁路可走，所以全身所有静脉血仍必须完全进肺。但如狭窄严重，右心室壁极度增厚使心肌供血不足，可导致右心衰竭。

在胎内，肺动脉瓣狭窄使右心室的心肌肥厚，右心室排血量仍可维持正常，对胎儿循环无多大影响；如狭窄很重，右心室排血量大减，腔静脉血回右房后大多通过卵圆孔或房间隔缺损流入左心房、左心室，而右心室则偏小。临床上有一少见的肺动脉狭窄类型为右心室先天发育不良，三尖瓣也偏小，往往伴有大房间隔缺损，于是产生大量右向左分流，左心室偏大，青紫明显。

大多数患轻、中度肺动脉瓣狭窄的婴儿与儿童生长发育正常，因此体肺循环血流量随年龄而增长。如狭窄的肺动脉瓣不能相应生长，右心室收缩压必须明显增加以维持心排血量。此外，由于婴儿的正常静态心率高于年长儿，随着心率的下降，每搏量将相应增加，因而越过狭窄瓣膜的收缩期血流也将相应增加。

（三）临床表现

轻度狭窄可完全无症状；中度狭窄在2～3岁内无症状，但年长后劳力时即感易疲及气促；严重狭窄者中度体力劳动亦可呼吸困难和力不从心，有的平素活动一如常人，但一次体力活动时突有昏厥甚至猝死。亦有患者劳动时感胸痛或上腹痛，可能由于当时心排出量不能相应提高，致使心肌供血不足或心律失常所致，这些都是预后可虑的信号，应着手准备手术。

患儿的生长发育往往正常，甚至有心力衰竭者亦不消瘦，面容往往硕圆（50%），大多无青紫，面颊和指端可能暗红；狭窄严重者可有青紫，大多由于卵圆孔的右向左分流所致，如房间隔缺损很大，可有严重青紫，并有杵状指（趾）及红细胞增多，但有蹲踞者很少见。如房间隔完整无缺，严重的狭窄可产生周围性青紫。

颈静脉有明显的搏动（a波）者提示狭窄严重，此种收缩期前的搏动在肝区亦可摸到；有心衰时a波则模糊不清，而有右心室收缩时三尖瓣反流的高耸 V 波。在婴幼期，心导管检查时右心房的a波有时很高，但在颈静脉却看不见明显的搏动。

体征方面心前区可较饱满，但明显突出者很少。心脏多不增大，只有严重狭窄而有心力衰竭者方见心脏扩大；左侧胸骨旁可摸得右心室的抬举搏动。肺动脉干虽扩张，但在胸骨左缘第二肋间摸不到搏动。右心室如有衰竭而扩张，在心前区有广泛的搏动，甚至可延伸到腋前线。收缩期震颤在胸骨左缘第二、三肋间可以摸到，杂音很响者震颤可波及胸骨柄上窝及胸骨左缘下部；心力衰竭时震颤减弱甚至消失，新生儿患者亦可无震颤。听诊时胸骨左缘上部有洪亮的喷射性收缩杂音，此杂音为本病的主要体征，响度往往达 4/6 级以上；因通过狭窄处流进肺动脉分支散开很广，所以杂音向左上胸、心前区、颈部、腋下及背面传导。心音图上示振幅呈渐强后弱的梭形振动，振幅高峰在收缩中期或更晚；频率中或高。轻度狭窄时杂音短促，振峰不超过收缩中期；严重狭窄时，渐强振动延时很长，甚至主动脉的关闭音亦可被杂音掩盖。

第一心音正常，轻度和中度狭窄者可听到收缩早期（于 Q 波后约 0.08 秒）喀喇音，但如狭窄严重,有喀喇音者减少;狭窄越重,喀喇音越早,甚至与第一音相重,使第一音呈金属样的声响。喀喇音的来源系由于增厚但仍具弹性的瓣膜在开始收缩时突然绷紧所致。第二心音分裂,分裂程度与狭窄严重性成比例,重者可达 0.14 秒,但肺动脉瓣关闭音很轻甚至听不到。

胸部 X 线检查可发现轻中度狭窄时心脏大小正常,重度狭窄时如心功能尚可,心脏仅轻度增大;如有心力衰竭,心脏则明显增大,甚至大到少见的程度,主要为右心室和右心房扩大。狭窄后的肺动脉扩张为本病特征性的改变,有时扩张延伸到左肺动脉,但在婴儿期扩张多不明显。

心电图将显示右心房扩大、P 波高耸。心电图还可显示右心室肥大电轴右偏,其程度依赖于狭窄的严重程度。右胸前导联将显示 R 波高耸,狭窄严重时出现 T 波倒置、ST 段压低。

二维超声可看到肺动脉瓣的厚度和收缩时的开启情况,狭窄后的扩张亦可看到,右心室腔和三尖瓣亦易探得。多普勒超声可检查心房水平有无分流,更重要的是还可较可靠地估测肺动脉瓣狭窄的严重程度。

(四)自然病程

一些中度肺动脉瓣狭窄患儿右心室收缩压可多年不变,提示瓣口随体格生长而相应生长。不过有些患儿右心室压力显著增加,出现这种情况要么是瓣口生长不够,要么发生漏斗部继发性狭窄或二者同时出现。出现这种情况时,右心室舒张末压最终将增高,并发生右心衰竭。与右心衰竭发生有关的另一因素是心肌灌注不足。

轻度肺动脉瓣狭窄患儿右心室收缩压轻度升高,右心室心排血量及右心室心肌无明显影响。在大多数情况下,随着患儿的生长,右心室收缩压几无明显升高,可有轻度右心室肥厚。这些患儿的长期预后目前尚不明了。

(五)治疗

严重肺动脉瓣狭窄(右心室收缩压超过体循环压力)患儿应接受球囊瓣膜成形术,如无该术适应证,则应接受外科瓣膜切开术。大多数严重肺动脉瓣狭窄患儿漏斗部也狭窄,有关外科瓣膜切开时是否肥厚的肌肉应一同切除目前尚有争议。一般认为,仅肺动脉瓣下局限性明显的肥厚部可经肺动脉切除,流出道弥漫性肥厚可不作处理。在大多数患儿,一旦肺动脉瓣狭窄解除,漏斗部肥厚将消退。肺动脉瓣狭窄较轻(右室收缩压低于体循环收缩压)患儿的手术标准目前尚未确定,不过,一般相信如右室收缩压超过 50mmHg,则有可能导致心肌损害。因此,对这些超过上述压力的患儿可推荐狭窄解除。球囊瓣膜成形术是大多数患儿的首选治疗方法,这一方法甚至可用于婴儿。如针对该术的指征不适合或其他原因,则外科瓣膜切除也不失为简单有效的方法。

二、肺动脉瓣下狭窄

孤立性弥漫性肺动脉瓣下狭窄而肺动脉瓣正常极其罕见。这种情况常伴有小型室间隔缺损,后者临床上可不明显或已自发性关闭。纤维或纤维肌性环可出现在瓣下右心室流出道的任何水平,并造成梗阻。大的异常肌束还可将右室腔分成两个单独腔(右室双腔),并造成梗阻,常伴有室间隔缺损,也可单独存在。

继发于左心室显著肥厚的弥漫性室间隔肥厚可突入右室或流出道,因而造成梗阻(Bemheim效应)。心肌肿瘤,特别是涉及室间隔的肿瘤,也可引起右心室流出道梗阻。纠正性大动脉转位伴心房通常位患儿的30%～50%存在肺动脉瓣下形态学左室流出道的梗阻。这种情况通常伴有室间隔缺损,也可室间隔完整。

上述病损的临床表现类似于肺动脉瓣狭窄,但喀喇音可听不到,瓣后肺动脉瓣扩张也可不明显或缺乏。收缩期杂音在胸骨左缘第三、第四肋间最响。这些表现的存在应怀疑肺动脉瓣下狭窄的存在,但明确诊断有赖于超声、心导管及心血管造影术。

三、周围肺动脉狭窄

自肺动脉瓣以后的肺动脉管道狭窄可发生于从主干至肺内动脉的各段,单发或多发,大多伴有其他畸形如肺动脉瓣狭窄,室间隔缺损、法洛四联症及主动脉瓣上狭窄等。

肺动脉的管腔狭窄依其部位可分为四型:①主干或其左右支;②主干分叉部,并延伸至左右支;③周围分支多发的梗阻;④主干及其周围分支狭窄。狭窄可局限或有一段狭窄,前者可伴有狭窄后扩张。

本病的狭窄程度决定临床严重性;大多患儿无症状,胸骨左缘上部有一喷射性收缩期杂音,并向腋下及背面传导;如伴有收缩早期喀喇音,提示有肺动脉瓣狭窄同时存在,但肺动脉瓣关闭音可增强,提示瓣膜狭窄后还有梗阻存在。狭窄部可能产生连续性杂音,尤其伴有左向右分流使肺动脉血流增多者。

胸部X线上多属正常,但有时可见某侧或某段肺野血管影特少;心电图上右心室肥厚的程度可反映狭窄的严重性;二维超声可显示肺动脉主干及其近支的解剖。心导管可能发现在肺动脉的管道某部前后有明显压差,肺动脉造影可以看到狭窄的部位;为了避免狭窄部被重叠影像掩盖,必须用轴向位置方能将全貌暴露出来。

治疗可用球囊导管予以扩张,支架的应用可防止扩张后再狭窄,局部的严重狭窄可以进行手术治疗。随着患儿的成长,狭窄可越趋严重,到青春期心排量大增时尤著;再者许多手术如法洛四联症,心内畸形纠正后右心室出路仍受本病的阻挡,应考虑解除的措施。

第二节　主动脉狭窄

先天性主动脉狭窄(AS)是指包括主动脉瓣狭窄、主动脉瓣上狭窄和主动脉瓣下狭窄的一组先天性心脏病,其中以主动脉瓣狭窄最为常见。狭窄部位可单一或多发,也可与其他心脏畸形并存。新生儿及婴儿期严重的主动脉瓣狭窄可迅速发生心力衰竭,多数在生后数天或几周内死亡。一岁以上患儿则很少出现心力衰竭并长期存活,其生存时间、猝死发生率与狭窄的进展速度有关。

1.主动脉瓣狭窄

最常见的主动脉瓣畸形为二瓣畸形,也可见三瓣畸形。各种类型主动脉瓣狭窄的共同之处为瓣膜增厚、僵硬,不同程度的交界融合,导致瓣口狭小,左心室向心性肥厚及升主动脉往往扩张。

2.主动脉瓣下狭窄

通常为左室流出道主动脉瓣下方 2cm 之内有一纤维性或纤维肌性隔膜与主动脉瓣平行,形成隔膜型主动脉瓣狭窄;或狭窄段从主动脉瓣向下延伸 1～3cm,该狭窄段左室心肌表面覆盖一层很厚的纤维组织,使其变得僵硬,形成纤维肌型(管型)主动脉瓣下狭窄。

3.主动脉瓣上狭窄

主动脉瓣上狭窄与 7 号染色体 q11.23 位点弹性蛋白基因的微缺失,引起弹性蛋白量和质的缺损,导致血管病变、形成特殊面容等临床表现有关。狭窄分为主动脉瓣水平上方局限性狭窄和从主动脉窦水平以上升主动脉发育不良直至头臂动脉发育不良的广泛性狭窄。

一、主动脉瓣狭窄

(一)临床表现

症状集中在幼婴和少儿两个年龄阶段;严重的狭窄在新生儿期即有表现,呼吸急速,心率增快,面色苍白,肺有水泡音,肝可肿大,患儿这些心力衰竭的表现可急剧恶化而夭折。杂音往往为本病的首要体征,婴儿期大多在胸骨左缘中部最响,有时与室缺很难鉴别;其响度决定于左室的排出量,如因心力衰竭而减低,则杂音趋轻柔甚至消失。左心房的压力增高即可撑开未闭的卵圆孔向右心房分流,所以右心室可有容量的超负荷。X 线示心脏增大,肺有充血及淤血;心电图示右心室占优势,患婴有典型的左心室肥厚者少。

年长儿患者多无症状,生长发育良好,甚至参加体育锻炼。杂音往往为诊断本病的线索,少数患儿诉易疲劳、腹痛或胸痛;典型的心绞痛在小儿很少见。如有劳力型气急和昏厥,往往为严重狭窄的表现;但患儿因对症状无知,家长亦可并不介意,所以必须详细询问病史。

脉搏往往正常。典型的脉压缩小,脉跳的起落缓渐需至成年方明显。心尖搏动持重有力;常可触到震颤,多位于胸骨右缘第二肋间,亦可在胸骨左缘下部或心尖部最清楚,且可向胸骨柄上窝及颈动脉传导。如无震颤,心尖搏动亦属正常,则狭窄往往很轻,压差常不超过 30mmHg。

第一心音正常,胸骨左缘可听到收缩早期喀喇音,系由于瓣膜突然绷紧所致。洪亮而粗糙的收缩期杂音为本病最重要体征,在胸骨右缘上部最响,并向胸骨柄上窝,背面及颈部传导,也可在左缘最响,甚至在心尖部也可很响;杂音自第一音后开始,以后渐强,其高峰视狭窄的程度而异,狭窄愈重,高峰出现愈迟,至收缩晚期又渐弱或听不到,至主动脉瓣关闭前完全消失。响度为 4～5/6 级,有时可通过骨传导在右肘部亦能听到,使凭听诊量血压完全失真。在胸骨左缘中部有时可听到 2/6～3/6 级渐弱的吹风样舒张期杂音,为主动脉瓣关闭不全所致。

由于左心室收缩射血费时较长,所以第二心音中主动脉瓣关闭音推迟,与肺动脉瓣关闭音接近,使正常所有的第二音分裂时距缩短;狭窄重者左心室射血时间更形延长,使主动脉瓣与肺动脉瓣关闭音相重叠;如极度狭窄,主动脉瓣关闭音甚至落后于肺动脉瓣关闭音,而且呼吸的影响与正常相反,吸气时分裂较短,而呼气分裂扩大,形成所谓"矛盾分裂"。心尖部常可听到第三心音,严重狭窄甚至可听到左房使劲收缩充盈左室的第四心音。

(二)实验室检查

心电图示左心室肥大,但其程度不一定能反映狭窄的轻重。左心前导联的 T 波平坦或倒置与 ST 段的压低反映狭窄重,但这些改变在休息时可不表现出来,通过运动试验方逐渐显示。胸部 X 线表现心脏可不大或有左心室、左心房增大的表现,升主动脉可示狭窄后扩张。严重者右心亦有增大,肺野充血。超声可显示主动脉瓣增厚、开放受限,呈幕顶样运动,两叶主动脉瓣,左心室壁增厚和左心室的等容收缩期延长。Doppler 超声可估算压差和反流量。由于超声检查的完善使心导管检查渐少用,逆行主动脉插管可通过狭窄的主动脉瓣口进入左心室,左心室压和由左心室拉回主动脉时压力连续曲线可显示狭窄的部位和左心室与主动脉之间的压差峰值。左心室造影可显示左心室流出道的梗阻解剖,室壁厚度和二尖瓣有否反流。主动脉根部造影可显示主动脉瓣的活动度,有无反流,瓣环大小和狭窄后的扩张情况。婴儿期主动脉逆行插管不易成功,可由右心导管穿过卵圆孔至左心房,再顺流入左心室,可测得左心室压力和行左心室造影。

(三)治疗

当有心肌缺血或主动脉瓣口很小时应予手术。如瓣口面积少于 $0.65cm^2/M^2$ 而心排量正常,则左心室与主动脉的收缩期峰值压差已达到或超过 70mmHg,这在大多数中心是行瓣膜切开术的指征。瓣膜切开术只是姑息性的,术中切开瓣膜连合处以减少梗阻,但瓣膜连合处切开不能过大,因为这样的话可引起主动脉瓣明显反流。这种姑息术可挽救生命,并维持良好功能状态数年,但术后再狭窄的发生率很高,常与钙化有关。最终,大多数严重主动脉瓣狭窄的患儿可能需要换瓣。换瓣如可能应尽量推迟至成人,这样可避免因成长问题而需再次换瓣。在某些患儿可施行 Ross 手术,术后由于主动脉位置是自己的肺动脉瓣,因而无需抗凝,瓣膜的寿命也会延长。

1984 年,Lababidi 等首先报道应用经皮球囊主动脉瓣成形术(PBAV)成功地治疗先天性或后天性主动脉瓣狭窄,引起广泛的重视。由于我国发病率较欧美国家为少,另外 PBAV 在技术上有别于 PBPV,且有严重并发症发生,因此国内除上海新华医院一组报告外,尚无系统开展该技术的报道。根据 1982—1986 年 204 例小儿经皮球囊主动脉瓣形成术总结,95.1% 获得即期成功。随后对 PBAV 方法学上进行较多的研究,包括单球囊与双球囊扩张术及采用长的球囊进行扩张术,以后把球囊瓣膜成形术应用到新生儿病例,甚至进行胎儿主动脉瓣球囊成形术。目前,正在对 PBAV 患者进行中、长期随访,以观察其疗效与心功能的改变。

二、主动脉瓣下狭窄

在主动脉瓣下 0.5～1.0cm 有半月形或环形隔膜,产生左心室流出道梗阻。此病变很少见于婴儿,手术切除后又可重新长出,且许多先天性心脏病手术后可长出主动脉瓣下隔膜,所以有人认为此系后天长出,但为先天的局部组织异常所致。有时主动脉瓣与瓣下都有狭窄,形成左心室流出道的隧道样狭管,同时升主动脉亦较细小。此外,二尖瓣的许多畸形如降落伞样二尖瓣等亦可有左心室流出道的梗阻。临床上主动脉瓣下与瓣膜狭窄不易鉴别,左心室造影和超声对诊断有决定意义。重者需手术矫治。经皮球囊瓣膜成形术一般不推荐于这类疾病。

三、主动脉瓣上狭窄

在主动脉窦(乏氏窦)上缘发生的局限性或弥漫性狭窄,少见。冠状动脉开口在狭窄之前,所以压力很高,常扩张扭曲,易致动脉硬化,周围动脉和肺动脉也可有狭窄。这种疾病可单独发生,也可伴有特发性婴儿高钙血症。其特征为呕吐、便秘,常有呼吸道感染,血钙特高,弱智,额突,斜视,眉峰及下颌较突出,上唇短吊,有称此为 WiUiam 综合征者。X 线胸片无特征性表现。心电图可显示左心室肥厚,如狭窄严重则左胸导联可出现 T 波倒置。磁共振成像及超声心动图可显示主动脉瓣上狭窄,多普勒可评估跨狭窄段压差。心导管及心血管造影术可证实诊断及确定严重程度。一般认为跨狭窄段压差＞50mmHg 有手术指征。不提倡经导管球囊扩张。

第三节 法洛四联症

法洛四联症(TOF)是最常见的青紫型先天性心脏病,约占青紫型先天性心脏病的 70％左右,约占所有先天性心脏病的 10％。1888 年法国医生 Etienne Fallot 详细描述了该病的病理改变及临床表现,故而得名。

一、病理解剖

法洛四联症由四种畸形组成,均与胚胎期圆锥动脉干部分发育异常有关。①肺动脉狭窄:肺动脉狭窄是四联症最重要的病变,狭窄范围自右心室漏斗部入口至左、右肺动脉分支。其中以漏斗部及肺动脉瓣复合狭窄多见,狭窄的严重程度差异颇大,严重者肺动脉闭锁,可同时伴动脉导管未闭或主动脉与肺动脉间侧支循环血管;②室间隔缺损:为大型、对位不良型室间隔缺损;③主动脉骑跨:主动脉根部粗大且顺钟向旋转右移并骑跨在室间隔缺损上,骑跨范围在15％～95％;④右心室肥厚:属继发性病变。以上四种畸形中肺动脉狭窄是最重要的病变,是决定患儿的病理生理、病情严重程度,乃至影响预后的主要因素。

本病可合并其他心血管畸形,如 25％的法洛四联症患儿为右位型主动脉弓;其他如左上腔静脉残留、冠状动脉异常、房间隔缺损、动脉导管未闭、肺动脉瓣缺如等。

二、病理生理

由于肺动脉狭窄,血液进入肺循环受阻,引起右心室的代偿性肥厚,右心室压力相对增高;肺动脉狭窄轻至中度者,右心室压力仍低于左心室,在室间隔部位可由左向右分流,此时患者可无明显的青紫(非青紫型法洛四联症);肺动脉狭窄严重时,右心室压力与左心室相似,此时右心室血液大部进入主动脉,临床出现明显的青紫。

由于主动脉骑跨于两心室之上,主动脉除接受左心室的血液外,还直接接受一部分来自右心室的静脉血,输送到全身各部,因而出现青紫;同时因肺动脉狭窄,肺循环进行气体交换的血流减少,更加重了青紫的程度。此外,由于进入肺动脉的血流减少,增粗的支气管动脉与肺血管之间形成侧支循环。

在动脉导管关闭前,肺循环血流量减少程度较轻,青紫可不明显,随着动脉导管的关闭和漏斗部狭窄的逐渐加重,青紫日益明显,并出现杵状指(趾)。由于缺氧,刺激骨髓代偿性产生过多的红细胞,血液黏稠度高,血流缓慢,常引起脑血栓,若为细菌性血栓,则易形成脑脓疡。

三、临床表现

1.青紫

为其主要表现,其程度和出现的早晚与肺动脉狭窄程度有关。多见于毛细血管丰富的浅表部位,如唇、指(趾)甲床、球结合膜等。因血氧含量下降,活动耐力差,稍一活动如啼哭、情绪激动、体力劳动、寒冷等,即可出现气急及青紫加重。

2.蹲踞

患儿多有蹲踞症状,每于行走、游戏时,常主动下蹲片刻。蹲踞时下肢屈曲,使静脉回心血量减少,减轻了心脏负荷,同时下肢动脉受压,体循环阻力增加,使右向左分流量减少,从而缺氧症状暂时得以缓解。不会行走的小婴儿,常喜欢大人抱起,双下肢屈曲状。

3.杵状指(趾)

患儿长期处于缺氧环境中,可使指、趾端毛细血管扩张增生,局部软组织和骨组织也增生肥大,表现为指(趾)端膨大如鼓槌状。

4.阵发性缺氧

发作多见于婴儿,发生的诱因为吃奶、哭闹、情绪激动、贫血、感染等。表现为阵发性呼吸困难,严重者可引起突然昏厥、抽搐,甚至死亡。其原因是由于在肺动脉漏斗部狭窄的基础上,突然发生该处肌部痉挛,引起一时性肺动脉梗阻,使脑缺氧加重所致。年长儿常诉头痛、头昏。

体格检查时,患儿生长发育一般均较迟缓,智能发育亦可能稍落后于正常儿。心前区略隆起,胸骨左缘第2、3、4肋间Ⅱ～Ⅲ级可闻及粗糙喷射性收缩期杂音,此为肺动脉狭窄所致,一般无收缩期震颤。肺动脉第2音减弱。部分患儿可听到亢进的第2心音,乃由右跨之主动脉传来。狭窄极严重者或在阵发性呼吸困难发作时,可听不到杂音。有时可听到侧支循环的连续性杂音。发绀持续6个月以上,出现杵状指(趾)。

四、并发症

常见的并发症为脑血栓、脑脓疡及感染性心内膜炎。

五、辅助检查

1.血液检查

周围血红细胞计数和血红蛋白浓度明显增高,红细胞可达$(5.0\sim8.0)\times10^{12}/L$,血红蛋白170～200g/L,血细胞比容也增高,为53vol%～80vol%。血小板降低,凝血酶原时间延长。

2.X 线检查

心脏大小一般正常或稍增大,典型者前后位心影呈靴状,即心尖圆钝上翘,肺动脉段凹陷,上纵膈较宽,肺门血管影缩小,两侧肺纹理减少,透亮度增加,年长儿可因侧支循环形成肺野呈网状纹理,25%的患儿可见到右位主动脉弓阴影。

3.心电图

典型病例示电轴右偏,右心室肥大,狭窄严重者往往出现心肌劳损,可见右心房肥大。

4.超声心动图

二维超声左室长轴切面可见到主动脉内径增宽,骑跨于室间隔之上,室间隔中断,并可判断主动脉骑跨的程度;大动脉短轴切面可见到右室流出道及狭窄的肺动脉。此外,右心室、右心房内径增大,左心室内径缩小,彩色 Doppler 血流显像可见右心室直接将血液注入骑跨的主动脉内。

5.心导管检查

右心室压力明显增高,可与体循环压力相等,而肺动脉压力明显降低,心导管从肺动脉向右心室退出时的连续曲线显示明显的压力阶差,可根据连续曲线的形态来判断狭窄的类型,心导管较容易从右心室进入主动脉或左心室,说明主动脉右跨与室间隔缺损的存在。导管不易进入肺动脉,说明肺动脉狭窄较重。股动脉血氧饱和度降低,常小于 89%,说明在右向左分流的存在。

6.心血管造影

典型表现是造影剂注入右心室后可见到主动脉与肺动脉几乎同时显影。通过造影剂能见到室间隔缺损的位置,增粗的主动脉阴影,且位置偏前,稍偏右;了解肺动脉狭窄的部位和程度以及肺动脉分支的形态。选择性左心室及主动脉造影可进一步了解左室发育的情况及冠状动脉的走向。此外,通过造影可发现伴随的畸形,这对制订手术方案和估测预后至关重要。

六、治疗

1.一般护理

平时应经常饮水,预防感染,及时补液,防治脱水和并发症。婴幼儿则需特别注意护理,以免引起阵发性缺氧发作。

2.缺氧发作的治疗

发作轻者使其取胸膝位即可缓解,重者应立即吸氧,给予镇静药物保持患儿安静,如水合氯醛等,普萘洛尔每次 0.05～0.1mg/kg 静注或去氧肾上腺素每次 0.05～0.1mg/kg。必要时也可皮下注射吗啡每次 0.1～0.2mg/kg。纠正酸中毒,给予 5%碳酸氢钠 15～50mL/kg 静注,以往常有缺氧发作者,可口服普萘洛尔 1～2mg/(kg·d)。平时应去除引起缺氧发作的诱因如贫血、感染,尽量保持患儿安静,经上述处理后仍不能有效控制发作者,应考虑急症外科手术修补。

3.外科治疗

近年来外科手术不断的进展,本病根治术的死亡率在不断下降。轻症患者可考虑于 5～

9 岁行一期根治手术,但稍重的患儿应尽早行根治术。年龄过小的婴幼儿可先行姑息分流手术,对重症的患儿也宜先行姑息手术,待年长后一般情况改善,肺血管发育好转后,再作根治术。目前常用的姑息手术有:锁骨下动脉,肺动脉吻合术(Blalock-Taussig 手术),上腔静脉-右肺动脉吻合术(Clenn 手术)等。

第四节　单心室

单心室是指两个房室瓣仅与一个心室腔连接或与一个伴一个对应的小心室腔主心室连接。亦称心室双入口。占婴儿期先天性心脏病发病的第 13 位,发生率占活产新生儿的 0.05‰～0.1‰。在胚胎发育早期,以后发育为二尖瓣和三尖瓣房室管与以后发育为左心室的原始心管相连接。血流从原始心管的心室部分流向原始心球,后者将随后发育为右心室。动脉干发自原始心球,前者以后发育为主动脉、肺动脉。当胚胎发育过程中存在任何原因导致心室分隔异常即可形成左心室双入口合并残余右心室流出道腔,此时心室多为反位(左襻)。

一、病理解剖

单心室下的主心室可为左心室型或右心室型,可通过心室壁的肌小梁形态及房室瓣的位置和形态解剖加以区别。最常见的单心室为左心室型单心室、主动脉位于肺动脉左侧、主动脉起自左侧的残余右心室,与纠正型大血管转位相似。通常肺动脉位于后方,二尖瓣位于右侧,三尖瓣位于左侧。此种类型的单心室占单心室尸解病例的 74%。有时左主心室与残余右心室腔之间的室间隔缺损随时间推移可逐渐缩小,导致功能性的主动脉下狭窄。近 50% 的病例伴有肺动脉瓣狭窄或闭锁。伴发水肿或主动脉弓中断多见。有一种特殊的少见类型的单心室称 Holmes 心,表现为单一左心室双流入道及肺动脉狭窄但不伴有大动脉转位。无脾综合征多合并右心室单心室中。

二、病理生理

由于肺动脉狭窄或肺血管阻力增高使肺循环血流量减少。肺循环血流量的大小决定了单心室患儿在婴儿期病情的严重程度。患儿如不伴有肺动脉狭窄,在婴儿期随着胎儿期肺血管阻力的退化,肺血流逐渐增加,最终形成充血性心力衰竭而往往无法存活。

单心室患儿如伴有肺动脉闭锁,在生后即出现青紫。青紫的程度取决于来自动脉导管未闭、主肺动脉间侧支血管或支气管循环的肺血流量大小。在 80% 的患儿中,单一的主心室起到一个共同的混合腔的作用而使主动脉和肺动脉内仍能保持理想的氧饱和度。但尽管同样为单心室,有部分患儿虽然有足够的体肺静脉回流,却仍然不能达到充分的混合。可能的原因是尽管主、肺动脉均起自同一主心室但仍然可存在主动脉接受绝大多数体循环回流血流而肺动脉接受绝大多数肺循环血流的状况。甚至有少数患儿在作心房内转换术后体循环氧饱和度改善的报道。对于绝大多数的患儿,是否合并大血管异位并不影响血流动力学状况。

在伴有流出道腔入口狭窄的患儿,通常伴有肺动脉环缩或肺动脉狭窄,可导致单心室内压力超过体循环,此时二尖瓣或三尖瓣异常多见。在肺动脉环缩后,主动脉弓缩窄或中断均可致单心室内压力急速上升。

三、临床表现

(一)肺血多型

症状主心室腔连肺动脉而无狭窄,肺血明显增多,临床上出现气促、呼吸困难、进食量少、喂养困难、疲乏和多汗等心衰症状。生后几天之内即可以听到杂音及奔马律,但可以无症状,3～6周后随着肺血管阻力下降,肺血流增加,症状加重,往往以心衰就诊,但发绀轻微。

体征生长、发育迟缓,心界常增大,心前区可见弥漫性搏动,心率增快,胸骨左缘有全收缩期杂音可伴震颤。第一心音常增强,肺动脉第二音不减弱或增强,心尖区可闻及舒张早、中期高流量杂音和第三心音。肝脏增大。

(二)肺血少型

1.症状

有肺动脉狭窄,肺血减少,发绀为主要症状。临床症状与法洛四联症相似。患儿可于出生后即有发绀,啼哭或活动时加重。有红细胞及血红蛋白增高,但心力衰竭少见。

2.体征

有杵状指、趾。心底部闻及响亮、粗糙喷射性收缩期杂音伴有收缩期震颤,严重狭窄者杂音及震颤反减轻。肺动脉第二音减弱或呈单一第二音。

单心室因多伴有其他先天性心血管畸形,心脏体征往往受合并畸形的影响。

四、辅助检查

(一)胸部 X 线

心脏多为正常位置,大动脉有转位,所以肺动脉干位于后中,即使扩张可不在心缘显露。如见肺血很多但无左心缘凸出的肺动脉段对诊断很有意义。肺动脉干在上纵膈扩张可将右肺动脉抬起,在右肺门的肺动脉影宛如瀑布的下泻,心影增大。如有中度肺动脉狭窄,肺血管可正常或偏少,心影不大。如有肺动脉闭锁,肺野有体循环供血的侧支血管影。升主动脉往往朝向右室残腔的一边凸出;如右室残腔在左侧,则可占左上心缘的 1/3～1/2。只有在右室残腔在右侧,又无大动脉转位的情况下,方可见升主动脉、主动脉结及肺动脉段鼎足而立的正常关系。

(二)心电图

心电图有多种变化,常见四种类型:①右室占优势;②左室占优势;③左右室均势(左右心前导联都有 R 波);④所有心前导联均有深 S 波。左室双入口而右室残腔在右侧时,有左侧优势的图形者占 83%,95% 为电轴右偏。右室双入口而右室残腔在左侧者 77% 为除左室优势的其他图形,98% 电轴左偏。右室双入口时 94% 右室占优势。心电图形经久不变。一般为窦性心律,有报道约 30% Ⅰ°房室传导阻滞,但随访至终未发现进行性加重的现象。有伴发室上性心动过速，房颤、预激综合征及 L-G-L 综合征的报道。

（三）超声心动图

剑突下或心尖四腔位可显示两组房室瓣或共同的房室瓣开口到一个大室腔，主心室腔与残腔之间的肌小梁部间隔亦可显示；如未见，可仔细由短轴侦查，并可查看残腔与主腔间的关系。由心尖或心前的长轴亦可查到残腔。如看到其间的间隔，则可观测其对房室瓣环的关系；如找不到残腔，则心室可能为不定型，即不像左室又不像右室。心室与大动脉的关系可在剑突下或心前长轴找大动脉的根部，并追踪鉴定其为主动脉或肺动脉。超声造影和多普勒成像可查清房室瓣有无反流，以作为考虑 Fontan 手术的参考。

单心室心室功能的测定对术前、术后以及远期随访均具有重要的临床意义。由于单心室的复杂心脏结构，心腔容量和压力的超负荷等因素导致心脏变形，形态不规则，使常规超声测定心功能的方法应用受到限制。近年来单心室的心室功能的评估方法成为了研究焦点。心血管造影（CAG）准确性高，但因其创伤性而限制了应用。一些研究提示磁共振（MRI）对单心室的心室功能检测是目前非创伤性检查及术后随访中最可靠的方法，美国波士顿儿童医院对比 MRI 与导管检查对双向 Clenn 术的病例，手术成功率及术后并发症均无明显差异，但前者无创且降低了医疗费用。但因设备昂贵，噪音大，低年龄患者需镇静等因素，广泛应用受到限制。超声心动图技术具有简单、易重复的优点，尤其近年来超声新技术的发展，如实时三维超声心动图（RT-3DE），左室压力峰值变化率（dp/dt），心肌工作指数（MPI），组织多普勒成像（TDI）等方法估测单心室的心功能，虽然较常规的超声心动图测定单心室心功能更显示了优势，但由于多普勒超声的血流速度与角度的 cos 函数成正比，若角度大于 20 度可能造成较大误差。而由于心脏与大血管的空间位置使经胸超声检查很难达到最大血流速度，另外取样容积和位置亦会影响频谱图像而影响结果。因此目前的超声技术对单心室心功能的评价仍存在局限性，新的技术仍有待进一步开发和研究。速度向量成像技术（VVI）不存在角度依赖性，已广泛应用于成人和多种儿科先心病的心功能研究，可能在单心室心功能的评估有新的发现。

（四）MRI 和 CT

随着无创性检查设备的技术发展及技能熟练，如超声心动图、磁共振，电子束 CT（EBCT），64 排 CT 等使有创性的导管及心血管造影诊断的重要性逐渐下降。应该强调的是 EBCT 的增强单层容积扫描及 64 排 CT 可做定性诊断，若显示两组房室瓣或一组共同房室瓣开口于单一心室，即可诊断单心室。容积扫描的空间分辨力高，因此有利于根据解剖细节的辨认，确定主心腔的结构类型。造影扫描及血流扫描可定量评估心室功能，有利于判断手术适应证。三维重建可显示单心室与大动脉关系，肺静脉畸形引流及主动脉弓发育不良，主动脉缩窄等畸形。

（五）心导管与心血管造影

右心导管从右侧房室口进入一大室腔（主腔），腔内血氧饱和度比腔静脉和右心房增高，并具有体循环压力。导管如越过房间隔，经左侧房室口可同样进入主腔。逆行左心导管时，导管亦可直接进入主腔或先抵残腔再进入主腔。进行心导管术时，应常规试将心导管送入肺动脉，取得该处压力资料，以利于手术方法的选择及对预后的判断。

心血管造影如应用轴位投照，可获得比惯用的投照位置更为满意的效果。四腔投照可见心房和心室四个心腔互相分开,能清楚地显示"室间隔",并能观察到房室瓣及其和室间隔的关系。长轴斜位投照能较满意地观察小梁隔及大动脉的连接关系、有无骑跨等。进行心导管和心血管造影时,要求按分段诊断步骤,了解下列几点。

(1)心房位置与内脏的关系,是通常位、反位或异构现象,有无房间隔缺损或单心房。

(2)房室瓣是一组瓣或二组瓣,瓣膜有无骑跨或跨越、狭窄或闭锁现象。

(3)根据心室小梁结构判断单心室类型,有无残腔、残腔的位置及其与主腔的关系。

(4)了解心室与大动脉的关系是正常或有转位,是一根或二根大动脉,以及主动脉出自主腔或残腔,有无狭窄或闭锁。

(5)各房室及大动脉的压力、肺循环阻力、血氧资料和导管所进入的异常途径。

(6)有无其他的合并心血管畸形。

其他检查随着无创性检查设备的技术发展及技能熟练,如超声心动图、磁共振,电子束CT(EBCT),64 排 CT 等使有创性的导管及心血管造影诊断的重要性逐渐下降。应该强调的是 EBCT 的增强单层容积扫描及 64 排 CT 可做定性诊断,若显示两组房室瓣或一组共同房室瓣开口子单一心室,即可诊断单心室。容积扫描的空间分辨力高,因此有利于根据解剖细节的辨认,确定主心腔的结构类型。电影扫描及血流扫描可定量评估心室功能,有利于判断手术适应证。三维重建可显示单心室与大动脉关系,肺静脉畸形引流及主动脉弓发育不良,主动脉缩窄等畸形。

五、治疗

(一)内科治疗

单心室患儿难以长期存活,据文献报道,A 型单心室患者的每年自然死亡率为 4.8%,因此内科药物治疗只能短期内纠正心功能不全或前列腺素 E 开放动脉导管保证一定的肺血流为患儿创造手术条件,不能依赖长期用药存活。肺血增多型多伴有心功能不全,常规强心、利尿抗心衰治疗是必要的。静脉内血管活性药物的应用,需慎重,因肺血管床及体血管床对血管活性药物反应是多变的,难以判断是否有利。如肺循环阻力过低,可致肺循环血容量过多,致体循环血流灌注不足,出现代谢性酸中毒及休克。如果确定存在未闭动脉导管,可以采取降低体循环阻力,升高肺循环阻力的措施以平衡体肺循环血流量。如果患儿动脉血氧饱和度>90%,说明心脏排出的血过多地"窃"入肺循环,此时血管活性药物,尤其 α-受体阻断剂应减少使用。如果体循环后负荷升高且血压正常,可试用降低后负荷的药物如硝普钠,可能有益。手术前可采用呼吸机治疗,低潮气量及呼吸次数,使 PCO_2 保持在 $40\sim50mmHg$,纠正代谢性酸中毒或交替吸入 CO_2 气体及氮气,降低肺泡内含氧,可能升高肺阻力以减少肺循环血流量,增加体循环血流量。血细胞比容应保持在 $40\%\sim45\%$,增加血液黏度亦有助于升高肺循环阻力。

因此应强调的是,过高的动脉血氧饱和度在单心室的患者可能说明组织氧携带及交换不足,因体循环组织灌注不足,可致代谢性酸中毒,低心排血量,心室壁舒张期应力及氧消耗量增加,过多的血进入肺循环致使心室容量负荷增加,最终可致心肌功能不全及房室瓣膜关闭不全。

肺血减少型即合并肺动脉瓣狭窄或瓣下狭窄的患儿,可采用升高体循环阻力及升高血压的方法,迫使更多的血液流入肺循环,如有可能可采用导管介入性球囊扩张狭窄的肺动脉瓣。如因肺血管阻力过高形成的缺氧状态,可利用呼吸机呼吸治疗,增加氧浓度,过度换气至呼吸性碱中毒,以及静脉内给碱性液体(NaHCO$_3$)保持体液 pH 7.5～7.6;还可给予一氧化氮吸入等;静脉内血管扩张剂应慎用。

(二)外科治疗

由于单心室的解剖畸形的复杂性,因此难以以一种手术方式解决全部患者的问题,根据不同的病理情况可采用姑息手术或根治手术。

1.姑息手术

(1)体-肺循环分流术:适用于合并严重肺动脉狭窄者。利用锁骨下动脉和肺动脉吻合或采用 Goretex 人工血管连接主动脉及肺动脉以增加肺循环血流,使发绀改善。由于不能维持良好的长期疗效,宜在 4～5 岁后再作根治术,可获较高的存活率。如有左房室瓣狭窄可行球囊房间隔造口。但 B-T 分流会引致心室容量负荷增加,应给予注意。

(2)肺动脉环束术:适用于无肺动脉狭窄,肺血流量多而有顽固心力衰竭者。此手术可减少肺血量,收到改善症状的效果,并可以限制肺动脉压力,为将来完成 Fontan 手术准备良好的条件。有些患者在术后引起继发性主动脉瓣下狭窄或肺动脉瓣下狭窄,尤其是主动脉起源于残余右心室腔的主动脉瓣下狭窄发生率更高。

(3)Norwood 手术:如果单心室患者合并主动脉瓣下狭窄,则可先作 Norwood 手术第一步,即切断主肺动脉,将其近端与升主动脉吻合,解决了左室流出道狭窄的问题,将肺动脉远端与锁骨下动脉吻合或以 Goretex 血管与主动脉吻合,保持肺血管阻力正常,以维持患者存活,争取以后完成 Fontan 手术。

(4)Clenn 分流术或双向腔静脉-肺动脉分流:如果患儿存在以下的 Fontan 手术的危险因素:①小婴儿(＞6m);②肺动脉条件不好,肺血管变形,肺动脉较细;③肺血管阻力＞2wood/m^2;④肺动脉平均压＞15mmHg;⑤房室瓣膜功能不良,如左侧房室瓣闭锁,共同房室瓣或中度以下房室瓣膜关闭不全,可采用 Glenn 分流术或双向腔静脉-肺动脉分流术,即将上腔静脉切断,近端与左肺动脉作端-侧吻合术,远端缝合成盲端,其目的是增加肺血流,减少心室容量负荷(约回心血量的 30%),利于心室功能的改善及房室瓣膜关闭不全的减轻,为将来完成 Fontan 手术创造条件。

2.根治手术

(1)建立室间隔:如有两组房室瓣,其残腔较大,在主腔的左侧,有大室缺而无流出腔和大动脉狭窄的患者效果较好。方法为在主腔中植入补片,将其分隔为左右心室,使左右心房血液分别引流入主、肺动脉,手术年龄宜在 5～15 岁之间。有房室瓣发育不良者要同时置换人造心脏瓣膜。手术往往容易损伤传导组织,如引起完全性房室传导阻滞者,需放置永久起搏器。

(2)Fontan 系列手术:适于残余心室腔细小、肥厚而流出腔口狭窄或伴有其他心血管畸形者。传统的 Fontan 手术利用带瓣或不带瓣的人造血管连接右心房和肺动脉或右心房与肺动脉直接吻合,并关闭右房与主心室腔的交通和可能存在的房缺,使体循环回流血流引流入肺动脉。目前传统的 Fontan 手术极少应用,改良的 Fontan 手术如心房内通道全腔静脉-肺动脉吻合术,心外管道全腔肺动脉吻合术应用较多,后者对不需心内操作的病例更有其优越性。手术适应证是主心腔功能正常(EF≥0.6),心室舒张末压正常、肺循环阻力低于 $5u/m^2$,肺动脉平均压力低于 2.67kPa(20mmHg),无或轻度左房室瓣反流者,肺动脉直径适当(肺动脉与主动脉直径比≥0.75)。有报道心导管测定的 Fontan 指数=(Rap+VEDP)/(Qs+Qp),(Rap:肺血管阻力,VEDP 心室舒末压力,Qs 及 Qp 分别为体、肺循环量),如果≤$4u/m^2$,估计改良 Fontan 术后的早、远期存活率在 92%左右。

多种可以用于单心室的手术治疗效果均有赖于针对不同患儿个体的相适应的设计和恰当的手术时间。

近年来外科手术和内科导管介入治疗相结合的镶嵌治疗亦随着医学发展在不断探索。

(三)新生儿期治疗原则

在新生儿期出现症状而得以明确诊断单心室,除以下两种情况外,其他均需外科或介入治疗:①中度肺动脉狭窄限制了肺血流量;②无体循环系统的梗阻,体、肺循环有较好的平衡。内科治疗仅为短期调整,为外科手术提供更好的条件,而不能赖以长期存活。一般来讲符合以上两个条件的病例是很少见的。由于肺动脉瓣狭窄或闭锁所致的肺循环血流不足或由于心内或主动脉弓水平的梗阻所致的体循环血流不足,静脉滴注前列腺素 E 重新开放或保持未闭动脉导管开放均是有益的。如果患儿酸-碱平衡,肝肾功能正常,应用前列腺素 E 后,心脏复苏基本是可以成功的。如果患儿有肺静脉血流回流受阻,单纯药物治疗是无效的,只能考虑急症手术。术前应保持体、肺循环血流及阻力平衡,动脉血氧分压>30mmHg,以避免腹部内脏,冠状血流及脑的损伤。

无论是否存在体动脉梗阻,只要有严重肺血流不足或肺血流过多均需外科治疗。大多于生后数天或数周即应完成手术。手术的术式同前介绍。但新生儿期姑息术后及改良 Fontan 术治疗单心室的远期随访尚不足。

第五节 扩张性心肌病

一、病因

扩张性心肌病(DCM)在各种类型心肌病中最为常见,在美国及欧洲,其年发病率约为 2/10 万～8/10 万人口,据估计每 10 万人口中约有 36 人患有 DCM。最近的报道显示成人 DCM 患者中 47%为特发性,12%与心肌炎有关,11%与冠状动脉病变有关,另有 30%为其他原因。在另外两个不同年龄儿童 DCM 的研究表明其中 2%～15%有活体组织检查证实的心肌炎,其余 85%～90%的患儿原因不明。此外,20%～30%的 DCM 患者为家族性的。

二、病理

扩张性心肌病病变以心肌纤维化为主,心肌肥厚不显著,心腔扩大明显,二尖瓣环和三尖瓣环增大,乳头肌伸长,常有心腔内附壁血栓,可累及心肌节律点及传导系统而引起心律失常。由于心肌纤维化,心肌收缩功能减弱,导致心力衰竭。

三、临床表现

扩张型心肌病主要症状包括三个方面,心功能不全;心律失常;由于血流缓慢,在心腔内形成附壁血栓,脱落后形成体、肺循环栓塞而引起的症状和体征以及猝死。DCM病情轻重悬殊,临床表现多样,多数病例病情发展缓慢,但少数病例病情急剧发展,几个月内即可死亡。

DCM根据临床表现可分为儿童型和婴儿型:

1.儿童型DCM

主要见于年长儿,起病缓慢。

初期:发病早期常无明显症状,心功能代偿尚可,耐受一般活动量;剧烈活动后感到心慌、气促。体检可正常,有时可听到第三心音或第四心音,心功能Ⅲ级。

中期:心功能减退逐渐明显,且进行性加重,常有劳累感、乏力、心悸、气促等症状。体检有心音低钝,常有第三或第四心音,心尖区有二尖瓣反流性杂音,心功能Ⅱ~Ⅲ级,可有心律失常,肝脏大,下肢水肿。

晚期:出现心衰症状与体征,心脏明显扩大,心功能Ⅲ~Ⅳ级,常有奔马律及二尖瓣反流杂音;伴有肺动脉高压者肺动脉瓣区第二心音亢进,多数有心律失常,肺底部常有细湿啰音,肝脏大,质地变硬,可伴腹水及黄疸,下肢水肿。有体或肺循环栓塞症者占20%,如脑栓塞(出现偏瘫、失语等),下肢栓塞(如足发凉、坏死等),肺栓塞(咯血等)。

2.婴儿型DCM

多数婴儿期发病,急性或慢性过程,主要表现为急-慢性心衰,心脏扩大,心音低钝,可有奔马律,部分有二尖瓣反流杂音,生长发育迟缓,体重不增,食欲缺乏等。少数为暴发型,多为6个月以下婴儿,病死率高,多数死于心源性休克。

四、辅助检查

扩张型心肌病的临床表现无特异性,需借助心脏器械检查,如心电图、心脏超声等辅助诊断,心肌病理检查可以明确诊断。

(一)心电图

1.心房活动异常

出现异常P波,P>0.11s,振幅>0.25mv,以左房大多见。V_1导联P波终末电势(Ptf-V_1)≤−0.04mm·s,提示心室舒张末期压力增加,是心功能不全的可靠指标。

2.心室活动异常

(1)出现酷似心肌梗死的Q波,Q>0.04s,Q>1/4R(常在Ⅰ、aVL、V_5、V_6导联出现)。

(2)有时在Ⅰ、aVL、V_5、V_6导联缺乏q波,这种现象可能与室间隔纤维化有关。

(3)常有左右心室肥大的表现,左室大多见,右室大少见,一旦出现右室大常标志双室大。

(4)QRS低电压:提示病程进入中晚期,病情重,与心肌纤维化有关。

3.节律和传导的改变

窦性心动过速、室性期前收缩及心房纤颤最常见，亦可出现窦房阻滞、房室阻滞及束支阻滞。束支阻滞中以左束支传导阻滞多见。

4.复极过程异常

ST-T 改变，Q-T 间期延长。

（二）超声心动图

DCM 的超声心动图表现主要包括：各腔室明显增大，以左房左室大为主，左室流出道增宽；室间隔和左室后壁运动幅度减低；二尖瓣前叶开放幅度小，如合并乳头肌功能不全，前后叶呈钻石样改变；收缩功能和舒张功能降低，以收缩功能降低为主。

（三）核素显像

常用单光子发射型计算机断层摄术（SPECT），检查方法有血池显像、心肌热区显像和心肌灌注显像。SPECT 对 DCM 诊断：①可反映心室不同部位的射血功能；②可正确反映左室和右室舒张功能；③可反映心房和心室的协调性；④可反映心房和心室兴奋传导时间。

（四）心内膜心肌活检（EMB）

对 DCM 的诊断、病情了解、疾病分期及与心肌炎的鉴别有价值。

1.光学显微镜检查

心肌纤维正常排列，心肌细胞肥大，在肥大的心肌纤维束间杂有萎缩的肌束。心肌细胞核大、浓缩，肌原纤维减少、溶解，心肌细胞空泡化，心肌细胞排列紊乱，间质纤维化。

2.电镜检查

主要改变为心肌细胞核大，核膜凹陷或扭曲，线粒体灶性或弥散性增生，大小不等，嵴变短、缺失，呈空泡状，肌浆网增多，侧池扩大，重者囊状扩张，肌原纤维断裂、崩解、丧失，肌节长短不一，多数结构模糊，Z 带增宽、聚集成团，M 带消失，横管系统扩张，内含絮状物，基膜增厚或正常，部分细胞膜灶状破坏，在间质可见游离细胞器。

（五）磁共振成像

一般采用多体位黑血和白血技术，主要是用来显示心室形态和功能的改变。DCM 延迟强化少见。国外有 63 例 DCM,28％可以强化，多半发生在心肌中部，呈线状或者斑片状，强化程度与左室功能不全预后相关。根据范围和程度间接预测患者临床过程和预后。

五、诊断

（1）WHO 1995 年心肌病定义及分类修订意见

①临床表现为心脏扩大、心功能减低伴或不伴充血性心力衰竭、心律失常，可有血管栓塞及猝死等并发症。

②心脏呈球形扩大，X 线检查心胸比＞0.5,超声心动图示全心扩大，尤以左心室扩大显著。

③心脏收缩功能减低，左室射血分数小于正常值。

④必须排除其他特异性（继发性）心肌病和地方性心肌病（克山病）。

（2）小儿原发性心肌病诊断依据（九省市心肌炎协作组，1980）本病多见于 3 岁以上儿童，部分患儿可能有阳性家族史。诊断依据主要为：

①没有明确的病毒性心肌炎病史。

②排除其他心脏病，如先天性心脏病、风湿性心脏病、遗传性代谢性疾病、继发性及地方性心肌病和慢性缩窄性心包炎的可能。

③具有下列各项中至少一项：

a.心脏增大，尤其是 X 线检查，心影呈球形增大，而无其他原因可寻者。

b.充血性心力衰竭，未能发现其他心脏病者。

c.心电图示 ST 段和 T 波改变或有各种心律失常，而无其他原因可解释者。

d.有昏厥发作同时有心脏增大，无其他原因者。

e.体循环或肺循环动脉栓塞，无其他原因可解释者。

六、鉴别诊断

DCM 主要表现为心力衰竭及左室收缩功能障碍，通过患儿临床表现及辅助检查，一般可确诊。本病应与病毒性心肌炎及原发性心内膜弹力纤维增生症鉴别。

1.病毒性心肌炎

心肌损伤标记物肌酸磷酸激酶同工酶 CK-MB 及心肌肌钙蛋白 T(cTnT)、心肌肌钙蛋白 I(cTnI)增高；心肌核素显像呈炎症或坏死灶显像；心内膜心肌活检进行组织学及免疫组织学检查，有淋巴细胞或巨噬细胞浸润，具有分子免疫学和病毒学的证据。

2.原发性心内膜弹力纤维增生症

生后早期（多在 1 岁以内，尤其 6 个月以内）发生心力衰竭；X 线表现为心影扩大，以左心为主，透视下心脏搏动弱；心电图为左心室肥厚，左心前导联电压增高；超声心动图表现为心内膜增厚，回声增强；心内膜活检可以明确诊断。

七、治疗

DCM 的治疗主要目标是保护心肌、控制心力衰竭、抑制心肌重构，改善症状、预防并发症和阻止或延缓病情进展、提高生存率。治疗方法应根据不同患者、不同病情、不同病程、有无并发症来确定。积极防治病毒性心肌炎，以免迁延而转成慢性心肌炎，最后发展为 DCM。

1.一般治疗

根据病情采取适当休息措施，减少心脏负担。对有心力衰竭者，应绝对卧床休息，并吸入氧气；烦躁不安者，应使用镇静剂；对有心功能不全而尚未到心衰者，应限制活动；无心功能不全者，也应适当减少活动，不可参加竞赛性活动，以防止猝死。患儿饮食应采用低盐、易消化的食物，多吃蔬菜、水果，防止暴饮暴食。

2.控制心力衰竭

入院时如病情较重，可先用多巴酚丁胺和多巴胺以强心，多巴胺先用扩肾血管剂量以增加肾血灌注而利尿。磷酸二酯酶抑制剂如氨力农或米力农有强心作用，减轻后负荷和改善左室的舒张功能。二者虽可使血压下降,但影响不大。硝普钠亦可降低后负荷,但根据剂量,其降压作用可较氨力农或米力农为强。病情改善后可改用口服地高辛。如停用减轻后负荷的药物可续用 ACE 抑制剂如卡他普利或依那普利等。研究证实血管紧张素 Ⅱ(ANG Ⅱ)在心肌超负荷肥厚的构型重塑中起重要作用,促进心肌增生肥大,故使用 ACEI 可减轻心脏负荷,改善预后。ACEI 可与洋地黄制剂、利尿剂同用,对心衰有良好效果,长期应用可防止轻型 DCM 发生心衰。利尿剂用静脉给药如呋塞米等,可以利尿,改善症状。用药时需监测电解质,因多种药物同用,心肌功能又差,电解质失衡易致心律失常;一旦肺静脉和体静脉充血现象好转,可改用口服利尿剂。醛固酮拮抗剂可以抑制肾素-血管紧张素系统的作用,可阻断心肌及间质重塑,另外还可阻断醛固酮的效应,它适用于心功能Ⅲ～Ⅳ级患者。

近年来应用 β 受体阻滞剂治疗心力衰竭令人关注。β 受体阻滞剂可减慢心率,降低耗氧量,同时阻断上述恶性循环,发挥抗心肌细胞凋亡和抑制左室重构作用,从而改善心肌生物学效应,提高抗心衰疗效。1975 年,瑞典学者首次应用 β 受体阻滞剂治疗 DCM 心衰患者并获得临床症状改善。多中心或大系列的临床研究表明,美托洛尔使 DCM 患者临床症状和心功能得到明显改善,左室舒张末期内径明显缩小,左室射血分数增加,左室舒张末期压力减低;长期治疗可有效减低病死率和减少心脏移植率。重庆医科大学儿童医院 1993 年报道应用选择性 B 受体阻滞剂,能明显改善心肌病预后。非选择性 B 受体阻滞剂卡维地洛具有阻滞 β_1、β_2 和 α 受体的作用,在降低交感活性、改善左室功能方面明显优于美托洛尔。

3.并发症的治疗

预防呼吸道感染十分必要。可用干扰素、胸腺素、转移因子等预防呼吸道感染。如发生呼吸道感染应尽早使用抗生素。

心律失常在小儿患者不少见,心衰经治疗好转及电解质纠正后心律失常可消失,如心律失常持久不消或严重影响心功能者,应予用药,抗心律失常药物中有的可损害左室功能导致另种心律失常,所以选药应予考虑。胺碘酮似较安全。如有缓慢心律失常有症状者,可用临时起搏。

DCM 患者常有心腔内血栓形成和栓塞,Maron 等报道 7～20 岁的尸检结果达 84% 之高,所以在心功能减退时应考虑应用抗凝药物,如已有血栓,可先用肝素,以后换口服双香豆素(华法林),如超声未见血栓,可用阿司匹林或双嘧达莫(潘生丁)以防血栓形成,华法林对预防血栓形成虽有效,但在心衰时肝功能减退情况下要审慎。Pac 等报道,常规采用阿司匹林(乙酰水杨酸)或(和)肝素治疗心腔内血栓,无出血和栓塞并发症,对 DCM 合并心内血栓的患儿具有良好疗效。

4.心肌代谢赋活剂

如 1,6-二磷酸果糖具有调节葡萄糖代谢、修复糖酵解活性、增加肌酸磷酸的活性及加速心肌有效能量供应的效能,剂量为每次 150～250mg/kg,静脉滴注,10～15 天为一疗程,口服 1,6-二磷酸果糖(瑞安吉)剂量为 10～30mL/d;磷酸肌酸具有抗心肌过氧化损伤、抑制线粒体膜电位下降的作用剂量为 1～2g/d,静脉滴注;天门冬氨酸钾镁可维持心肌细胞膜电位及调整离子泵的功能,可口服或加入 5% 葡萄糖中静脉滴注;辅酶 Q_{10} 是线粒体呼吸链的组成成分,此酶参与机体氧化还原反应,提高 ATP 生成,保护心肌免受自由基损伤。

5.免疫疗法

免疫抑制剂包括激素，环胞霉素及硫唑嘌呤等治疗扩张型心肌病及心肌炎，疗效各家不一，难以肯定。免疫球蛋白静脉注射：丙种球蛋白静滴 $200\sim400mg/(kg \cdot d)$，连用 $3\sim5$ 天，减少细胞因子产生、降低细胞氧化应激水平，对急性炎症性心肌病有一定疗效。自身免疫性反应已被认为是 DCM 发病学的主要机制之一。DCM 患者体内可检测出多种自身抗体。针对自身抗体的免疫调节及免疫吸附成为治疗 DCM 的新疗法。Staudt 等研究证明，应用免疫吸附法清除 DCM 患者血液中自身免疫抗体，可提高患者左室射血分数，改善心功能，为 DCM 的治疗提供了多一种选择。

6.手术治疗

常用的外科治疗措施包括：心脏移植、部分左心室切除术及左心室辅助装置等。对持续治疗无效心功能日益减退或数次住院症状无根本改善者，可用人工机械泵代替心脏或选择心脏移植。近年来，由于心脏移植后应用环孢素、硫唑嘌呤、泼尼松三联免疫抑制剂，减轻了排异反应，心脏移植效果不断提高，5 年存活率达 85%，10 年存活率达 61%。儿童心脏移植存活率（62.1%）高于成人（48%）。但供心者很难候，困难很大。伴严重二尖瓣反流的患儿，在等待心脏移植术前，行二尖瓣置换术能改善症状，增加手术安全性。针对 DCM 的姑息性外科治疗近年也取得了较大进展。左室减容手术：对 DCM 患儿反复心衰、药物不能控制、又无条件做心脏移植者可考虑左室减容手术。此手术为切除心室瘢痕及变薄、无收缩力的心肌，缩小心室腔容量，改善心室的顺应性和收缩力。

7.细胞再生及基因治疗

骨髓间充质干细胞在体内诱导分化为心肌细胞，给 DCM 的治疗带来了新的前景。细胞移植治疗 DCM 方法是近年来研究的热点，目前尚处于试验阶段。2006 年 Huang 等研究发现，18 例 DCM 心力衰竭患者随机接受自体骨髓单核干细胞直接冠状动脉内注射或安慰剂（生理盐水）治疗，两组的 6 分钟行走距离及再住院率有显著性差异，提示自体骨髓单核干细胞移植治疗可帮助提高 DCM 患者的心功能。

20 世纪 90 年代采用分子生物学技术探讨心肌病心室重塑的发病机制及寻找新的治疗途径，已有实验研究将肌原性决定基因导入成纤维细胞，使其肌原化，从而恢复心肌收缩功能。另有在心肌细胞内导入肌球蛋白重链和线粒体基因，恢复心肌收缩能力，达到治疗心衰的目的。Matsumo-to 等用重组 C 蛋白免疫接种构建 DCM 鼠模型，免疫病理及趋化因子分析显示，心肌坏死部位巨噬细胞浸润及单核细胞趋化因子 1 和干扰素 γ 诱导蛋白 10 表达上调。用质粒作为载体转移单核细胞趋化因子 1 和诱导蛋白 10 受体基因，转染后心肌细胞上清液对 T 细胞和巨噬细胞迁移有抑制作用。基因转移抑制 DCM 进展，并降低模型鼠的死亡率。

第十二章 消化系统常见疾病

第一节 胃食管反流病

胃食管反流(GER)有生理性和病理性两种。正常人每天都有短暂的、无症状的生理性胃食管反流,这并不引起食管黏膜的损伤。当胃内容物反流至食管导致组织损伤而引起症状则为病理性反流,随之出现的一系列疾病症状,统称为胃食管反流病(GERD)。

小儿胃食管反流症是指由于胃内容物不受控制地从胃反流入食管,甚至口腔而引起的一系列顽固性呕吐、反胃及食管炎症状,呼吸道症状,甚至神经精神症状的上消化道运动障碍性疾病。它可以导致小儿营养不良、生长发育迟缓、食管炎、反复发作的肺炎、支气管炎、哮喘,甚至婴儿猝死综合征(SIDS)。

小儿胃食管反流病是一种消化系统常见病,据报道,美国 GERD 的人群发病率在 25%~35%之间。我国,由胃食管反流引起的反流性食管炎患病率达 5%,近年国外研究发现 GERD 在儿童,尤其在新生儿及早产儿中有较高的发病率,并认为它与早产儿的呼吸暂停、喂养困难及吸入性肺炎等密切相关。因此,胃食管反流问题已经越来越被人们所关注,并作了广泛的研究。

一、病因及发病机制

目前认为 GERD 的发生和发展是多种因素综合作用的过程,包括防止过度胃食管反流和迅速清除食管内有害物质两种机制的功能障碍。

(一)抗反流机制

1.食管下端括约肌张力减低

食管下端括约肌(LES)是一段位于食管远端长约 1.0~3.5cm 特化的环行肌,它能产生并维持超过胃内压约 1.33~5.33kPa(10~40mmHg)的静息压来防止反流,还可在咳嗽、打喷嚏或用力而使腹内压突然增高时迅速做出反应。20 世纪 80 年代前,许多学者认为食管下端并无括约肌存在,只是经测压证实该处有一段高压区,有括约肌样作用。近年来,随着微解剖研究的深入,提示这种肌肉结构确实存在,并由此构成食管腹段至膈上的 2~4cm 的高压带,其压力随胃内压的增高而增加,构成最有效的抗反流屏障。LES 的功能受神经及体液双重调节。迷走神经及胃泌素使食管下端括约肌静息压(LESP)升高,而胰泌素、胆囊收缩素(CCK)及肠抑胃肽(GIP)等则使其下降。LES 的成熟还与受孕后日龄(胎龄+出生后日龄)呈正相关,故新生儿,尤其早产儿更易发生胃食管反流。当 LESP 低下时就不能有效地对抗腹腔与胸腔之间的正性压力梯度而导致持续的胃食管反流,在腹内压突然增加时也不能做出充分的反应,则胃内容物将被逆排入食管。研究发现 GERD 患者,尤其是伴重度食管炎及 Barrett 食管患者的 LESP 明显低于正常人,因而食管下端括约肌(LES)功能不全以及食管下端括约肌静息压(LESP)降低是 GERD 最重要的发病因素之一。

然而多项研究表明,LESP 正常者也会发生胃食管反流,而较轻型的 GERD 患者的 LESP 也往往是正常的。研究中还发现新生儿 LESP 并不低于年长儿及成人,所以 GERD 的发生可能不仅仅是由于 LESP 的降低。目前研究认为 LES 一过性松弛(TLESR)是正常人生理性胃食管反流及 LESP 正常的 GERD 患者的主要发病机制。在原发性蠕动(由吞咽引起的蠕动)过程中,LES 松弛 3~10 秒以允许吞咽的食团进入胃内,而 LES 一过性松弛并不发生于正常蠕动之后,持续时间也较长,约 10~45 秒。在此过程中,LESP 下降至 0 时括约肌即不再具有抗反流作用了。这就解释了正常人的生理性反流及 LESP 正常的 GERD 患者的发病原因。国外文献报道,约 50%以上的 GERD 属于 TLESR,TLESR 伴发酸反流的发生率达 82%。正常受试者中 40%~50% 的 TLESR 伴胃酸反流,GERD 患者中 TLESR 伴胃酸反流则达60%~70%。这些都提示了 TLESR 是引起胃食管反流的主要因素。

2.解剖因素

除了 LES 外,这段食管的一些解剖因素无疑也起着抗反流屏障的作用。当腹内压升高时,食管腹段被钳夹呈扁形,从而起到抗反流作用,因此食管腹段越长,此功能则越完善。3 个月以下的婴儿食管腹段很短,所以极易发生胃食管反流;胃食管交角(His 角)为锐角,能使胃黏液在食管口外侧形成一活瓣而抗反流。食管手术及食管裂孔疝可令此角变钝,抗反流作用减弱;另外,膈角在吸气时可主动收缩,起到了食管外括约肌的作用,可加强 LES 的抗反流能力。而食管裂孔疝的形成破坏了外括约肌抗反流机制,因此这类患儿亦常伴有胃食管反流。

(二)食管清除机制

胃食管反流发生后,如果侵蚀性物质被很快地清除出食管,那么食管黏膜并不会受到损伤。正常情况下,在重力、食管蠕动、唾液及食管内产生的碳酸氢盐的共同作用下,食管通过两个步骤进行酸的清除。第一步容量清除:大部分反流物由于其自身重力和 1~2 次食管蠕动性收缩的联合作用而被迅速清除,但食管黏膜仍为酸性;第二步由吞下的碱性唾液及食管黏膜自身产生的碳酸氢盐缓冲,中和残留在食管壁上的酸性物质。

GERD 与食管这种清除能力的削弱密切相关。在一些 CERD 患儿中常可见食管蠕动振幅降低,继发性蠕动减弱或消失。另外,睡眠中发生的反流尤其容易损伤食管。因为平卧睡眠时,反流物失去了重力的作用因而清除的速度被延缓了;其次,人在睡眠时实际上停止了吞咽和大量分泌唾液,所以既无原发性蠕动也无充分的唾液可用于中和食管内的酸。

(三)食管黏液屏障

正常的食管黏膜屏障包括 3 部分:①上皮前屏障,指附着的黏液,含不移动水及碳酸氢根,能对胃蛋白酶起到阻挡作用,也能中和反流物中的 H^+;②上皮屏障,指上皮间紧密排列的多层鳞状上皮细胞,使反流物难以通过;③上皮后屏障,主要指黏膜下丰富的毛细血管及其提供的 HCO_3^-,又称血管屏障。当食管黏膜屏障防御机制不全时,胃酸和胃蛋白酶以及十二指肠反流物——胆酸及胰液刺激食管,损伤黏膜,引起反流性食管炎、Barrett 食管甚至食管腺癌。近来有研究表明,食管黏膜的损伤程度与每一次反流的时间长短密切相关,时间越长损伤程度越深。

(四)其他

1.胃排空功能

目前认为餐后胃排空延迟可使胃内容量增大,胃内压增高,从而刺激胃酸分泌并使 LES 腹内功能区长度缩短,同时可诱发 TLESR 参与 GERD 的发病。文献报道大约有50%的 GERD 患儿同时伴有胃排空延迟。

2.药物影响

阿司匹林和其他非甾体类抗炎药物(NSAIDS)对黏膜都具有侵蚀性。流行病学研究提示,服用这类药物可引发 GERD。有食管狭窄的患者尤其易感 NASIDS 引发的食管损伤。而没有食管狭窄的患者,NASIDS 引发 GERD 的机制尚不明了。

二、临床表现

1.呕吐

呕吐多数发生在进食后,有时在夜间或空腹时,严重者呈喷射状。呕吐物为胃内容物,有时含少量胆汁,也有表现为溢奶、反刍或吐泡沫。年长儿以反胃、反酸、嗳气等症状多见。

2.反流性食管炎

常见症状有①烧灼感:见于有表达能力的年长儿,位于胸骨下端,饮用酸性饮料可使症状加重,服用抗酸药症状减轻;②咽下疼痛:婴幼儿表现为喂奶困难、烦躁、拒食,年长儿诉咽下疼痛,如并发食管狭窄则出现严重呕吐和持续性咽下困难;③呕血和便血:食管炎严重者可发生糜烂或溃疡,出现呕血或黑粪症状。严重的反流性食管炎可发生缺铁性贫血。

3.Barrette 食管

由于慢性胃食管反流,食管下端的鳞状上皮被增生的柱状上皮所替代,抗酸能力增强,但更易发生食管溃疡、狭窄和腺癌。溃疡较深者可发生食管气管瘘。

4.其他全身症状

(1)与胃食管反流性疾病相关的呼吸系统疾病:呼吸道感染、哮喘、窒息和呼吸暂停,多见于小婴儿和早产儿,为反流物所致喉痉挛或呼吸道梗阻,表现为面色青紫或苍白、心动过缓,甚至发生婴儿猝死综合征。

(2)营养不良:见于80%左右的患儿,因呕吐及食管炎引起喂养困难而摄食不足所致。主要表现为体重不增和生长发育迟缓、贫血等。

(3)其他:如声音嘶哑、中耳炎、鼻窦炎、反复口腔溃疡、龋齿等。部分患儿可出现精神神经系统症状。①Sandifer 综合征,是指病理性胃食管反流患儿呈现类似斜颈样的一种特殊"公鸡头样"的姿势。此为一种保护性机制,以期保持气道通畅或减轻酸反流所致的疼痛,同时伴有杵状指、蛋白丢失性肠病及贫血。②婴儿哭吵综合征,表现为易激惹、夜惊、进食时哭闹等。

三、辅助检查

1.实验室检查

血常规、大便常规、大便隐血、生化检查、血气分析＋电解质。

2.食管钡剂造影

可对食管的形态、运动状况、造影剂的反流和食管与胃连接部的组织结构做出判断，并能观察到是否存在食管裂孔疝等先天性疾病，以及严重病例的食管黏膜炎症改变。

3.食管 pH 动态监测

经鼻孔将微电极放置在食管括约肌的上方，24 小时连续监测食管下端 pH，如有酸性胃食管反流发生则 pH 下降。通过计算机软件分析可反映胃食管反流的发生频率、时间、反流物在食管内停留的状况，以及反流与起居活动、临床症状之间的关系，借助一些评分标准，可区分生理性反流和病理性反流，是目前最可靠的诊断方法。特别是用于一些症状不典型的患者或用于查找一些症状（如咳嗽、哽噎、喘鸣、阵发性青紫、呼吸暂停）的原因。还可以同时检测食管、胃双 pH，以判断食管下端 pH 不下降时的碱性胃食管反流和十二指肠胃食管反流。

4.食管胆汁反流动态监测

应用便携式 24 小时胆红素监测仪，将监测探头经鼻孔插入，放置在食管括约肌上方，监测 24 小时，记录平卧、直立、进餐及症状发生的时间，数据以专用软件处理，可提示胆汁反流至食管的十二指肠胃食管反流（DGER）。

5.食管动力功能检查

应用低顺应性灌注导管系统和腔内微型传感器导管系统等测压设备，了解食管运动情况及食管下部括约肌功能。对于食管下部括约肌压力正常的患儿应连续测压，动态观察食管运动功能。

6.食管内镜检查及黏膜组织检查

内镜下食管病变诊断及分级标准：0 级，食管黏膜无异常；Ⅰ级，黏膜点状或条状发红、糜烂，无融合现象；Ⅱ级，黏膜有条状发红、糜烂并有融合，但小于周径的 2/3；Ⅲ级，黏膜广泛发红、糜烂，融合成全周性或有溃疡。食管黏膜组织活体组织检查可发现鳞状上皮基底层细胞增生、肥厚，黏膜固有层乳头延伸进入上皮，上皮层内中性粒细胞、嗜酸性粒细胞、淋巴细胞浸润，甚至黏膜糜烂、溃疡、肉芽组织形成和（或）纤维化。Barrette 食管，鳞状上皮由柱状上皮取代，出现杯状细胞的肠上皮化生。

7.胃-食管放射性核素烁扫描

口服或胃管内注入含有 ^{99m}Tc 标记的液体，应用 γ 照相机测定食管反流量，可了解食管运动功能，明确呼吸道症状与胃食管反流的关系。

四、鉴别诊断

（1）贲门失弛缓症：又称贲门痉挛，是指食管下括约肌松弛障碍导致的食管功能性梗阻。婴幼儿表现为喂养困难、呕吐，重症可伴有营养不良、生长发育迟缓。年长儿诉胸痛和烧灼感、反胃。通过 X 线钡剂造影、内镜和食管测压等可确诊。

（2）以呕吐为主要表现的新生儿、小婴儿应排除消化道器质性病变，如先天性幽门肥厚性狭窄、胃扭转、肠旋转不良、环状胰腺、胎粪性腹膜炎等。

（3）对反流性食管炎伴并发症的患儿，必须排除由于物理性、化学性、生物性等致病因素引起组织损伤而出现的类似症状。

五、治疗

（一）一般治疗

1.护理

将床头抬高 30°，小婴儿的最佳体位为前倾俯卧位，但为防止婴儿猝死综合征的发生，睡眠时应采取仰卧位及左侧卧位。儿童在清醒状态下最佳体位为直立位和坐位，睡眠时保持左侧卧位及上体抬高，减少反流频率及反流物误吸。

2.营养管理

以稠厚饮食为主，少量多餐，婴儿增加喂奶次数，缩短喂奶间隔时间，人工喂养儿可在牛奶中加入淀粉类或进食谷类食品。年长儿亦应少量多餐，以高蛋白质、低脂肪饮食为主，睡前 2 小时不予进食，保持胃处于非充盈状态，避免食用降低食管下部括约肌张力和增加胃酸分泌的食物，如酸性饮料、碳酸及咖啡因饮料、高脂饮食、巧克力和辛辣食品。此外，应控制肥胖，避免被动吸烟。

（二）药物治疗

主要基于降低胃内容物酸度和促进上消化道动力，包括促胃肠动力药、抗酸或抑酸药、黏膜保护药等，但使用时应注意药物的适用年龄及不良反应。

1.促胃肠动力药

能提高食管下部括约肌张力，增加食管和胃蠕动，提高食管廓清能力，促进胃排空，从而减少反流和反流物在食管内的停留时间。多潘立酮（吗丁啉）为选择性、周围性多巴胺 D_2 受体拮抗药，可增强食管蠕动和食管下部括约肌张力，增加胃窦和十二指肠运动，协调幽门收缩，促进胃排空。常用剂量为每次 $0.2\sim0.3mg/kg$，每日 3 次，饭前 30 分钟及睡前口服。

2.抗酸和抑酸药

主要作用为抑制酸分泌、中和胃酸以减少反流物对食管黏膜的损伤，提高食管下部括约肌张力。①抑酸药。H_2 受体拮抗药，如西咪替丁 $10\sim15mg/(kg\cdot d)$，每天 2 次，口服；雷尼替丁 $3\sim5mg/(kg\cdot d)$，每天 2 次，口服；法莫替丁和尼扎替丁。质子泵抑制药（PPI），如奥美拉唑（洛赛克）$0.4\sim0.8mg/(kg\cdot d)$，每天 1 次，口服；兰索拉唑和埃索美拉唑等。②中和胃酸药，如氢氧化铝凝胶，多用于年长儿。

3.黏膜保护药

硫糖铝、硅酸铝盐、磷酸铝等。

（三）外科治疗

及时采用体位、药物等治疗方法后，大多数患儿症状能明显改善和痊愈。具有下列指征可考虑外科手术。①内科治疗 6～8 周无效,有严重并发症(消化道出血、营养不良、生长发育迟缓);②严重食管炎伴溃疡、狭窄或发现有解剖异常,如食管裂孔疝等;③有严重的呼吸道并发症,如呼吸道梗阻、反复发作吸入性肺炎或窒息、伴支气管肺发育不良者;④合并严重神经系统疾病。

第二节　周期性呕吐综合征

周期性呕吐综合征(CVS)又称再发性呕吐综合征(RVS),是一种严重影响患儿和家长身心健康和生活质量的临床综合征。该病最早由法国的 Heberden 提出和英国的 Samuel Gee 进一步描述。近年来被明确归入功能性胃肠道疾病,目前公认的定义为 3 次或反复多次的发作性顽固的恶心和呕吐,每次发作持续数小时至数日,2 次发作间期有长达数周至数日的完全无症状间歇期。CVS 常于儿童期发病,主要在学龄前期,除胃食管反流症外,CVS 被认为是引起儿童反复呕吐的第二位常见原因。CVS 患者不存在任何代谢、神经及消化等系统的异常。

一、流行病学

CVS 可发生在各个民族和种族,但真正的流行病学和发生率尚不完全清楚。20 世纪 60 年代 Gullen 调查了 1000 名 4～15 岁澳大利亚儿童。cvs 的发病率为 2%～3%;90 年代 Abu-Arateh 等报道 CVS 在 2165 名 5～15 岁英国苏格兰儿童中发病率为 1.9%;本世纪初 Ertekin 等报道美国俄亥俄州儿童 CVS 发病率为 0.4%。CVS 通常在儿童起病,主要在学龄前期,儿童平均发病年龄是 4.8 岁,国外资料显示,多数有偏头痛家族史。男女均可发病,女稍多于男(55∶45)。

二、诊断要点

1.发病特点和呕吐

患儿发病期非常衰弱、倦怠,严重影响学习,而缓解期完全健康如常。呕吐通常是独特的快速发生和难以忍受,最严重的呕吐每小时可达 13 次。呕吐物可含胆汁(76%)、黏液(72%)、血液(32%)。约 50% 患儿发作期需静脉补液,其中 28% 患儿每次都需要静脉补液。CVS 的发作呈现一种“开-关”的刻板形式,就如有开关控制突发、突止。68% 患者仅在发作前 30 分钟有恶心、面色苍白等前兆。呕吐在发作后 1 小时即可达高峰强度,持续 1～2 天,而从呕吐止到能进食仅需数小时。家长描述发作刻板,如准时发作,有相同的强度、发作过程和相关症状。<50% 的 CVS 患者有稳定周期,较常见的间歇期为 2 周(24%)和 4 周(23%)。在 24 小时中,发作大多于清晨(2∶00～4∶00 和 5∶00～7∶00)。每次发作有明显自限性。

2.自主神经和胃肠道症状

自主神经症状很常见,尤其是嗜睡(91%)及面色苍白(87%),有些患者有明显流涎(13%),少数可有轻度高血压。除呕吐外,腹痛(80%)、干呕(76%)、厌食(74%)、恶心(72%)

是最常见症状。其中恶心是最为窘迫的,因为直至发作结束,没有短暂缓解。发作数天后的胃肠疼痛,通常是由于呕吐和干呕引起的食管和胃黏膜损伤。另有发热(29%)和腹泻(36%),推测可能为细胞因子释放和自主神经作用引起。

3.神经系统症状

发作时有典型神经系统症状,如头痛(40%)、畏光(32%)、高声恐怖(28%)、眩晕(22%)等。

4.触发因素

68%家长能说明应激事件的触发作用,包括生理、心理应激和感染。感染(41%)最常见;心理应激(34%),包括正面因素(生日、节日)和负面因素(家庭和学校相关因素);饮食(26%);体力消耗和缺乏睡眠(18%);特异事件(13%);经期女童(13%),被证明月经是典型的触发因素。

三、诊断标准

参照罗马Ⅲ标准(2006年制定),婴幼儿(<4岁)和儿童或青少年(4~18岁)周期性呕吐综合征诊断标准相同。必须符合:①2次或2次以上发作性剧烈恶心、顽固性呕吐,持续数小时甚至数天;②间歇期为健康状态,可持续数周到数月。

四、治疗

因CVS的病因和发病机制尚未完全明确,故治疗仍然是经验性综合治疗。

1.避免触发因素

避免感染、食物,晕车等触发因素,对某些心理应激(如家庭和学校)因素也应避免,适当应用抗焦虑药物(如奥沙西泮)偶可预防发作。

2.发作期支持治疗

发作期给予患儿安静舒适环境,避免光和强声刺激,按需补液,纠正水、电解质紊乱和酸碱失衡,保证热能供应。文献提示,单纯葡萄糖和电解质输入,有效率达42%。镇静药如氯丙嗪、劳拉西泮等的应用,可使患儿安静休息,缓解顽固恶心和镇吐。呕吐重者可用$5-HT_3$拮抗药格雷司琼和昂丹司琼静脉输入。有明显胃肠黏膜损伤(呕吐咖啡样物)时适当加用黏膜保护药和抑酸药。

3.预防性药物治疗

对于发作超过1次/月,且每次发作持续,应进行预防用药。目前常用药物有抗偏头痛药、精神安定药和促胃肠动力药。近年来,以上药物应用已明显改善CVS的临床过程。Li等报道各种药物治疗CVS的有效率为:小剂量普萘洛尔治疗有效率为57%;赛庚啶[0.3mg/(kg·d),分3~4次口服],治疗有效率为39%;阿米替林25~50mg/d,治疗有效率为67%。苯噻啶在英国和澳大利亚被广泛应用。Aanpreung等研究显示,阿米替林和苯噻啶治疗有效率分别为83.3%和50%。也有报道胃动素受体激动药红霉素治疗有效率达75%。

4.针灸治疗

常用穴有中脘、天枢、内关、足三里等。幼儿用灸法。年长儿可针、可灸。

5.精神治疗

CVS不仅对患儿而且对整个家庭是一种威胁,由于反复发病使他们感到沮丧、压抑和愤怒,为此,除了使用有效的药物迅速控制呕吐外,应让家长了解到家庭环境和患儿的不良情绪等均可诱发呕吐发作,要积极进行心理治疗。

第三节 胃 炎

胃炎是由多种病因引起的胃黏膜炎症,根据病程分为急性和慢性两类,前者多为继发性,后者以原发性多见。近几年随着胃镜在儿科的普及应用,儿童胃炎的检出率明显增高。

一、急性胃炎

急性胃炎系由不同病因引起的胃黏膜急性炎症。病变严重者可累及黏膜下层与肌层,甚至深达浆膜层。临床上按病因及病理变化的不同,分为急性单纯性胃炎、急性糜烂性胃炎、急性腐蚀性胃炎及急性化脓性胃炎,其中临床上以急性单纯性胃炎最为常见,而由于抗生素广泛应用,急性化脓性胃炎已罕见。儿童中以单纯性与糜烂性多见。

(一)病因

1.微生物感染或细菌感染

进食污染微生物和细菌毒素的食物后引起的急性胃炎中,多见沙门菌属、嗜盐杆菌及某些病毒等。细菌毒素以金黄色葡萄球菌为多见,偶为肉毒杆菌毒素。近年发现幽门螺杆菌也是引起急性胃炎的一种病原菌。

2.化学因素

(1)药物:水杨酸盐类药物如阿司匹林及吲哚美辛等。

(2)误食强酸(如硫酸、盐酸和硝酸)及强碱(如氢氧化钠和氢氧化钾)引起胃壁腐蚀性损伤。

(3)误食毒蕈、砷、灭虫药及杀鼠剂等化学毒物,均可刺激胃黏膜引起炎症。

3.物理因素

进食过冷、过热的食品或粗糙食物均可损伤胃黏膜,引起炎症。

4.应激状态

某些危重疾病如新生儿窒息、颅内出血、败血症、休克及大面积灼伤等使患儿处于严重的应激状态是导致急性糜烂性胃炎的主要原因。

(二)发病机制

(1)外源性病因可严重破坏胃黏液屏障,导致氢离子及胃蛋白酶的逆向弥散,引起胃黏膜的损伤而发生糜烂、出血。

（2）应激状态使去甲肾上腺素和肾上腺素大量分泌，内脏血管收缩，胃血流量减少，缺血、缺氧进一步使黏膜上皮的线粒体功能降低，影响氧化磷酸化过程，使胃黏膜的糖原贮存减少。而胃黏膜缺血时，不能清除逆向弥散的氢离子；缺氧和去甲肾上腺素又使碳酸氢根离子分泌减少，前列腺素合成减少，削弱胃黏膜屏障功能，导致胃黏膜急性糜烂性炎症。

（三）临床表现及分型

1.急性单纯性胃炎

起病较急，多在进食污染食物数小时后或 24 小时发病，症状轻重不一，表现上腹部不适、疼痛，甚至剧烈的腹部绞痛。厌食、恶心、呕吐，若伴有肠炎，可有腹泻。若为药物或刺激性食物所致，症状则较轻，局限上腹部，体格检查有上腹部或脐周压痛，肠鸣音可亢进。

2.急性糜烂性胃炎

多在机体处在严重疾病应激状态下诱发，起病急骤，常以呕血或黑粪为突出症状，大量出血可引起晕厥或休克，伴重度贫血。

3.急性腐蚀性胃炎

误服强酸、强碱史，除口腔黏膜糜烂、水肿外，中上腹剧痛、绞窄感、恶心、呕吐、呕血和黑粪，并发胃功能紊乱，急性期过后可遗留贲门或幽门狭窄，出现呕吐等梗阻症状。

（四）实验室检查

感染因素引起者其末梢血白细胞计数一般增高，中性粒细胞比例增大。腹泻者，粪便常规检查有少量黏液及红、白细胞。

（五）影像学检查

1.内镜检查

胃黏膜明显充血、水肿，黏膜表面覆盖厚的黏稠炎性渗出物，糜烂性胃炎则在上述病变上见到点、圆、片、线状或不规则形糜烂，中心为红色新鲜出血或棕红色陈旧性出血，伴白苔或黄苔，常为多发亦可为单个。做胃镜时应同时取胃黏膜做幽门螺杆菌检测。

2.X 线检查

胃肠钡餐检查病变黏膜粗糙，局部压痛，但不能发现糜烂性病变，且不能用于急性或活动性出血患者。

（六）诊断与鉴别诊断

急性胃炎无特征性临床表现，诊断主要依靠病史及内镜检查，以上腹痛为主要症状者应与下列疾病鉴别。

1.急性胰腺炎

有突然发作的上腹部剧烈疼痛，放射至背部及腰部，血清淀粉酶升高，B超或 CT 显示胰腺肿大，严重患者腹腔穿刺可抽出血性液体且淀粉酶增高。

2.胆道蛔虫症

骤然发生上腹部剧烈绞痛，可放射至左、右肩部及背部，发作时辗转不安，剑突下偏右压痛明显，可伴呕吐，有时吐出蛔虫，B超见胆总管内有虫体异物。

（七）治疗

1.单纯性胃炎

以对症治疗为主，去除病因，解痉止吐，口服黏膜保护剂，对细菌感染尤其伴有腹泻者可选用小檗碱、卡那霉素及氨苄西林等抗生素。有幽门螺杆菌者,则应做清除治疗。

2.糜烂性胃炎

应控制出血,去除应激因素,可用 H_2 受体拮抗剂:西咪替丁 $20\sim40mg/(kg \cdot d)$,法莫替丁 $0.4\sim0.8mg/(kg \cdot d)$ 或质子泵阻滞剂奥美拉唑 $0.6\sim0.8mg/(kg \cdot d)$,以及应用止血药如立止血注射,凝血酶口服等。

3.腐蚀性胃炎

应根据腐蚀剂性质给予相应中和药物,如口服镁乳氢氧化铝、牛奶和鸡蛋清等治疗强酸剂腐蚀。

二、慢性胃炎

慢性胃炎是指多种致病因素长期作用,引起胃黏膜炎症性改变。慢性胃炎分为慢性浅表性胃炎和慢性萎缩性胃炎两种。

(一)病因

慢性胃炎发病原因至今尚未明了,多数学者公认的病因包括幽门螺杆菌(Hp)感染、十二指肠-胃反流、药物作用、饮食习惯、免疫因素等。

(二)临床表现

与胃炎有关的症状有腹痛、腹胀、呃逆、反酸、恶心、呕吐、食欲缺乏、腹泻、无力、消瘦等。反复腹痛是最常见症状,年长儿多可指出上腹痛,多发生在餐后,幼儿和学龄前儿童多指脐周不适。慢性胃炎无明显特殊体征,部分患儿可表现为面色苍黄、舌苔厚腻、腹胀、上腹和脐周轻压痛。

(三)辅助检查

1.实验室检查

(1)胃酸:浅表性胃炎胃酸水平正常或偏低,萎缩性胃炎则明显降低,甚至缺酸。

(2)胃蛋白酶原。

(3)内因子。

(4)胃泌素。

(5)前列腺素:慢性胃炎的黏膜内前列腺素含量降低。

(6)Hp检测:包括 ^{13}C-尿素呼气试验、大便 Hp 抗原检测、血 Hp 抗体检测及胃镜下取胃黏膜行快速尿素酶试验、黏膜组织切片染色找 Hp、Hp 培养等。

2.器械检查

包括上消化道钡剂检查、胃超声检查、胃电图检查、胃镜等,前3项可为慢性胃炎诊断提供参考,目前诊断胃炎最好的方法是胃镜检查与黏膜组织活检相结合。

(四)诊断标准

慢性胃炎诊断及分类主要根据胃镜下表现和病理组织学检查。

1.胃镜诊断依据

(1)黏膜斑:黏液增多牢固附着于黏膜,以水冲后,黏膜表面发红或糜烂、剥脱。

(2)充血:与邻区比较,黏膜明显呈斑块状或弥散性变红区域。

(3)水肿:黏膜肿胀、稍苍白、反光强,胃小凹明显,黏膜脆弱,易出血。

(4)微小结节形成:又称胃窦小结节或淋巴细胞样小结节增生。胃壁平坦时,与周围黏膜相比,增生处胃黏膜呈微细或粗颗粒状或结节状。

(5)糜烂:局限或大片发生,伴有新鲜或陈旧出血点,当糜烂位于黏膜层时称平坦性糜烂;高于黏膜面时称隆起型糜烂,隆起呈小丘疹状或疣状,顶部有脐样凹陷。

(6)花斑:红白相间,以红为主。

(7)出血斑点:胃黏膜出现散在小点状或小片状新鲜或陈旧出血。

以上项1~5中符合1项即可诊断;符合6、7两项应结合病理诊断。此外,如发现幽门口收缩不良、反流增多、胆汁反流,常提示胃炎存在,应注意观察。

2.病理组织学改变

上皮细胞变性,小凹上皮细胞增生,固有膜炎症细胞浸润、腺体萎缩。炎症细胞主要是淋巴细胞、浆细胞。

(1)根据有无腺体萎缩,慢性胃炎诊断为慢性浅表性胃炎或慢性萎缩性胃炎。

(2)根据炎症程度,慢性浅表性胃炎分为轻度、中度、重度。

轻度:炎症细胞浸润较轻,多限于黏膜的浅表1/3,其他改变均不明显。

中度:病变程度介于轻、重度之间,炎症细胞累及黏膜全层浅表的1/3~2/3。

重度:黏膜上皮变性明显,且有坏死、胃小凹扩张、变长变深,可伴肠腺化生,炎症细胞浸润较重.超过黏膜2/3以上,可见固有层内淋巴滤泡形成。

(3)如固有层见中性粒细胞浸润,应注明"活动性"。

(五)鉴别诊断

在慢性胃炎,可通过胃镜、B超、24小时pH监测综合检查,排除肝、胆、胰疾病和消化性溃疡、反流性食管炎等;在胃炎发作期,应注意与胃穿孔或阑尾炎早期鉴别。

1.消化性溃疡

消化性溃疡以上腹部规律性、周期性疼痛为主,而慢性胃炎疼痛很少有规律性并以消化不良为主,鉴别依靠胃镜检查。

2.慢性胆道疾病

慢性胆囊炎、胆石症常有慢性右上腹痛、腹胀、嗳气等消化不良的症状,容易误诊为慢性胃炎。但该病胃肠镜检查无异常发现,胆囊B超可确诊。

(六)治疗

1.一般治疗

慢性胃炎缺乏特殊疗法,以对症治疗为主,与Hp感染相关性胃炎首先进行根除Hp治疗。

(1)护理:养成良好的饮食习惯及生活规律,少吃生冷及刺激性食物。

(2)营养管理:由护士对患者的营养状况进行初始评估,记录在《住院患者评估记录》中。总分≥3分,有营养不良的风险,需在24小时内通知营养科医师会诊。

(3)疼痛管理:由护士对患者腹痛情况进行初始评估,疼痛评分在4分以上的,应在1小时内报告医师,联系麻醉科医生会诊。

(4)心理治疗:部分患儿有躯体化症状,应鼓励患儿参加正常活动和上学,降低疼痛感觉阈。

2.药物治疗

(1)对症治疗:有餐后腹痛、腹胀、恶心、呕吐者,应用胃肠动力药。如多潘立酮,每次0.3mg/kg,每天3～4次,餐前15～30分钟服用。腹痛明显者给予抗胆碱能药物,以缓解胃肠平滑肌痉挛。可用硫酸阿托品,每次0.01mg/kg,皮下注射。

(2)黏膜保护药:复方谷氨酰胺有抗感染、促进组织修复作用,有利于溃疡愈合,每次30～40mg,每天2～3次。

(3)抗酸药:慢性胃炎伴反酸者可给予中和胃酸药,如氢氧化铝凝胶、磷酸铝凝胶、复方氢氧化铝片,于餐后1小时服用。

(4)抑酸药:不作为治疗慢性胃炎常规用药,只用于慢性胃炎伴有溃疡病、严重反酸或出血者。①H_2受体拮抗药西咪替丁,每日10～15mg/kg,分2次口服或睡前顿服;雷尼替丁,每日4～6mg/kg,分2次服或睡前顿服。②质子泵抑制药。奥美拉唑,0.6～0.8mg/kg,口服,每天1次。

3.对因治疗

避免进食对胃黏膜有强刺激的饮食和药品,如过硬、过冷、过酸、粗糙的食物,吃冷饮与调味品;药物如非甾体类抗炎药和肾上腺皮质激素等。饮食规律、定时、适当,选择易消化无刺激性食物;注意饮食卫生,防止暴饮暴食。积极治疗口、鼻、咽部的慢性疾病。加强锻炼,提高身体素质。

第四节　消化性溃疡

消化性溃疡(PU)是指那些接触消化液(胃酸和胃蛋白酶)的胃肠黏膜及其深层组织的一种局限性黏膜缺损,其深度达到或穿透黏膜肌层。溃疡好发于十二指肠和胃,但也可发生于食管、小肠及胃肠吻合口处,极少数发生于异位的胃黏膜,如Meckel憩室。本病95%以上发生在胃和十二指肠,即又称胃溃疡和十二指肠溃疡。近年来随着诊断技术的进步,尤为消化内镜在儿科的普及应用,该病的检出率明显上升,上海瑞金医院溃疡病平均检出率占胃镜检查的12%;成人中报道约有10%的人在其一生中有过溃疡病。

一、病因及发病机制

消化性溃疡的病因繁多,有遗传、精神、环境、饮食、吸烟及内分泌等因素,迄今尚无定论,发病机制多倾向于攻击因素-防御因素失衡学说。正常情况下胃黏膜分泌黏液,良好的血液运输、旺盛的细胞更新能力及胃液分泌的调节机制等防御因素处于优势或与盐酸、胃蛋白酶及幽门螺杆菌等攻击因素保持平衡;一旦攻击因素增强或(和)防御因素削弱则可形成溃疡。目前认为,在上述因素中两大环境因素对大多数溃疡患者的发病有重要意义,即幽门螺杆菌感染与非甾体类抗炎药(NSAIDs)的使用。

(一)致消化性溃疡的有害因素

消化性溃疡形成的基本因素是胃酸及胃蛋白酶分泌增加。

1.胃酸

1911 年 Schwartz 提出"无酸无溃疡"的名言,现在仍然正确。胃酸是由胃黏膜的壁细胞分泌,壁细胞上有 3 种受体即乙酰胆碱受体、胃泌素受体及组胺受体。这 3 种受体在接受相应物质乙酰胆碱、胃泌素及组胺的刺激后产生泌酸效应。迷走神经活动亦与胃酸分泌有关。

(1)壁细胞泌酸过程可分 3 步:①组胺、胆碱能递质或胃泌素与细胞底一边膜上的相应受体结合;②经第二信息(AMP、Ca^{2+})介导,使刺激信号由细胞内向细胞顶端膜传递;③在刺激下,使 H^+-K^+-ATP 酶移至分泌性微管,将 H^+ 从胞质泵向胃腔,生成胃酸。一般情况下组胺、乙酰胆碱和胃泌素除单独地促进胃酸分泌外,还有协同作用。

(2)正常人平均每日胃液分泌量 $1000\sim1500mL$,盐酸 $40mmol/L$;十二指肠溃疡(DU)患者每日胃液分泌量 $1500\sim2000mL$,盐酸 $40\sim80mmol/L$;而胃溃疡(GU)患者每日胃液分泌量及盐酸多在正常范围。胃酸分泌随着年龄改变而变化,小儿出生时胃液呈碱性,$24\sim48$ 小时游离酸分泌达高峰,此认为与来自母体的胃泌素通过胎盘有直接关系,2 天后母体胃泌素减少,胃酸降低。10 天以后上升,$1\sim4$ 岁持续低水平,4 岁以后渐升高。所以新生儿在出生 2 天后就可发生急性胃溃疡及胃穿孔。由于胃酸分泌随年龄增加,年长儿消化性溃疡较婴儿多。

(3)胃酸增高的原因

①壁细胞数量增加:正常男性为 1.09×10^9,女性为 0.82×10^9。而 DU 为 1.8×10^9(增加1 倍多),GU 为 0.8×10^9(接近正常)。

②促胃泌素:人促胃泌素 G17(胃窦部最高)或 G34(十二指肠最高),DU 患者促胃泌素无增加。有人提出 DU 患者胃酸分泌增高可能与壁细胞对胃泌素刺激敏感有关。Isenberg 和 Grossman 曾给 DU 及非溃疡(NUD)患者注射 8 个不同剂量的促胃泌素,结果达到最大胃酸分泌量(MAO)时促胃液素半数有效量 NDU 的均值为 148.2 ± 30.3,DU 为 60.5 ± 96,说明 DU 患者酸分泌过高是壁细胞对促胃液素敏感所致。

③驱动胃酸分泌增加的其他因素:神经、内分泌及旁分泌等因素可影响胃酸分泌增加,消化性溃疡患者基础胃酸分泌量分泌的紧张度增加,敏感性也增加。

2.胃蛋白酶

胃壁主细胞分泌胃蛋白酶原,按照免疫化学分型,分为蛋白酶原Ⅰ(PGⅠ)和蛋白酶原Ⅱ(PGⅡ)。PGⅠ存在 5 种亚型,分布于胃体主细胞,PGⅡ存在于胃体及胃窦。应用放免法可在 $30\%\sim50\%$ DU 患者血中测出 PGⅠ升高,当达到 $130\mu g/L$,其致 DU 的危险较正常人增高3 倍。PGⅡ升高时致 GU 危险性增高 3 倍。

胃蛋白酶的消化作用是与胃酸紧密联系在一起的,当胃酸 pH $1.8\sim2.5$ 时胃蛋白酶活性达到最佳状态,当 pH$>$4 时胃蛋白酶失去活性,不起消化作用。故消化作用必须有足够的酸使 pH 达到 3 以下才能激活胃蛋白酶,胃酸与胃蛋白酶共同作用产生溃疡,但胃酸是主要因素。小儿出生时胃液中胃蛋白酶含量极微,以后缓慢增加,至青春期达到成人水平。

3.胆汁酸盐

胆汁与胃溃疡的关系早有报道。在胃窦或十二指肠发生动力紊乱时,胆汁反流入胃,引起胃黏膜损伤,特别是胆汁和胰液在十二指肠互相混合生成溶血卵磷脂,后者破坏胃黏膜屏障,使氢离子反向弥散而损害胃黏膜。现认为胆汁对胃黏膜的损伤,主要是由胆汁酸(胆盐)所致。胆盐有增加胃内氢离子的反向弥散和降低黏膜电位差的作用,与胃内的酸性环境和胆汁的浓度有密切关系。动物实验表明氢离子反向弥散在胆汁高浓度和 pH 2 的条件下反应最显著,低浓度和 pH 8 的条件下反应轻微。

胆汁酸刺激肥大细胞释放组胺,组胺可使胃黏膜血管扩张,毛细血管壁的通透性增加,导致黏膜水肿、出血、发炎及糜烂,在这样的情况下黏膜很容易发展成溃疡。

4.幽门螺杆菌感染

幽门螺杆菌与慢性胃炎密切相关,抑制幽门螺杆菌使原发性消化性溃疡愈合率增加,消除幽门螺杆菌以后溃疡复发率显著下降,细菌的消除以及胃十二指肠炎的消退在很多研究中与溃疡不复发有关。文献报道,在未服用 ASA 及其他 NSAIDs 的胃十二指肠溃疡患者中,90%以上均有幽门螺杆菌感染引起的慢性活动性胃炎,仅约 5%～10%的十二指肠溃疡患者及30%的胃溃疡患者无明确的幽门螺杆菌感染的证据。且根除幽门螺杆菌后消化性溃疡 1 年复发率<10%,而幽门螺杆菌(+)的消化性溃疡愈合后 1 年复发率 50%左右,2 年复发率几乎达100%,所以,无酸无溃疡,有被"无幽门螺杆菌感染无溃疡"取代或者两者并存的趋势。

幽门螺杆菌感染在胃黏膜的改变很大程度上可能与幽门螺杆菌的产物(细胞毒素及尿素酶)以及炎症过程有关。幽门螺杆菌感染和黏膜的炎症可破坏胃及十二指肠黏膜屏障的完整性,DU 不伴幽门螺杆菌少见,但不清楚的是为什么只有一小部分感染了幽门螺杆菌的患者发展为消化性溃疡,其发病机制如何?现认为可能与以下有关。

(1)幽门螺杆菌菌株:不同的幽门螺杆菌菌株有不同的致病性,产生不同的临床结果,具有细胞空泡毒素(CagA 及 VagA)的幽门螺杆菌菌株感染,使患溃疡的机会增加。目前已发现儿童溃疡患者感染此菌比例很高。

(2)宿主的遗传易感性:O 型血的人较其他血型者 DU 发生率高 30%～40%,血型物质不分泌型者发生 DU 的可能性高 40%～50%,也有研究认为幽门螺杆菌感染和不同的血型抗原是 DU 发生中两个独立的因素。

(3)炎症反应:中性粒细胞引起氧化反应。幽门螺杆菌表面蛋白质激活单核细胞和巨噬细胞,分泌 IL-1 及 TNF,合成血小板激活因子而产生严重的病理反应。

(4)酸分泌反应:有报道幽门螺杆菌感染者,食物蛋白胨等可引起胃窦 G 细胞促胃泌素的释放增加,细菌消除后恢复正常。更多认为幽门螺杆菌感染导致胃窦部炎症,使胃窦部胃泌素释放增加,生长抑素分泌下降而致胃酸分泌增加。

(5)十二指肠的胃上皮化生:幽门螺杆菌引起十二指肠胃黏膜化生,使十二指肠碳酸氢盐分泌降低,胃酸分泌增加。

另有人认为幽门螺杆菌产生的细胞空泡毒素在胃液中释放与激活,通过幽门到肠管,活化的空泡毒素在未被肠内一些蛋白酶消化前,即引起十二指肠上皮细胞空泡形成,于是在十二指肠缺乏幽门螺杆菌存在的条件下导致十二指肠溃疡。

5.药物因素

引起消化性溃疡的药物中较重要的有三类：①阿司匹林（ASA）；②非甾体抗炎药物（NSAIDs），如吲哚美辛及保泰松；③肾上腺皮质激素。ASA 及大多数其他 NSAIDs 与消化性溃疡的相互作用表现在几个方面：小剂量时可致血小板功能障碍；稍大剂量可引起急性浅表性胃黏膜糜烂致出血，约 2/3 长期使用 NSAIDs 的患者存在胃十二指肠黏膜病变，其中大多数为浅表损害，约 1/4 长期应用药物的患者有溃疡病。但 ASA/NSAIDs 致胃溃疡机制尚不清楚，现认为是这些药物直接损伤胃黏膜，除使氢离子逆向弥散增加之外，还可抑制前列腺素合成，使胃酸及胃蛋白酶分泌增加，胃黏膜血液供应障碍，胃黏膜屏障功能下降。

6.遗传因素

(1)GU 和 DU 同胞患病比一般人群高 1.8 倍和 2.6 倍，GU 易患 GU、DU 易患 DU。儿童中 DU 患儿家族史明显。O 型血发生 PUD 高于其他血型 35% 左右，主要为 DU；且溃疡伴出血、穿孔，并发症者以 O 型多见。调查发现，DU 患儿男性多于女性，48.08% 系 DU 家族史，家族发病率一级家属＞二级家属＞三级家属，一级家属的发病率高于普通人群的 11 倍，O 型血多见，占患儿的 44.23%，且症状严重。

(2)HLA 是一种复杂的遗传多态性系统，基因位点在第 6 对染色体的短臂上，至今发现多种疾病与某些 HLA 抗原有相关性。HLA 血清分型发现 HLA-B5、HLA-B12、HLA-BW35 与 DU 有相关性。HLA-DQA1* 03 基因与 DU 有关。上海市瑞金医院对十二指肠溃疡患儿 HLA-DQA1 基因检测发现，DU 患儿*03 等位基因频率明显低于健康正常儿童，提示*03 基因对 DU 有重要的抵抗作用。

(3)胃蛋白酶原(PG)是胃蛋白酶前体，分泌 PGⅠ及 PGⅡ，家系调查发现 DU 患者一半血清中 PGⅠ含量增高，在高 PGⅠ后代，50% 也显示高 PGⅠ，表明 PGⅠ血症患者为单染色体显性遗传，支持 DU 遗传基因存在。

7.精神因素

15 年前，对胃造瘘患者观察发现，人胃黏膜随人的情绪变化而出现不同的反应，兴奋时，胃黏膜充血，胃液分泌增多，胃运动加强；而抑郁和绝望时，胃黏膜苍白，胃运动减慢。近代研究发现，当机体处于精神紧张或应激状态时，可产生一系列的生理、神经内分泌及神经生化。胃肠道的功能，包括胃液分泌及胃肠运动都会在情绪、催眠和生物反馈抑制的影响下发生变化。

应激时，胃酸分泌增加，胰腺分泌下降，胃的排空率明显下降，溃疡患者在应激时产生的恐惧程度高于健康人群。

Mark 等分析发现：溃疡患者多疑、固执，有较强的依赖感，处理事物能力差，不成熟，易冲动，易感到孤独，自我控制能力差，易处于受压和焦虑的状态。对生活事件往往做出消极的反应。学龄儿童消化性溃疡发病率增加与学习负担过重、精神压力和心理因素逐渐复杂有关。

8.食物因素

中国南方食米区，消化性溃疡发病率较食面食为主的北方地区为高。乱吃冷饮，嗜好辛辣食品或暴饮暴食，早餐不吃，晚上贪吃，过食油炸食物、含汽饮料等不良习惯都对胃黏膜造成直接损伤。

（二）消化性溃疡的防御因素

1.胃黏膜屏障作用

胃黏膜屏障是由黏膜表层上皮细胞的细胞膜及细胞间隙的紧密连接所组成，黏膜抵抗氢离子反渗的作用过程有三个部分：①维持胃液中氢离子浓度与胃壁组织液中氢离子浓度的梯度差；②抵挡氢离子逆向弥散及其他有害物质如胆汁、药物及胃蛋白酶对黏膜的损害；③上皮和黏膜/黏膜下血循环营养黏膜，并促进愈合。

2.黏液屏障作用

胃黏膜表面覆盖着一层黏液，是由黏膜上皮细胞及胃隐窝处颈黏膜细胞分泌，内含大分子物质如糖蛋白、黏多糖、蛋白质及磷脂等，其厚度约为上皮细胞的 $10\sim20$ 倍。使其下面的黏膜与胃腔内容物隔离，阻挡氢离子及胃蛋白酶的损害。

3.碳酸氢盐分泌

胃和十二指肠黏膜近端还能分泌小量碳酸氢盐进入黏膜层，中和黏膜层表面的酸，使上皮细胞表面能经常维持 pH $6\sim8$ 的范围，抵挡氢离子的逆向弥散作用。

4.胃黏膜血液供应与上皮细胞再生能力

胃、十二指肠黏膜层有丰富的血液供应，向黏膜细胞输送足够的营养物质及不断清除代谢产物，使上皮细胞及时更新。动物实验证实黏膜损伤后能在 30 分钟内迅速修复。因此脱落与更新之间维持在平衡状态，从而保持了黏膜的完整性。当胃黏膜供血不足，黏膜缺血坏死，细胞再生更新延缓时，则有可能形成溃疡。

5.前列腺素作用

胃黏膜上皮细胞有不断合成及释放内源性前列腺素（PG）的作用，主要是 PGE_2；后者具有防止各种有害物质对消化道上皮细胞损伤和酸坏死的作用，这种作用称为细胞保护。具体表现为：①保护胃黏膜免遭有毒物质的损害；②减少 NSAIDs 所致消化道出血，凡在酸性 pH 下不解离并溶于脂肪的物质，在胃内很容易进入黏膜细胞，一旦进入细胞后，由于 pH 的改变而发生解离，其通透性降低，潴留在黏膜细胞内起毒性作用，如 NSAIDs。PG 细胞保护作用的机制：①促使胃黏膜上皮细胞分泌黏液及 HCO_3^-；②抑制基础胃酸及进餐后胃酸分泌；③加强黏膜的血液循环和蛋白质合成；④促进表面活性磷脂的释放，从而加强了胃黏膜表面的流水性；⑤清除氧自由基。非甾体类消炎药抑制前列腺素合成，故可诱发溃疡。除前列腺素外，一些脑肠肽如生长抑素、胰多肽及脑啡肽等也有细胞保护作用。

6.表皮生长因子

表皮生长因子（EGF）是从唾液腺、十二指肠黏液中的 Brunner 腺及胰腺等组织分泌的多肽。已有不少报道，EGF 在胃肠道内与胃黏膜的特异受体结合而发挥细胞保护作用。如给予外源性的 EGF 后，能明显减轻乙醇及阿司匹林等有害物质对胃黏膜的损伤，初步的临床观察给消化性溃疡患者口服 EGF 后，可促进溃疡愈合。

EGF 保护胃黏膜促进溃疡愈合的作用，可能与 EGF 参与胃黏膜上皮细胞再生的调节，刺激消化道黏膜 DNA 合成，促进上皮再生与痊愈有关，也有报道 EGF 可使胃黏膜血流量增多。

二、临床表现

1.原发性消化性溃疡

小儿年龄不同,临床表现也不相同,新生儿和婴儿缺乏述说能力,不能表达自觉症状;学龄前儿童多数也难以准确地形容症状的部位和性质,往往把腹部不适说成腹痛。新生儿多为急性溃疡,无性别差异,出生后 24～48 小时发病最多,可能与此时胃酸分泌增多有关。多数患儿以呕血、便血、穿孔为最早发现的症状。婴幼儿常表现为食欲缺乏、反复呕吐、烦躁不安,以呕血、便血就诊。学龄前和学龄儿童,90%患儿可述说腹痛,疼痛部位多位于上腹部或脐周围,与进食无明显关系,且多伴有恶心、反酸、食欲缺乏、贫血。溃疡病可自愈或治愈,Hp 阳性的溃疡病患者,根除 Hp 后复发率很低。

2.继发性消化性溃疡

多与应激因素或服用非甾体类抗炎药(NSAIDs)有关,小儿常见的应激因素有严重全身性感染、休克、败血症、手术、外伤等。一般来说,继发性消化性溃疡病情较重,易并发出血、穿孔、休克等,且缺乏明显的临床症状,至出现出血、穿孔或休克时才被发现。

三、辅助检查

1.内镜检查

是诊断消化性溃疡最好的检查方法,胃镜下见黏膜缺损呈圆形、椭圆形、线形、不规则形,底部平坦,边缘整齐,为白苔或灰白苔覆盖。或为一片充血黏膜上散在小白苔,形如霜斑,称"霜斑样溃疡"。

2.上消化道钡剂检查

小儿溃疡病与成年人比较其病变比较浅,故钡剂显影不如成年人典型,不是最好的方法。

3.Hp 检测

对活检胃黏膜做组织切片、快速尿素酶试验或细菌培养或进行^{13}C-尿素呼气试验以及血清学 Hp-IgG、大便 Hp 抗原等以判断有无 Hp 感染。合并 Hp 感染的诊断标准:①胃黏膜组织Hp 细菌培养阳性;②胃黏膜组织切片染色见到大量典型 Hp 细菌;③胃黏膜组织切片见到少量 Hp 细菌、快速尿素酶试验、^{13}C-尿素呼气试验、血清学 Hp 抗体、大便 Hp 抗原;①或②或第③点中任意两项阳性均可诊断 Hp 感染。若患儿 2 周内曾服用抗生素、抑酸药者,上述检查可呈假阴性。

4.其他

怀疑促胃液素瘤时,做血清促胃液素测定和胃液分析,促胃液素瘤时血清胃液素、基础胃酸分泌率及最大胃酸分泌率均升高。活动性溃疡时大便隐血试验可呈阳性。

四、分类及分期

溃疡根据部位分为:胃溃疡、十二指肠球部溃疡及复合性溃疡;根据胃镜下所见分期:①活动期。溃疡基底部有白色或灰白色厚苔,边缘整齐,周围黏膜充血、水肿,有时易出血;水肿消退,呈黏膜向溃疡集中。十二指肠溃疡有时表现为一片充血黏膜上散在小白苔,即霜斑样溃疡。②愈合期。溃疡变浅,周围黏膜充血水肿消退,基底出现薄苔;薄苔是愈合期的标志。③瘢痕期。溃疡基底部白苔消失,遗下红色瘢痕,以后红色瘢痕转为白色瘢痕,其四周黏膜呈辐射状,表示溃疡完全愈合,但仍可遗留轻微凹陷。

五、鉴别诊断

1.腹痛的鉴别

如反流性食管炎,急、慢性胃炎,十二指肠炎,小肠和大肠的急、慢性炎症及功能性动力紊乱,肝、胆、胰腺和泌尿生殖系统的急、慢性炎症以及呼吸系统感染出现腹腔淋巴结炎时,也都出现腹痛症状。长期有规律性剑突下疼痛者,可考虑行胃镜检查以协助诊断。

2.呕血的鉴别

呕血除来自消化性溃疡外,还见于食管的溃疡、食管静脉曲张、急慢性胃炎、十二指肠炎、胆道出血、急性胰腺炎并发胃黏膜损伤时,以及全身性疾病,如血液病、过敏性紫癜、新生儿出血症等。此外,还应注意来自消化道的假性呕血,如鼻、咽部出血及咯血等。出血量的多少大致可以估计,如呕出血液为咖啡色,表明出血量较少。如呕出暗红色血液,示出血量较大。出血量达全身血容量的20%时,可出现失血性休克。婴儿消化道出血超过3mL,大便可呈黑色,如超过10mL,大便可呈红色。

3.血便的鉴别

胃及十二指肠溃疡出血多为柏油样便,红色血便仅见于大量出血者。主要应与肠套叠、回肠远端憩室出血、肠息肉、肠重复畸形、肠伤寒、过敏性紫癜及其他血液病等鉴别。

六、治疗

消化性溃疡的治疗目前已取得很大进展,过去常选用中和胃酸或抑制胃酸分泌的药物,仅可有效控制症状和溃疡暂时愈合,新的观点认为消化性溃疡是一种环境因素所致的疾病,如果明确并去除潜在的致病因素,即可得到永久性的治愈。然而在实践中却难以做到。幽门螺杆菌感染与NSAIDs/ASA诱发的胃炎是消化性溃疡的两大潜在因素,所以对幽门螺杆菌阳性的溃疡患者亦予以幽门螺杆菌根除疗法;如果可能,停用ASA/NSAIDs。

(一)护理

使患儿保持生活规律,精神愉快。一般不需卧床休息。

(二)饮食疗法

过去主张少量多餐,近年发现所有食物,包括牛奶,进食后均可刺激胃酸分泌。多次进食,有时反而有害。主张一般饮食,症状发作严重时,白天可每2小时进食一次,症状减轻改为一日三餐,限制咖啡、浓茶和汽水等饮料,忌用阿司匹林一类药物。

(三)幽门螺杆菌阴性消化性溃疡的传统治疗

在下述药物中,以H_2受体阻滞剂应用最多,其机制为抑制组胺对壁细胞的泌酸作用,但对于胆碱能神经或胃泌素合并的餐后胃酸分泌影响较小。

（1）抗酸治疗：即中和胃酸，降低胃及十二指肠内的酸度，减轻胃酸对胃肠黏膜的损伤。

目前用的较多的是镁、铝或钙盐合剂，效果：水剂＞粉剂，粉剂＞片剂，片剂应咬碎服用，餐后 1～1.5 小时及睡前服。如复方碳酸钙咀嚼片、铝碳酸镁、碳酸氢钠、氢氧化铝、氢氧化镁。

（2）胃蛋白酶抑制剂

①抗酸剂或酸分泌抑制剂：胃蛋白酶在碱性环境失活。

②硫酸支链淀粉：250mg 每天 3～4 次，硫酸化多糖与胃蛋白酶结合，使之失活。

（3）抗胆碱能药物阻断壁细胞的乙酰胆碱受体（M1 分布胃黏膜，尤为壁细胞，M2 分布心、膈肌、膀胱及胃肠平滑肌），乙酰胆碱对 G 细胞的作用，使胃酸及胃泌素分泌减少。此外还有解痉止痛作用。

①非特异性胆碱能神经阻滞剂：如阿托品、654-2、胃安及胃欢等。阻断 M1 及 M2 受体，抑酸差，解痉镇痛好，限用于 DU 及少数有痉挛疼痛的 CU 患者，消化性溃疡有胃排空不良者不用。

②特异性胆碱能神经阻滞剂：哌仑西平 50～100mg 每日 2 次，治疗 4～6 周，PU 愈合率 70%～94%（成人）。与 H_2 受体阻滞剂有协同作用，用于顽固消化性溃疡。阻断 M1 受体，抑酸显著，对心及瞳孔等无不良反应。

（4）组胺 H_2 受体阻断剂阻断组胺与壁细胞膜 H_2 受体结合，抑制胃酸分泌，是相当安全的药物。

①西咪替丁：儿童 20～40mg/(kg·d)，3～4 次/日，亦有主张 2 次/日。

不良反应：a.可有头昏、疲乏、口干、轻泻、潮红及肌痛。b.偶有肝损。c.可引起急性间质性肾炎及肾衰竭。d.可出现可逆性精神紊乱。e.偶见骨髓抑制，血小板减少。f.幼儿慎用，肾功能不好不用。g.本药为肝微粒体酶抑制剂，与细胞色素 P450 结合，降低药酶活性，因此不宜和氨茶碱、地西泮、地高辛、奎尼丁、咖啡因、酮康唑、氢氧化铝、氧化酶及甲氧氯普胺合用。h.和硫糖铝合用会降低后者的疗效；和维拉帕米合用可提高后者生物利用度，使其不良反应增加；和阿司匹林合用使后者作用增强。i.有与氨基糖苷类药物相似的神经阻断作用，且不被新斯的明对抗，只能被氯化钙对抗，如和氨基糖苷类合用有可能导致呼吸抑制或停止。

②雷尼替丁：儿童 4～5mg/(kg·d)，2 次/日，疗程 6 周。

注意：a.婴儿及＜8 岁儿童慎用；b.不良反应轻微，可有皮疹、便秘、腹泻、头痛、出汗及焦虑等；c.偶有可逆性的细胞血小板减少，转氨酶升高；d.可降低维生素 B_{12} 的吸收；e.可减少肝血流量，因而与普萘洛尔及利多卡因合用时可延缓此药的作用；f.与普鲁卡因合用，可使普鲁卡因清除率减低。

③法莫替丁：儿童 0.8～1mg/(kg·d)，2 次/日。

注意：a.肝、肾功能不好慎用；b.应在排除肿瘤后再给药；c.常见有头痛、便秘及腹泻等；d.偶见皮疹、荨麻疹，白细胞减少，氨基转移酶升高；e.罕见腹部胀满感、食欲缺乏及心率增加，血压升高，颜面潮红等。

④其他：尼扎替丁、罗沙替丁。

（5）质子泵阻断剂（PPI）：奥美拉唑特异地作用于壁细胞，选择性抑制壁细胞的 H^+-K^+-

ATP 酶,作用于胃酸分泌的最后一环节,对组胺、五肽胃泌素及乙酰胆碱引起的胃酸分泌均有抑制持续时间长、对壁细胞无毒性的作用,目前未发现明显不良反应。儿童 0.8～1mg/(kg·d),每日 1 次,每日清晨顿服。

注意:①不良反应发生与雷尼替丁相似。②有酶抑作用,可延长地西泮及苯妥英钠等药的半衰期。同用后可出现共济失调、步态不稳及行走困难,但茶碱和普萘洛尔的代谢不受本品影响。③偶见恶心、呕吐、便秘、胀气、头痛、皮疹、一过性转氨酶及胆红素升高。

(6)胃黏膜保护剂

①生胃酮:使胃黏膜上皮生命延长,胃黏液分泌增加。成人 50～100mg,每日 3 次,用 4～6 周,PU 愈合率 36%～70%。不良反应有醛固酮效应,水、钠潴留,低血钾,高血压等。

②硫糖铝:硫酸化二糖和氢氧化铝的复合物,不被胃肠道吸收,黏附溃疡基底,形成保护层,防止 H 离子逆向弥散。儿童每次 20mg/kg,每日 3 次,餐前 2 小时服用。

注意:a.治疗有效后,应继续服用数月。b.主要不良反应为便秘,偶有口干、恶心及胃痛等,可适当合用抗胆碱药。c.和多酶片合用,两者有拮抗作用,使疗效均降低。d.和西咪替丁合用,使本药疗效减低。e.与四环素、西咪替丁、苯妥因钠及地高辛合用时,可干扰和影响这些药物的吸收,故因间隔 2 小时后再服用上述药物。g.肾功能不全,长期服用,可能会引起铝中毒。

③胶体铋制剂:为溃疡隔离剂,保护黏膜,促进前列腺素合成,与表皮生长因子形成复合物,聚集于溃疡部位,促进上皮的再生和溃疡愈合,此外有杀灭幽门螺杆菌及抑制胃蛋白酶活性的作用。儿童 6～9mg/(kg·d),分 2～3 次。

注意:a.年幼儿一般不宜服用此药,肾功能不全者应慎用;b.铋可使大便和舌苔、牙齿染黑及恶心、呕吐,停药后消失;c.不宜与牛奶、茶、咖啡及含酒精饮料同服;d.长期大量应用,可发生不可逆性脑病、精神紊乱及运动失调,有条件者应做血铋检测。

④前列腺素 E(PGE):人工合成的类似物有米索前列醇等。其作用为细胞保护,增强胃肠黏膜防御能力,抑制胃酸及胃蛋白酶原的分泌。剂量成人为 200μg,每日 4 次或 400μg,每日 2 次,4～8 周,疗效 60%～80%。不良反应有腹泻及子宫收缩,孕妇忌用。

前列腺素衍生物有恩前列素,成人 35μg,每日 2 次,疗效与西咪替丁相似。儿童每次 0.5～0.7μg/kg,2 次/日,早饭前和睡前服,4～8 周为 1 疗程。此药是目前预防和治疗非甾体类消炎药引起的胃和十二指肠黏膜损伤最有效的药物。

(7)其他:谷氨酰胺呱仑酸钠颗粒(抗炎、抗溃疡、促进组织修复),蒙脱石散等通过增加黏膜厚度及加强黏膜屏障功能,促进溃疡愈合。

(四)幽门螺杆菌阳性消化性溃疡的治疗

目前幽门螺杆菌阳性合并有活动期溃疡的患者除给予传统抗溃疡药物治疗,如 H_2 受体阻滞剂、质子泵抑制剂或硫糖铝促进溃疡愈合外,常同时给予抗生素根除幽门螺杆菌。虽然理论上抗菌治疗后根除幽门螺杆菌的同时亦可使溃疡愈合,但仍缺乏足够数量的单独应用抗菌药物治疗的病例研究。大多数医生仍采用抗菌治疗与传统治疗两者联合应用的方法。

抗菌治疗目前在儿科应用最广泛,最廉价,被证实确实有效的抗幽门螺杆菌三联的方案:

阿莫西林、甲硝唑和铋制剂(三钾二枸橼酸合铋及次水杨酸铋等)。对于应用甲硝唑出现明显不良作用或既往曾用过甲硝唑(幽门螺杆菌易对其产生耐药性)的患者,可用克拉霉素取代。应用奥美拉唑、阿莫西林与克拉霉素的三联疗法。

(五)消化性溃疡外科治疗

主要适用于溃疡伴有出血、穿孔、梗阻等并发症或经内科治疗经久不愈患者。

参考文献

[1]胡志方,易生富.中药药剂学(第4版)[M].北京:人民卫生出版社,2018.

[2]杨世民.药事管理学(第6版)[M].北京:人民卫生出版社,2016.

[3]杨世民,李华.药学概论(第2版)[M].北京:科学出版社,2019.

[4]方亮.药剂学(第8版)[M].北京:人民卫生出版社,2016.

[5]孟胜男,胡容峰.药剂学[M].北京:中国医药科技出版社,2016.

[6]潘卫三.药剂学[M].北京:化学工业出版社,2017.

[7]王建新,杨帆.药剂学(第2版)[M].北京:人民卫生出版社,2015.

[8]周四元,韩丽.药剂学[M].北京:科学出版社,2017.

[9]张庆柱.药物治疗学[M].济南:山东大学出版社,2016.

[10]高健群.临床药物治疗学总论[M].北京:人民卫生出版社,2017.

[11]陈冠荣.临床常见药物治疗学[M].北京:人民卫生出版社,2016.

[12]甄健存,廖泉,蒋协远.临床药物治疗学-外科疾病[M].北京:人民卫生出版社,2017.

[13]薛晓鸥.妇科疾病安全用药手册[M].北京:科学出版社,2015.

[14]梅全喜.现代中药药理与临床应用手册[M].北京:中国中医药出版社,2016.

[15]胡义扬,刘成海.肝脏病常用中药药理与临床[M].上海:上海科学技术出版社,2018.

[16]冯彬彬.中药药理与应用(第4版)[M].北京:人民卫生出版社,2018.

[17]鲍一笑.小儿呼吸系统疾病学[M].北京:人民卫生出版社,2020.

[18]毛萌,江帆.儿童保健学(第4版)[M].北京:人民卫生出版社,2020.

[19]陈荣华,赵正言,刘湘云.儿童保健学(第5版)[M].南京:江苏科学技术出版社,2017.

[20]魏克伦,尚云晓,魏兵.小儿呼吸系统常见病诊治手册[M].北京:科学出版社,2020.

[21]毛安定.儿科诊疗精粹(第2版)[M].北京:人民卫生出版社,2015.

[22]李智平,翟晓文.儿科常见疾病药物治疗的药学监护[M].北京:人民卫生出版社,2020.

[23]史郭兵,张伶俐,袁洪.儿科专业[M].北京:人民卫生出版社,2017.

[24]黄力毅,李卓.儿科疾病防治[M].北京:人民卫生出版社,2015.

[25]陈大鹏,母得志.儿童呼吸治疗学[M].北京:科学出版社,2019.

[26]曹玲.儿童呼吸治疗[M].北京:人民卫生出版社,2019.

[27]陈育智.儿童支气管哮喘的诊断及治疗[M].北京:人民卫生出版社,2020.